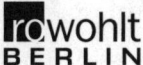

Karl Lauterbach

DIE KREBS-INDUSTRIE

Wie eine Krankheit Deutschland erobert

Rowohlt · Berlin

Für Luzie, Rosa-Lena und Carl-Stanley

1. Auflage September 2015
Copyright © 2015 by Rowohlt · Berlin Verlag GmbH, Berlin
Satz aus der DTL Documenta ST, InDesign
Gesamtherstellung CPI books GmbH, Leck, Germany
ISBN 978 3 87134 798 6

Inhalt

Danksagung

Viele Menschen haben mich durch Gespräche und Diskussionen in der Vorbereitung dieses Buches unterstützt. Besonders danken möchte ich dabei den Krebspatienten und ihren Angehörigen, die mit mir ihr Schicksal besprochen haben und deren Unterlagen ich auswerten konnte. Für sie und andere jetzt oder zukünftig Betroffene habe ich das Buch geschrieben, aber auch für diejenigen, die sich durch die Lektüre motiviert fühlen, ihre Risikofaktoren für Krebs zu senken oder anderen dabei zu helfen. Besonders danken möchte ich auch für die freundliche Unterstützung meiner Arbeit durch Olaf Rotthaus, Guido Laue und Conny Gatzweiler, denen ich viele Anregungen und Verbesserungen verdanke. Von meinen ärztlichen Kollegen bin ich besonders Professor Michael Hallek von der Universität Köln und Professor Wolfgang Ludwig, Chefarzt der Klinik für Hämatologie, Onkologie und Tumorimmunologie, HELIOS Klinikum Berlin-Buch, zu großem Dank verpflichtet.

Ebenso gebührt dem Rowohlt · Berlin Verlag großer Dank, insbesondere Hanna Schuler, Ricarda Saul, Ulrich Wank und Gunnar Schmidt.

Berlin, August 2015, Karl Lauterbach

Einleitung:
Wie der Krebs Deutschland erobert und eine ganze Industrie schafft

Kaum eine andere Erkrankung ist ähnlich bedrohlich wie Krebs. Schon heute lässt sich sagen, dass Krebserkrankungen die öffentliche Debatte um Gesundheit und Gesundheitspolitik in den kommenden Jahren bestimmen werden. Zwar können vorübergehend immer wieder andere Themen in den Vordergrund rücken, wie etwa die Ebola-Krise oder ein neuer antibiotikaresistenter Keim; langfristig jedoch ist Krebs die wichtigste Epidemie unserer Zeit, die sich unaufhaltbar ausbreitet.

Jeder Zweite wird an Krebs erkranken

Das Schicksal der Betroffenen und ihrer Familien, der sich rasch revolutionierende medizinische Kampf gegen die Krankheit sowie ihre wirtschaftliche Bedeutung – all das wird die gesellschaftliche und politische Diskussion prägen. Und zwar aus verschiedenen Gründen: Schon jetzt sind von keiner Krankheit mehr Menschen direkt oder indirekt betroffen, und ihre Zahl wird weiter steigen. Von der Babyboomer-Generation der Jahrgänge 1950 bis 1970, insgesamt rund 25 Millionen Menschen[1], wird die Hälfte im Laufe ihres Lebens an Krebs erkranken. Das lässt sich schon heute absehen, denn das größte Risiko dieser

Generation ist ihre lange Lebenserwartung. Sie erhöht das Krebsrisiko deutlich mehr, als alle bekannten Vorbeugemöglichkeiten es reduzieren könnten. Die Frage ist also, wie viele Menschen an Krebs *sterben* werden und welche Lebensqualität ihnen bis dahin bleibt – und weniger, wie viele Menschen *erkranken*. Das lässt sich deutlich leichter beantworten: Für einen Babyboomer liegt die Wahrscheinlichkeit, dass weder er noch sein Partner, noch seine Eltern an Krebs erkranken, unter zehn Prozent. Damit wird eine komplett krebsfreie Familie in Zukunft eher die Ausnahme sein.

Da zugleich die Lebenserwartung der Krebspatienten wächst, werden in Zukunft häufig Kinder erkranken, während die Eltern noch mit Krebs leben. Für fast jede Familie wird Krebs ein wichtiges und sehr persönliches Thema sein – ähnlich wie heute das Thema Pflege im Alter. In der aktuellen Diskussion vergessen wir oft, dass viel mehr Menschen im Laufe ihres Lebens an Krebs erkranken, als dass sie pflegebedürftig werden. Pflegebedürftig sind Menschen in der Regel wenige Monate am Ende ihres Lebens, an Krebs leidet man häufig ein ganzes Jahrzehnt. Krebs jedoch kostet allein in einem Jahr oft so viel wie die gesamte Pflege eines Menschen im Alter. Während die Frage, wie wir im Alter leben wollen und wie das finanzierbar ist, völlig zu Recht breit diskutiert wird, ist Krebs von dieser Aufmerksamkeit weit entfernt. Das liegt zum einen daran, dass die Gesamtzahl der Krebskranken bisher nur langsam steigt, denn noch haben die meisten Babyboomer das kritische Alter nicht erreicht. Gleichzeitig ist das Erkrankungsrisiko für einige Krebsarten sogar leicht gesunken. Und zum anderen sind derzeit nur wenige Prominente bereit, offen über ihr Leben mit Krebs zu berichten. Doch je mehr dies tun, desto deutlicher werden die gesellschaftlichen Dimensionen der Krebs-Epidemie erkennbar sein.

Eine Kostenlawine rollt auf uns zu

Damit einher geht auch die zunehmende volkswirtschaftliche Bedeutung von Krebs – in unserer immer älter werdenden Gesellschaft muss die Babyboomer-Generation so lange produktiv sein wie möglich. Jeder einzelne Fall von Krebs ist zwar vor allem ein persönliches Schicksal, doch zugleich ist er mit hohen wirtschaftlichen Verlusten für unsere Gesellschaft verbunden – in Form von verlorenem Einkommen. Diese sogenannten indirekten Kosten der Krebserkrankung sind derzeit meist noch höher als die der eigentlichen Behandlung, wobei dieses Verhältnis sich bald umkehren dürfte, da die Therapiekosten derzeit sehr stark steigen.[2]

Die Therapie von Krebs wird in den nächsten Jahren dramatisch teurer werden, weil wir zurzeit in diesem Bereich eine wahre Revolution erleben: den Übergang von der klassischen Chemotherapie zur sogenannten gezielten Therapie. Dabei werden statt relativ simpler chemischer Moleküle oder Hormone maßgeschneiderte Spezialmoleküle oder Antikörper eingesetzt, die mehr oder weniger gezielt in die erst in den letzten Jahren erfolgreich erforschten Mechanismen des Krebswachstums eingreifen. Während eine klassische Chemotherapie rund 4000 Euro kostet, belaufen sich die Ausgaben für die gezielte Therapie im Durchschnitt oft schon monatlich auf diese Summe. Und die Behandlungskosten werden in Zukunft noch zusätzlich steigen, weil man mehrere Formen der gezielten Therapie miteinander verbinden kann und sie darüber hinaus über einen längeren Zeitraum anwenden wird. Viele Patienten werden sogar über viele Jahre hinweg behandelt werden, denn dank der gezielten Therapie verlängert sich ihr Überleben deutlich. Die Lebenserwartung stieg dank dieser neuen Methoden im Durchschnitt bisher nur um 2,5 Monate.[3] Somit ist die Revolution der gezielten Therapie bisher im Wesentlichen eine Revolution der Kostenentwicklung.

Die Zahl der Krebsfälle nimmt auch deswegen zu, weil wir andere Krankheiten besser verhindern oder behandeln können. Dahinter steckt die einfache Logik, dass nur derjenige, der den Herzinfarkt überlebt hat, den Krebs noch bekommen kann. Das klingt trivial, ist es aber nicht. Deutschland hat wie viele andere Länder mit gutem Gesundheitssystem und hohem ökonomischem Standard die Sterblichkeit bei Herz-Kreislauf-Erkrankungen sehr erfolgreich gesenkt, seit 1990 allein um die Hälfte.[4] Nun lässt sich Krebs aber nicht annähernd so wirksam vermeiden und heilen, und zusätzlich gibt es wegen der höheren Lebenserwartung immer mehr Krebspatienten. Dieser Trend wird sich auch in den nächsten Jahren fortsetzen: Der Erfolg insbesondere bei der Vermeidung und Behandlung von Herzinfarkten und Schlaganfällen erhöht die Zahl der Krebserkrankungen. Wir müssen bis zum Jahr 2030, also in nur fünfzehn Jahren, weltweit mit sechzig Prozent mehr neuen Krebsfällen rechnen.[5] Die Zahl der Erkrankten wird sogar noch stärker steigen, denn hinzu kommt die wachsende Zahl der Überlebenden, die noch vor Jahren an der Krankheit gestorben wären.

Die Generation der Babyboomer ist möglicherweise die einzige, deren Mitglieder so zahlreich an Krebs erkranken und sterben werden. Für ihre Eltern und Urgroßeltern war das Krebsrisiko geringer, weil sie häufig an anderen Krankheiten starben, bevor sie das Krebsalter erreicht hatten. Die Babyboomer waren und sind den Risikofaktoren für Krebs – hohe Lebenserwartung, Rauchen, Alkohol, Übergewicht, Bewegungsarmut – so lange und so intensiv ausgesetzt wie keine Generation zuvor. Jedoch haben wir Grund zur Hoffnung, dass Krebs in einigen Jahrzehnten vielfach heilbar oder zumindest kontrollierbar werden könnte. Dass er sich vollständig vermeiden lässt, ist hingegen sehr unwahrscheinlich. Daher ist die Babyboomer-Generation, was den Krebs betrifft, eine Sandwich-Generation. Sie ist zu jung, um an anderen Erkrankungen zu sterben, und zu alt, um die Heilbarkeit vieler Krebsarten zu erleben.

Was ist Krebs?

Was Krebs eigentlich ist, nämlich eine genetische Erkrankung, und wie er entsteht und sich entwickelt, wissen wir im Grunde erst seit Anfang der achtziger Jahre. Aus medizinischer Sicht ist Krebs in vielerlei Hinsicht die interessanteste Krankheit, die es überhaupt gibt. In einem bösartigen Tumor spielen sich viele Aspekte der Evolution der gesamten Menschheit im Zeitraffer ab. Es ist grausam und faszinierend zugleich, wie ein Krebs sich des Körpers bemächtigt, um in diesem quasi wie ein neuer, eigener Organismus parasitär zu wachsen. Wir haben über Krebs in den letzten zehn Jahren mehr gelernt als in der ganzen Menschheitsgeschichte zuvor. Bei keiner anderen Krankheit hat es größere Erkenntnisgewinne gegeben, keine wird intensiver untersucht. An Krebs forschen mehr Spitzenwissenschaftler aller Disziplinen als an jeder anderen Krankheit. Ein Großteil der Medizinnobelpreise der letzten dreißig Jahre ging an Krebsforscher, und weitere werden bald folgen. Keiner anderen Erkrankung widmet die Pharmaindustrie und die akademische Forschung größere Aufmerksamkeit, nirgendwo sind derzeit mehr neue Medikamente in der Zulassungsschleife.

Leider haben diese Erkenntnisse auch gezeigt, dass Krebs viel schwerer zu heilen ist, als man erwartet hat, zumindest in den fortgeschrittenen Stadien. Vor 1980 wurden die geringen Heilungschancen beim fortgeschrittenen Krebs darauf zurückgeführt, dass man nicht wusste, wie er entsteht und was eigentlich genau in einer Krebszelle passiert. Man nahm an, dass das Verständnis dieser Funktionen auch rasch zu einer Therapie führen würde. Heute kennen wir die wichtigsten Mechanismen in der Krebsentwicklung sehr genau. Es hat sich tatsächlich bewahrheitet, dass Krebs nach zwar sehr komplexen, aber durchaus logischen Gesetzen funktioniert, und diese verstehen Mediziner immer besser. Aber genau deshalb weiß man auch, wie schwer die Heilung ist.

Die Gesetze des Krebswachstums, Robert Weinberg nennt sie die Hallmarks of Cancer, machen deutlich, worin die Schwierigkeiten der Heilung genau bestehen.[6] Leider rechne ich nicht damit – auf die Gründe dafür komme ich zurück –, dass sich in den nächsten Jahren dramatische Durchbrüche ereignen werden. Vielmehr wird es viele kleine erfolgreiche Schritte geben und einen weiteren Durchbruch nur beim exponenziell wachsenden Verständnis der Erkrankung. Mir ist klar, dass viele Forscher optimistischer sind, und ich würde mich freuen, wenn ich unrecht hätte. Deshalb soll hier das Potenzial der vielversprechendsten neuen Verfahren, die im Moment in erster Linie aus der Immuntherapie und deren Kombination mit anderen gezielten Therapien kommen, gewürdigt und beschrieben werden. Doch letztlich führen diese Ansätze – sowie die Erkenntnisse der letzten dreißig Jahre insgesamt – zu dem Schluss, dass der Gegner größer ist als erwartet.

Eine der wichtigsten, die neuen Erkenntnisse zusammenführenden Publikationen zu der Frage, was Krebs ist, erschien bereits 1982, in dem Jahr, als ich mein Medizinstudium an der Uniklinik in Aachen begann. Sie stammt von dem oben erwähnten Robert Weinberg selbst, einem Krebsforscher vom Massachusetts Institute of Technology (MIT) in Boston, der auch das erste Gen entdeckt hat, das Krebs verursacht, das erste Onkogen.[7] Es ist untertrieben zu sagen, dass sich seitdem das

Wissen über Krebs verhundertfacht hat. Trotzdem ist in der gleichen Zeit die Lebenserwartung eines neu diagnostizierten Falls von etwa Bauchspeicheldrüsenkrebs nur um wenige Wochen gestiegen.[8] Es gibt zwar einige Durchbrüche, insbesondere die immer wieder zitierte Behandlung der chronisch myeloischen Leukämie (CML) mit dem Medikament Imatinib (Glivec), einem Paradebeispiel der gezielten Therapie, die aufgrund pathogenetischer Erkenntnisse über diesen seltenen Tumor entwickelt werden konnte.[9] Trotzdem ließ sich der Erfolg dieses 2001 zugelassenen Medikaments bislang bei keiner anderen Krebsart in diesem Umfang wiederholen. Dies liegt daran, dass es bei der CML eine vorherrschende Störung gibt, welche die Krankheitsentstehung begründet. Dieses Onkogen, bcr-abl, wird durch Imatinib (Glivec) relativ gezielt gehemmt. Fast alle anderen Krebsarten haben eine größere genetische Komplexität. Es sind mehr als zehn Gene (Treibergene) nötig, um den Krebs auszulösen. Zusätzlich sind zum Zeitpunkt der Diagnose bis zu 150 Gene (Passagiergene) verändert. Die Behandlung eines solchen Tumors ist daher, um dauerhaften Erfolg zu haben, mit einem einzigen Medikament nicht möglich. Die Behandlung konzentriert sich auf die Treibergene, die wiederum über drei verschiedene Wege wirken. Die Passagiergene tragen zum eigentlichen Krebswachstum nicht bei und können sogar in der Immuntherapie genutzt werden, um den Krebs besser behandeln zu können. Die Details sprengen den Rahmen dieser Einführung. Da aber bereits die Behandlung mit Imatinib (Glivec) im Durchschnitt 41 000 Euro kostet, lässt sich grob erahnen, wie teuer die zukünftigen Behandlungen von Krebs mit gezielten Therapien sein dürften. Die Kombination von zwei Immuntherapien beim schwarzen Hautkrebs kann zum Beispiel über 200 000 Dollar kosten.[10]

Es gibt somit gute und schlechte Neuigkeiten bei der Behandlung von Krebs. Gut ist der gigantische Fortschritt in den Grundlagenwissenschaften der letzten dreißig Jahre, der überhaupt erst gezeigt hat, mit welcher Krankheit wir es hier letztlich zu tun haben. Dank dieses Fortkommens lassen sich viele Fehlinvestitionen in der Forschung und falsche Ursachenzuschreibungen beseitigen. So ist etwa die in meinem Medizinstudium teilweise noch gelehrte, jedoch vollkommen unsinnige Annahme widerlegt, Krebs sei eine psychosomatische Erkrankung. Die Ursachen von Krebs kennen wir mittlerweile sehr viel besser. Eine weitere gute Nachricht ist, dass wir dank der neuen Erkenntnisse die Behandlungsergebnisse bei fast allen Krebsarten verbessern werden und bei manchen von ihnen, ähnlich wie bei der CML, sogar eine Heilung erreichen können. Eine schlechte Nachricht sind die Größe und Komplexität der Herausforderung insgesamt sowie der Umstand, dass die zu erwartenden Fortschritte für viele zu spät kommen werden.

Die Krebs-Industrie

Ganz sicher ist, dass sich in den nächsten Jahrzehnten eine regelrechte Krebs-Industrie entwickeln wird. Allein durch die große Zahl der Patienten, die massive Forschungs- und Entwicklungsarbeit und die dabei entstehenden großen Behandlungszentren wird automatisch eine Industrie geschaffen, die mit kaum einem anderen Wirtschaftszweig vergleichbar ist. Nirgends sonst geht es um so viele Einzelschicksale, Schicksale ganzer Familien, Hoffnungen und Enttäuschungen. Keine andere Industrie ist ähnlich komplex und erzielt derart hohe Gewinne. Keine andere Industrie wird in den nächsten Jahren ähnlich schnell wachsen. Und leider ist auch keine andere Industrie so anfällig für Manipulationen jeder Art, angefangen bei gefälschten oder verzerrten Forschungsergebnissen über Korruption von Ärzten und Kliniken bis hin zu Preismanipulationen und tödlichen Fehlern von allen Beteiligten. Zu dieser Industrie gibt es keine Alternative, aber man muss sie verstehen, um sie regulieren zu können. Nur dann lässt sich der dringend benötigte Fortschritt auch wirklich erreichen. Das Buch soll nicht als pauschale Kritik verstanden werden, vielmehr will es Licht und Schatten der Krebsindustrie darstellen. Im Kampf gegen den Krebs brauchen wir alle Mittel, die es gibt; deshalb sind wir auch angewiesen auf eine Krebsindustrie, die diese Mittel herstellt. Aber wir benötigen eine bessere Krebsindustrie, und dieses Buch will zeigen, wie das gehen könnte.

Der Aufbau des Buches

Im ersten Kapitel wird beschrieben, was Krebs genau ist und wie er sich im Körper ausbreitet. Dabei werden die neuesten wissenschaftlichen Erkenntnisse so erklärt, dass sie auch ohne medizinische oder biologische Vorkenntnisse zu verstehen sind. Krebs ist faszinierend und gleichzeitig extrem gefährlich. Unter den Krankheiten ist er die Raubkatze. Die Mechanismen seiner Entstehung hat man seit 1980 immer klarer entschlüsselt, und besondere Fortschritte hat es gerade in den letzten fünf Jahren gegeben. Trotzdem hat sich die Prognose beim fortgeschrittenen Krebs bisher kaum verbessert. Weshalb das so ist und wann bzw. ob wir mit einem Durchbruch rechnen können, wird ausführlich erörtert. Im Grunde ist Krebs eine genetische Krankheit, bei der jene Gene verschleißen, die das Zellwachstum antreiben und bremsen. Dieser Verschleiß kann durch Risikofaktoren wie Rauchen oder Übergewicht beschleunigt sein, aber er findet ebenso im Körper eines vollkommen gesunden Menschen statt.

Im zweiten Kapitel werden die neuesten Behandlungsmöglichkeiten von Krebs beschrieben. Auf der Grundlage des Wissens über Krebs, das in den letzten Jahren geradezu explodiert ist, sind neue Therapien entstanden, die man als sogenannte gezielte Therapien bezeichnet. Während Chirurgie, Bestrahlung und Chemotherapie gesunde wie kranke Zellen treffen und nur beschränkt auf den Tumor selbst gelenkt werden können, richten sich die gezielten Therapien auf jene genetischen Eigenschaften, die nur die Krebszellen aufweisen. Wenn dies vollständig gelingen würde, könnte man mit der gezielten Therapie den Krebs komplett beseitigen, ohne die gesunden Zellen zu beschädigen. Leider ist es oft so, dass der Krebs seine Gene gegen diese gezielten Angriffe sehr gut schützt, indem er sie etwa im Kampf gegen die Behandlung weiter verändert. Die gezielte Therapie ist daher wie ein Katz-und-Maus-Spiel zwischen Tumor und Medizin. Die Medikamente, die in der ersten Generation der gezielten Therapie entwickelt wurden, im Wesentlichen seit Beginn dieses Jahrtausends, sind die sogenannten Tyrosinkinaseinhibitoren (TKI) und die Antikörper gegen Krebs. Wie sie wirken und welches Potenzial sie haben, wird mit vielen Beispielen im zweiten Kapitel dargestellt. Leider mit dem Ergebnis, dass sie das Leben oft nur um wenige Monate verlängern, weil der fortgeschrittene Krebs sehr schnell Wege findet, ihre Wirkung auszuschalten. Häufig kommt der Krebs noch aggressiver und mit geballter Kraft zurück. Im gleichen Kapitel soll auch die zweite Generation der gezielten Therapie vorgestellt werden, die Immuntherapie, die seit 2011 einen Durchbruch zu schaffen scheint. Von ihr geht heute die mit einigem Abstand größte Hoffnung im Kampf gegen den Krebs aus, weil sie entgegen jeder Erwartung weit fortgeschrittene Tumore, auch den besonders gefährlichen schwarzen Hautkrebs, in einigen Fällen offenbar heilen konnte. Es überlebten Patienten für mehr als zehn Jahre, die ohne diese

Behandlung nach nur wenigen Wochen gestorben wären. Die wichtigsten Fakten dieser Medikamente, die als Checkpoint-Inhibitoren (CKI) bezeichnet werden, sollen erläutert werden – wie sie wirken, wann sie in Deutschland auf den Markt kommen, für welche Krebsarten man sie erwarten kann und wie sie mit den anderen gezielten Therapien kombiniert werden. Die gezielten Therapien der ersten und zweiten Generation sind extrem teuer, die Behandlung kann leicht hunderttausend Euro pro Jahr betragen. Hinzu kommen Kosten für das Krankenhaus, die Ärzte, die Rehabilitation und für Komplikationen. Die gezielte Therapie bewirkt eine Kostenexplosion, deren Ausmaß bisher massiv unterschätzt wird. Die neuen Therapien sind im Durchschnitt zehn- bis vierzigmal so teuer wie die Chemotherapie, die sie in der Regel ablösen oder ergänzen.

Sowohl im Bereich der Krebsentstehung als auch im Bereich der gezielten Therapien sind es fast ausschließlich amerikanische Forscher, denen diese Entdeckungen zu verdanken sind. Sie forschen an Universitäten wie Harvard, der Universität von Kalifornien oder dem Massachusetts Institute of Technology (MIT) und sind oft besessene Einzelkämpfer, die viele Jahre gegen den Strom der vermeintlich erfolgversprechenderen Wissenschaft geschwommen sind. Einige werden in den nächsten Jahren wohl mit dem Nobelpreis für Medizin rechnen können. Entgegen der Erwartung vieler Laien und auch im Gegensatz zur Marketingstrategie der Pharmafirmen wurde kein einziger wichtiger Krebsmechanismus und auch sonst keine entscheidende Waffe gegen Krebs in den Laboren der Arzneimittelindustrie entdeckt. Leider haben sich solche Durchbrüche auch nicht in den deutschen Forschungseinrichtungen und Universitäten ereignet. Weshalb dies so ist, soll ebenfalls zur Sprache kommen.

Im dritten Kapitel geht es um die Krebsindustrie, die durch

die Zunahme der Krebserkrankungen entstanden ist und im Wesentlichen aus Pharmafirmen, Forschungseinrichtungen, Krankenhäusern und der Ärzteschaft besteht. Fünf konkrete Vorwürfe zeichnen sich bei näherer Betrachtung der Krebsindustrie ab: 1. Die hohen Preise der Krebsmedikamente resultieren nicht aus ihrem realen Nutzen. 2. Keinesfalls werden die Gewinne in Forschung reinvestiert. 3. Die Pharmakonzerne missbrauchen ihre Marktmacht, und 4. behindern oft sogar die Forschung. 5. Die hohen Preise werden in absehbarer Zeit die Finanzierbarkeit des Gesundheitssystems gefährden.

Diese Vorwürfe resultieren unter anderem aus Studien bekannter amerikanischer Krebsärzte, die genau das nahelegen. Sie kommen zu dem Schluss, dass die Profitgier einiger Unternehmen die Finanzierbarkeit der Krebsbehandlung akut gefährdet und sogar die Forschung bedroht. Es gibt nur noch eine kleine Gruppe von Arzneimittelfirmen, die neue Krebsmedikamente auf den Markt bringen können, und diese beherrschen sowohl die Zulassungsverfahren als auch die Preise, die sie den Ländern vielfach aufzwingen können. Dabei machen sie extrem hohe Gewinne, die mit den Forschungsaufwendungen dieser Firmen in keinem nachvollziehbaren Zusammenhang stehen und Ergebnis von Gewinnmaximierung und Monopolstellungen auf dem Markt sind. In der Krebsindustrie funktioniert die Selbstregulierung des Marktes nicht; viele der gezielten Therapien sind zu teuer, sie verlängern das Leben oft nur um wenige Monate bei Kosten von mehr als hunderttausend Euro. Da sie sehr aggressiv vermarktet werden, schaden sie einigen Patienten sogar mehr, als sie ihnen nutzen. Sie überschätzen die Wirkung der Medikamente, stimmen der Behandlung zu oder fordern sie sogar ein und verbringen so die letzten Monate ihres Lebens in Krankenhäusern, wo sie teils schwere Rückfälle erleben müssen. Die Möglichkeit, ohne Schmerzen und Qualen dem Leben einen sinnvollen Abschluss zu geben, wird ihnen auf diese Weise genommen. Doch wie gelingt es jenen wenigen Pharmakonzernen, dass Ärzte und Patienten die Medikamente zu ihren Bedingungen verwenden? Dabei geht es um eine extreme Konzentration von Macht, die damit beginnt, dass nur noch wenige Firmen in der Lage sind, die für die Zulassung notwendigen Studien durchzuführen. Das tun sie so, dass der Nutzen der Medikamente systematisch überschätzt wird und die Medikamente zu früh und auf der Grundlage unsicherer Daten zugelassen werden. Damit könnten diese Firmen dem Durchbruch der gezielten Therapie langfristig sogar im Wege stehen: Sie diskreditieren Medikamente, die bei geringeren Kosten, besserer Erforschung und gezielterer Nutzung für die Patienten wesentlich hilfreicher sein könnten. Deutsche Pharmaunternehmen sind durchaus innovativ, sie sind aber von der Zulassung und Vermarktung neuer Krebsmedikamente nahezu ausgeschlossen. Woran liegt das, und was müsste sich ändern?

Die Generation der Babyboomer erreicht in den nächsten zwanzig Jahren das gefährlichste Alter für die Entstehung von Krebs; rund jeder Zweite, so steht zu befürchten, wird selbst betroffen sein. Wenn sich die Kostenexplosion fortsetzt wie bisher, werden wir jährlich zusätzliche 45 Milliarden Euro für die Krebsbehandlung aufwenden müssen. Damit wäre die Krebsbehandlung der am stärksten wachsende Posten in unseren Sozialsystemen überhaupt (wie sich diese Summe berechnet, steht ebenfalls im dritten Kapitel).

Gerade die Babyboomer-Generation wird eine außerordentlich harte Auseinandersetzung mit den Krebskrankheiten führen. Die Chancen der gezielten Therapie verbessern sich, aber es gibt gute Gründe zu glauben, dass die Heilung eines fortgeschrittenen Krebses in den nächsten Jahren dennoch eher die

Ausnahme bleiben wird. Dann wäre die Babyboomer-Generation vielleicht die erste und die letzte zugleich, die so stark unter Krebs leiden muss. Schon jetzt ist sie die Generation, die mehr als jede andere zum grundsätzlichen Verständnis von Krebs und seiner Behandlung beigetragen hat. Ob sie von den eigenen Erkenntnissen noch profitieren kann oder im Wesentlichen die überzogenen Gewinne der Krebsindustrie finanzieren muss, wird sich in den nächsten Jahren zeigen.

Im vierten Kapitel geht es darum, was die Politik tun kann und muss, um die Krebsforschung und die Behandlung zu verbessern. Deutschland hat von allen europäischen Ländern schon jetzt die höchsten Kosten in der Krebsbehandlung, kann aber gleichzeitig keine herausragenden Behandlungsergebnisse vorweisen. Hinzu kommt, dass in Deutschland die Qualität der Behandlung sehr stark davon abhängt, wo man lebt und wie man versichert ist. Es fehlt zunehmend an echten Spezialisten, und wir müssen befürchten, dass viele Patienten nicht die Behandlung bekommen, die für sie die beste wäre. Doch das ließe sich ändern – wie, wird im vierten Kapitel beschrieben. Außerdem müssen wir gegen die zu erwartende Kostenexplosion vorgehen und dabei auch die Forschung in Deutschland stärken. Auch dazu mache ich einige Vorschläge, insbesondere zur Preiskontrolle für neue Krebsmedikamente. Die bestehenden Regeln haben sich als wenig wirksam erwiesen, Alternativen müssen dringend diskutiert werden.

Im fünften Kapitel soll es um jene Vorbeugemaßnahmen gehen, die tatsächlich sinnvoll sind – und jene, die eher schaden. Auch stelle ich immer wieder fest, dass es in der Bevölkerung einen weitverbreiteten Irrglauben darüber gibt, wodurch Krebs verursacht wird. Um der Krebsindustrie wirklich begegnen zu können, braucht es auch in diesem Bereich Aufklärung.

Menschen sind in sehr unterschiedlichem Maße anfällig für

Krebs, und diejenigen, deren Eltern bestimmte Gene weitergaben, haben ein viel höheres Risiko. Das sind aber nur fünf Prozent aller Krebspatienten. 95 Prozent aller Fälle sind das Ergebnis von purem Zufall oder vermeidbaren Risikofaktoren.

Unter optimalen Bedingungen lassen sich zwischen dreißig und vierzig Prozent aller Krebsfälle durch Vorbeugung vermeiden. Die meisten Risikofaktoren für die verbreitetsten Krebserkrankungen (Lungen-, Brust- und Darmkrebs) sind in Fachkreisen mittlerweile bekannt. In der breiten Bevölkerung jedoch herrscht nach wie vor großes Unwissen. Im fünften und letzten Kapitel werden diese Risiken detailliert beschrieben. Dazu bewerte ich die Studien der Vorbeugemedizin der letzten vierzig Jahre, in denen Millionen von Patienten untersucht und beobachtet wurden. In diesen großen Studien konnten die Hauptrisikofaktoren der häufigsten Krebsarten identifiziert werden. Ihre Wirkweise und Bedeutung sowie geeignete Vorbeugemaßnahmen werden im letzten Kapitel beschrieben.

1. Wie Krebs entsteht

Wie Krebs entsteht, wurde erst in den letzten dreißig Jahren erkannt, und es ist noch lange nicht vollständig erforscht. In diesem Kapitel wird daher nur ein kurzer Einblick vermittelt. Es kann weder der Stand der Wissenschaft im Detail beschrieben werden, noch darf der Eindruck entstehen, als wäre das Rätsel Krebs bereits gelöst. Um jedoch die realen Möglichkeiten der Vorbeugung, der Früherkennung und der Behandlung verstehen zu können, muss man zumindest die grundlegenden Mechanismen von Krebs kennen. Vieles, was sich heute innerhalb der Krebsindustrie ereignet, ist erst dann begreiflich, wenn man einen ungefähren Überblick über die Besonderheiten dieser Krankheit gewonnen hat.

Zunächst ist zu sagen, dass es «den» Krebs nicht gibt. Es gibt einerseits Blutkrebs, etwa Leukämie oder Krebs der roten Blutkörperchen, und andererseits sogenannte solide Tumoren. Fast jedes Organ kann davon betroffen sein, und für jedes gibt es etliche Unterformen. Krebse können schnell (z. B. Gioblastome des Gehirns) oder langsam (Varianten des Prostatakrebses) wachsen, früh (Lungenkrebs) oder spät (manche Brustkrebse) oder gar keine Metastasen bilden (weißer Hautkrebs), eine sehr hohe (Bauchspeicheldrüsenkrebs) oder eine sehr niedrige (Prostatakrebs) Sterblichkeit haben. Trotzdem funktionieren alle Krebsarten mehr oder weniger nach den gleichen Regeln. Sie zu verstehen ist die Grundvoraussetzung, um Krebs heilen zu können oder ihm vorzubeugen. Diese Regeln machen auch deutlich, warum die Heilung einer einzigen Krebsart sehr viel leichter sein wird, als einen einzelnen Menschen vor jeder Krebsart zu schützen.

Als es möglich geworden war, einzelne Gene im Körper, ihre Funktion und ihre Rolle bei Erkrankungen zu bestimmen, begann die Entschlüsselung der Krankheit Krebs. Erste Durchbrüche gab es in den siebziger Jahren. In der Medizin treibt oft der Fortschritt in der Biologie und in der Grundlagenforschung den Erkenntnisgewinn voran, weil erst durch technische Errungenschaften die Instrumente entstehen, mit denen man die Krankheiten erforschen kann. Die wichtigste Erfindung ist der Computer selbst, weil keine der Entdeckungen der Krebsforschung in den letzten Jahren ohne die Auswertung von riesigen Datenmengen möglich gewesen wäre.

Die Mechanismen von Krebs werden in diesem Kapitel so beschrieben, dass sie auch für Nichtmediziner gut verständlich sind. Das zwingt zur Vereinfachung, und Ärzte und Spezialisten können diese Seiten überschlagen. Keine andere Krankheit ist derart komplex wie Krebs, und das ist es, was den Möglichkeiten der Vorbeugung und der Heilung enge Grenzen setzt – und was zwangsläufig eine Krebsindustrie entstehen lässt.

Die wohl meistzitierten aktuellen wissenschaftlichen Artikel zu den genauen Mechanismen der Krebsentstehung wurden in den Jahren 2000 und 2011 von Douglas Hanahan und Robert A. Weinberg publiziert. Beide forschten am Massachusetts Institute of Technology in Boston, Hanahan inzwischen in der Schweiz, und Weinberg hat auch an wesentlichen Entdeckungen zur Krebsentwicklung selbst mitgewirkt.[1] Die Artikel sind nur für Fachleute verständlich und setzen mehr Kenntnisse der

Tumorbiologie voraus, als sie etwa ein Allgemeinarzt haben dürfte. Trotzdem bilden diese und ähnliche Veröffentlichungen mittlerweile das Grundlagenwissen der Krebsentwicklung, und auf dieser Basis wird weltweit geforscht und behandelt. Die dort beschriebenen Mechanismen, die den Kenntnisstand von Tausenden Klinikern und Grundlagenwissenschaftlern zusammenfassen, konnten wissenschaftlich bestätigt und reproduziert werden. Es stellte sich heraus, dass sich die gezielte Beeinflussung der von Hanahan und Weinberg beschriebenen Mechanismen durch bestimmte Medikamente direkt auf das Wachstum eines Tumors auswirkt und letztlich die Lebenserwartung des Patienten verlängert. Die beiden sahen sich bestätigt.

Hier werden acht Merkmale (in der späteren Version der Arbeit von Hanahan und Weinberg sind es schon zehn) der Krebsentstehung beschrieben, wobei für einige der Merkmale noch nicht endgültig bestätigt werden konnte, ob sie für jeden Krebs gelten.

Ungezügeltes Wachstum

Das erste und wichtigste Merkmal von Krebs ist das ungezügelte Wachstum. Die normalen Körperzellen eines erwachsenen Menschen teilen sich nur selten (Ausnahmen sind Haut- und Haarzellen) und werden erst ersetzt, wenn sie beschädigt oder verschlissen sind. Der Körper tauscht lediglich das aus, was nicht mehr funktioniert, und im Alter lässt selbst diese Fähigkeit nach.

Krebszellen wachsen stetig, sie teilen sich ohne physiologischen Grund und ohne jemals aufzuhören, wenn man sie nicht daran hindert. Es gibt Krebszellen, die seit Jahrzehnten in Laboren leben und sich weiter teilen, obwohl die Menschen, in denen sie einst wuchsen, schon lange tot sind. Während gesunde Zellen im Alter verschleißen und die Fähigkeit zur Zellteilung ganz verlieren, teilen sich Krebszellen in der Regel umso schneller, je länger sie im Körper ungehindert wachsen konnten: Entdeckt man den Krebs zu spät, ist er nicht mehr zu stoppen. Auf seiner Suche nach der Unsterblichkeit kann der Mensch nirgendwo mehr lernen als vom Krebs, der zahlreiche Mechanismen der Alterung erfolgreich beseitigen kann. Möglich wird dieses Wachstum in erster Linie durch sogenannte veränderte Onkogene – Gene, die die Krebszelle immer weiter zum Wachstum und zur Zellteilung anfeuern. Sie wurden oft als Gaspedale des Krebses bezeichnet, als hätte man den Fuß bei der Zellteilung fest auf dem Hebel, während man sonst nur Gas gibt, wenn eine kaputte Zelle im gesunden Gewebe ersetzt werden muss.

Der Mensch hat etwa 23 000 Gene in jeder Zelle, die für die Produktion je eines Proteins zuständig sind. Aus der Kombination der Proteine in bestimmten Geweben lassen sich Form und Funktion aller Organe ableiten. Nicht alle der 23 000 Gene sind in jeder Zelle aktiv, und in jedem Organ arbeiten sie anders zusammen. Wenn man so will, sind die Proteine Signale in der Zelle, die in ihrer Zusammenarbeit alle Körperfunktionen steuern. Da in jedem Organ andere Kombinationen von Genen angeschaltet und abgeschaltet sind, findet jede Zelle ihre Aufgabe, und jedes Organ hat seine Funktion. Die meisten dieser Gene und Proteine funktionieren bei Mensch und Tier sehr ähnlich, wie etwa bei der Maus, deren Gene sich von unseren in weniger als einem Prozent unterscheiden, weshalb man an ihr viele Krebserkrankungen und Behandlungen erforschen kann.

Nur ein paar hundert Gene haben etwas mit der Teilung von Zellen zu tun, und davon ist wiederum nur ein Teil der Gruppe der Onkogene zuzuschreiben.[2] Onkogene hat auch die gesunde Zelle, aber dort werden sie gezielt an- und abgeschaltet und haben physiologische Funktionen. Onkogene haben alle eine physiologische Funktion. Sie erzeugen aber Krebs, wenn sie mutiert sind, daher der Name *Onko*gen. Die Mutationen können im Austausch einzelner Basenpaare bestehen (meistens) oder es können ganze Stücke des Gens verändert sein, indem Teile fehlen oder fremde Teile angehängt sind (seltener). Krebs entsteht, wenn Onkogene permanent aktiviert sind. Dies passiert durch Mutationen, also Fehler in den Onkogenen. Das erste Onkogen überhaupt, es trägt den Namen Ras, wurde von Robert A. Weinberg im Jahre 1982 gefunden. Mit ihm gelang es, in gesunden Zellen Krebs entstehen zu lassen. Damit war der Beweis erbracht, dass ein verändertes Gen Krebs verursachen kann, daher der Name Onkogen. Bis heute kennt man zweihundert Onkogene, und die Zahl wird weiterwachsen, obwohl die wichtigsten heute wahrscheinlich bekannt sind.[3] Dabei reicht ein einzelnes Onkogen nicht, um Krebs zu verursachen. Es sind fast immer mehrere nötig, um malignes Wachstum entstehen zu lassen. Mutierte Onkogene sind jedoch die Voraussetzung für die Entstehung von Krebs, weil das Signal zur ungebremsten Teilung notwendig ist. Wie kommt es also dazu, dass der eine Mensch mutierte Onkogene hat, der andere aber nicht?

Zunächst werden viele Menschen schlicht mit mutierten Onkogenen geboren. Wenn in einer Familie viele Krebsfälle vorkommen, insbesondere bei Eltern und Geschwistern in jüngeren oder mittleren Jahren, gibt es häufig mutierte Onkogene oder andere krebsverursachende Gene in der Familie. Vererbte mutierte Onkogene bedeuten nicht, dass man zwangsläufig an Krebs erkranken muss, sie erhöhen aber die Wahrscheinlichkeit. Kommen im Laufe des Lebens weitere Faktoren hinzu oder gehen Schutzfaktoren verloren (dazu später mehr), kann der Krebs im Körper entstehen.

Leider reicht eine einzige der etwa hundert Billionen Zellen im Körper aus, um Krebs entstehen zu lassen.[4] Diese Zelle hat einen Überlebensvorteil, da sie sich ungebremst teilt oder weniger schnell abstirbt. So können im Leben dieses Zellklons weitere Mutationen erworben werden, die weitere Überlebensvorteile erbringen, bis ein aggressiv wachsender Tumor entsteht. Eine wichtige Möglichkeit der Vorbeugung und Behandlung wird darin gesehen, diese veränderten Zellklone so früh wie möglich zu entdecken, bevor ein solcher aggressiver Tumor entstanden ist. Die Entstehungszeit von den ersten Mutationen bis zum sichtbaren Krebstumor dauert Jahrzehnte. Könnte man das Wachstum früher stoppen, wären die Heilungsaussichten sehr viel besser. Dies könnte durch frühere Behandlung oder durch Veränderung der Lebensweise, die auf die Wahrscheinlichkeit weiterer Mutationen einwirkt (Epigenetik), geschehen.

Da jedes Gen bei jeder Zellteilung beschädigt werden kann, etwa weil diese nicht genau funktioniert und einige der sogenannten Basenpaare der DNA-Kette, aus der jedes Gen besteht, vertauscht werden, mutieren im Körper wahrscheinlich ständig Onkogene. Diese werden aber meist durch Reparaturmechanismen sofort beseitigt. Je älter man wird, desto häufiger passieren der Zelle Fehler bei der Teilung, desto mehr mutierte Onkogene entstehen also im Rahmen der normalen Zellteilung. Gleichzeitig werden die Reparaturgene, die die Schäden sofort beheben, im Alter zunehmend unzuverlässig, weil auch sie großteils schon beschädigt sind und nicht rechtzeitig ausgetauscht werden konnten. Somit sind bei einigen Krebsarten 95 Prozent der Fälle ein Produkt des Zufalls und des Verschleißes der Gene im Körper. Es ist nur eine Frage der Lebenszeit, bis mutierte Onkogene und Schutzgene nicht mehr rechtzeitig vernichtet oder repariert werden können und der Krebs entsteht. Der Verschleiß der Zellen ist der wichtigste Grund dafür, dass das Krebsrisiko

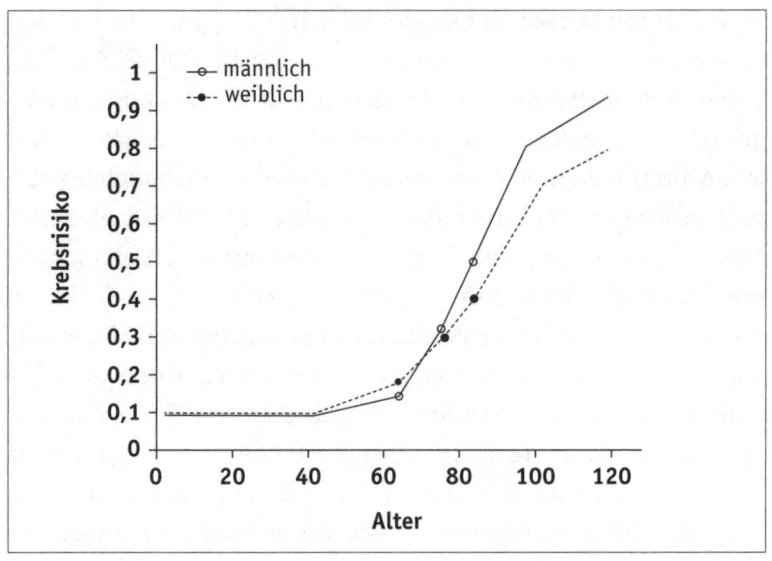

Das lebenslange Krebsrisiko von zwischen 1930 und 1960 Geborenen (in Großbritannien) Quelle: British Journal of Cancer

im Alter dramatisch zunimmt. Würden wir lange genug leben, würde definitiv jeder von uns an Krebs erkranken. So kann man bei mehr als der Hälfte der Männer, die im Alter von 85 Jahren an anderen Krankheiten verstorben sind, in der Prostata Krebszellen finden.[5]

Das Krebsrisiko steigt, weil wir in das Hochrisikoalter hineinaltern und gleichzeitig durch Faktoren wie das Rauchen quasi den Alterungsprozess in bestimmten Geweben massiv beschleunigen, insbesondere in der Lunge. Fast jedes Tier kann an Krebs erkranken, und er wurde bereits bei den ältesten unserer Vorfahren vor 120 000 Jahren entdeckt.[6] Etwa dreißig bis vierzig Prozent der Krebsfälle in Deutschland wären wahrscheinlich trotzdem vermeidbar, unter anderem auch, da sich der Verschleiß durch Vorbeugung verzögern lässt.

Ausschaltung der Schutzgene

Ein weiteres Merkmal von Krebszellen ist es, dass die Funktionen der sogenannten Suppressor-Gene ausfallen können. Wie oben beschrieben, hat jede gesunde Zelle Gene, die ungewollte oder schädliche Zellteilungen vermeiden und Defekte an zerstörten Genen reparieren. Nur so wird sichergestellt, dass nicht mehr Zellen nachwachsen, als benötigt werden, und sich beschädigte Zellen erst gar nicht vermehren. Die Funktion dieser Suppressor-Gene ist zwar sehr komplex, lässt sich aber ungefähr wie folgt beschreiben: Mehrere hundert dieser Gene sind in jeder Zelle aktiv. Einige arbeiten daran, dass das Kopieren der Gene während der Zellteilung korrekt vonstattengeht. Ist es nach der Teilung zu den unvermeidlichen Verwechslungen von Basenpaaren gekommen und das Gen funktioniert in der neuen Zelle nicht, wird der Schaden repariert. Dies geschieht ständig nach Zellteilungen. Ohne diese rasche Reparatur entstünde in fast jedem Körper in kürzester Zeit Krebs.

Glückt diese Reparatur einmal nicht, können die Suppressor-Gene über ihre Proteinproduktion entweder die ungehinderte Teilung der Zelle nicht mehr stoppen (Merkmal 2 einer jeden Krebszelle) oder kein Signal zum Zelltod geben – der sogenannten Apoptose (fehlender «Suizid» der kranken Zelle und Merkmal 3 jeder Krebszelle). Die gesunde Zelle wird also durch den Schutz der Suppressor-Gene entweder dem Zugriff der mutierten Onkogene entzogen oder vernichtet sich ohne Rückstände selbst. In der Krebszelle versagt dieser Schutz häufig. Wegen ihrer Funktionen werden die Suppressor-Gene oft mit Bremsen verglichen. Krebs entsteht, wenn die mutierten Onkogene als festgeklemmte Gaspedale das Dauersignal zur Zellteilung geben und fehlende oder defekte Suppressor-Gene – wie defekte Bremsen – diese Gaspedale nicht lösen und die

Beschleunigung nicht stoppen können.[7] Wenn dies geschieht, entstehen in kurzer Zeit immer mehr Zellen, und ein Tumor wächst. Man nennt dies klonales Wachstum. Weist dieser Tumor noch andere Krebsmerkmale auf, wird er so lange wachsen, bis er den Körper, in dem er entstanden ist, getötet hat.

Das erste Suppressor-Gen, Retinoblastom (Rb) genannt, wurde 1984 in Los Angeles entdeckt.[8] Seitdem wurden über zweihundert weitere Suppressor-Gene gefunden.[9] Zum Zeitpunkt der Entdeckung weist ein Krebstumor typischerweise schon Schäden an vielen Onko- und Suppressor-Genen auf, meist sind zehn bis fünfzehn sehr wichtig, sie nennt man auch Treiber-Gene. Der Tumor ist dann oft schon schwer zu stoppen. Die ungehemmte Teilung hilft den Krebszellen dabei, weitere Onkogene und Suppressor-Gene zu beschädigen, weiter Fahrt aufzunehmen, und es können Metastasen entstehen. Während bei der normalen Zellteilung nur ab und zu ein Onkogen oder ein Suppressor-Gen so verändert wird, dass es Krebs verursachen kann, führt die rasante Zellteilung, die bei diesem Tempo außerdem nur sehr selten perfekt funktioniert, zu mehr Mutationen von Genen.

Wenn der Krebs erst einmal voll ausgeprägt ist und schnell wächst, kann er, wie oben erwähnt, in Laboren weiterleben, selbst wenn er den Menschen, in dem er entstanden ist, schon längst getötet hat. Auf dem Weg dorthin setzt der wachsende Tumor immer wieder auf ganz geschickte Art und Weise die Technik der beschleunigten Alterung und der Unsterblichkeit ein, auch um es so dem Körper schwerzumachen, ihn zu besiegen.

Mutierte Onko- und Suppressor-Gene machen den Krebs zu einer genetischen Erkrankung. Alle Risikofaktoren für Krebs, wie z. B. Rauchen, Asbest, Viren, Übergewicht und rotes Fleisch, verursachen Krebs nur durch veränderte Onko- und Suppressor-Gene oder zumindest in deren Gegenwart. Onkogene und Suppressor-Gene sind in allen Zellen vorhanden. Die aus ihnen entstehenden Proteine sind essenziell für wichtige Funktionen der normalen Zelle, zum Beispiel für die Steuerung der Zellteilung oder die Einleitung des programmierten Zelltods von verbrauchten oder geschädigten Zellen. Auch ohne Risikofaktoren kann es zur Schädigung von Krebsgenen kommen.

Bevor man Onko- und Suppressor-Gene kannte, hat man nicht im Ansatz gewusst, wie Krebs funktioniert. Es gab zum Teil haarsträubende Theorien. Auch dachte man, dass es sich um eine Viruserkrankung handele – was in einigen Fällen zumindest teilweise sogar richtig sein kann – oder dass sich genetisch gesunde Zellen nach einer nicht bekannten Umprogrammierung ungehindert teilten und zerstörend wirkten. Auch wurde vermutet, dass unterschiedliche Krebsarten auf völlig verschiedene Ursachen zurückzuführen seien.

Inzwischen weiß man, dass alle Risikofaktoren erst durch ihre Einwirkung auf die Gene der Zelle zu Risikofaktoren werden. Auch Viren führen nur dann zu Krebs, wenn sie Onko- und Suppressor-Gene beeinflussen. Daher gibt es beispielsweise auch keine Krebspersönlichkeit,[10] die aufgrund bestimmter Charakterzüge oder nicht verarbeiteter Konflikte ein besonders hohes Risiko trüge. Heute kann man die Risikofaktoren unter anderem im Labor testen, weil sich die Vorstufen von Krebs meist leicht zeigen lassen. Atmet die Maus im Labor etwa Zigarettenrauch ein, findet man in ihrer Lunge nach einiger Zeit auch solche Zellen, deren Gene in Richtung Krebs verändert sind. Setzt man Medikamente ein, die wichtige mutierte Onko- oder defekte Suppressor-Gene blockieren, wächst der Krebs langsamer oder gar nicht mehr. Damit sind Onko- und Suppressor-Gene die wichtigsten Ansatzpunkte der sogenannten gezielten Therapie.

Bei der Bestrahlung und Chemotherapie zerstört man sowohl gesunde Zellen als auch Krebszellen. Wirkung erzielt man nur, weil wegen ihrer schnellen Teilung überproportional viele Krebszellen getötet werden können, denn die sich teilende Zelle ist viel empfindlicher für Strahlen oder die Zellgifte der Chemotherapie. Bei der gezielten Therapie hingegen versucht man, nur die defekten Onkogene und Suppressor-Gene anzugreifen, also im Idealfall die gesunden Zellen gar nicht zu beschädigen. Obwohl die gezielte Therapie oft weniger gezielt ist als gewünscht, wie unten zu beschreiben sein wird, sind ein zentraler Vorteil die relativ geringfügigen Nebenwirkungen, da gesunde Zellen verschont bleiben.

Die beiden ersten Medikamente der gezielten Therapie waren Imatinib (Glivec) gegen die chronisch myeloische Leukämie (CML) und Trastuzumab (Herceptin) gegen Brustkrebs. Imatinib (Glivec) ist wie gesagt ein Sonderfall, da die CML als genetisch besonderer Tumor auf einem dominanten Onkogen beruht, das in fast allen Fällen dieser Leukämie, aber nicht bei anderen Krebserkrankungen vorkommt. Die gezielte Therapie der CML ist also vergleichsweise einfach. Das Herceptin-Ziel-Gen ist hingegen nur bei zwanzig Prozent der Brustkrebspatientinnen verändert, und nur in diesen Fällen verbessert das Medikament die Prognose. Es ist ein Antikörper, der auf der Zelloberfläche «andockt» und damit ein Wachstumsprotein in der Brustkrebszelle hemmt. Allerdings sind die Heilungschancen deutlich geringer, wenn der Tumor spät diagnostiziert wird, weil dann häufig schon andere Gene verändert sind. Die größten Erfolge hat Trastuzumab (Herceptin) bei früh entdecktem Brustkrebs, wenn die Patientinnen zudem in hoher Konzentration das veränderte Herceptin-Gen tragen. Auch Medikamente, die den Zelltod durch Apoptose wieder in Gang setzen, gibt es schon. Somit werden Medikamente für die ersten drei Merkmale des Krebses – mutierte Onkogene für beschleunigtes und ungebremstes Wachstum und ausgeschaltete Suppressor-Gene für entweder Wachstumsbremsung oder den programmierten Zelltod von sich zu schnell teilenden und beschädigten Zellen – bereits breit in der Krebsbehandlung eingesetzt.

Etwa fünf Prozent aller Krebserkrankungen sind erblich in dem Sinne, dass die Patienten von Geburt an die für diesen Krebs sehr wichtigen mutierten Onko- oder Suppressor-Gene in sich tragen.[11] So gibt es familiären Brustkrebs, der durch das BRCA-Gen verursacht wird und bei den betroffenen Frauen in bis zu 60 bis 70 Prozent der Fälle ausbricht.[12] Auch familiäre Formen des Darmkrebses sind bekannt, zum Beispiel die familiäre adenomatöse Polyposis (FAP) oder das Lynch-Syndrom.[13]

95 Prozent der Krebserkrankungen sind zwar genetische Erkrankungen, werden aber im strengen Sinne nicht vererbt. Durch den Alterungsprozess und Teilungsunfälle – verstärkt durch Risikofaktoren – mutieren die betroffenen Gene erst nach der Geburt. Man mag einige bereits geerbt haben, etwa die funktionierende Kopie eines Suppressor-Gens von der Mutter und eine defekte Kopie vom Vater. Wird dann bei der Zellteilung die funktionierende Kopie der Mutter zerstört, kann Krebs entstehen. Das ist der Grund, weshalb Krebs in manchen Familien gehäuft vorkommt. Die Wahrscheinlichkeit, an Prostatakrebs zu erkranken, ist höher, wenn der eigene Vater diesen auch hatte. Je früher er erkrankte, desto größer ist das Krebsrisiko. Das Gleiche gilt für alle frühen Krebsfälle bei Vater, Mutter oder Geschwistern, egal, um welchen Krebs es sich handelt. Jeder bereits überlebte Krebs erhöht außerdem das Risiko, später einen anderen Krebs zu bekommen. Hatte man selbst oder enge Verwandte Krebs, erhöht das die Wahrscheinlichkeit, dass man mutierte Onko- und Suppressor-Gene in sich trägt. Verändern sich noch andere Gene, die der Körper nicht mehr kontrolliert,

kann es zum Krebs kommen. Daher lohnen sich für familiär Vorbelastete oft bestimmte Früherkennungsuntersuchungen und insbesondere die Vermeidung bekannter Risiken. Genauso erkranken aber auch Menschen an Krebs, in deren Familie es keinerlei Vorbelastung gibt und die keinen Risikofaktoren ausgesetzt waren. Diese Krebsfälle sind tragische Zufälle, die sich bei der Zellteilung im Rahmen der normalen Alterung ereignen.

Unsterblichkeit der Krebszelle

Das vierte Merkmal lässt sich als die Unsterblichkeit der Krebszelle bezeichnen. Es ist eigentlich ein Wunder, dass die schwerbeschädigten, mit daueraktiven Onkogenen und defekten Suppressor-Genen belasteten Zellen, bei deren rascher Teilung auch noch andere Zellfunktionen zum Teil schwer beschädigt werden, überhaupt überleben. Aber durch den Mechanismus der Unsterblichkeit können sie selbst unter widrigsten Bedingungen weiterbestehen, während die gesunden Zellen altern oder sterben. Der Grund dafür ist die sogenannte Telomerase, ein Enzym in der Zelle, das verhindert, dass die Krebszelle während der ständigen Teilung verschleißt und zerstört wird.

Man kann sich dies so vorstellen, dass innerhalb der Zelle am Ende eines jeden Chromosoms, auf dem die Erbinformation in Form von Genen und somit aneinandergereihten Basenpaaren liegt, eine Art Schutzkappe sitzt. Sie verhindert, dass die Enden des langen Strangs von Genen auseinanderfransen und sich die Zelle somit nicht mehr teilen kann. Diese Schutzkappen werden Telomere genannt. Man hat sie in jeder Zelle, und im Laufe des Lebens werden sie kürzer und verlieren ihre Wirkung. Damit altert die Zelle so lange, bis sie sich nicht mehr teilen kann. Die Erforschung der Schutzfunktion der Telomere ist daher ein wichtiger Teil der Alterungsforschung, und man weiß, dass Menschen, die vorbelastet sind, kürzere Telomere haben. Sport kann beispielsweise helfen, die Telomere lange in vielen Zellen zu erhalten, so wie ungesundes Essen, Rauchen und Übergewicht die Telomere verkürzen können, also die Alterung der Zelle beschleunigen. Das gilt auch für chronischen Stress. Allerdings ist die Wirkung der Risikofaktoren auf die Länge der Telomere in verschiedenen Geweben unterschiedlich.[14] Mittlerweile gibt es Versuche, diesen Alterungsprozess zu verlangsamen. So werden zum Beispiel Sirtuine im Rotwein darauf untersucht, ob sie die Telomere verlängern können. Das hat sich allerdings für die üblicherweise verzehrten Weinmengen nicht bewahrheitet, während höhere Dosierungen in Form von Sirtuinkonzentraten gravierende Nebenwirkungen haben könnten.

Was der Alterungsforschung für das gesunde Gewebe bisher nicht gelingt, schafft bei einigen Tumoren die Krebszelle bis zur Vollkommenheit. Durch die Telomerase hat sie ein Enzym an Bord, mit dem die Schutzkappen, die Telomere, ständig verlängert werden können. Somit altert die Krebszelle nicht; der Prozess, in dessen Verlauf die Chromosomen am Ende der Genstränge auseinanderfallen, die Zelle aufhört, sich zu teilen, und schließlich die Arbeit einstellt, ist außer Kraft gesetzt. Die Krebszelle ist unsterblich, weil sie immer weiter funktioniert und sich immer weiter teilen kann. Nur so gelingt es ihr, weitere Krebsgene anzuhäufen. Würde sie sich, weil beschädigt, nach ein paar Teilungen nicht mehr vermehren, könnte sie keine weiteren veränderten Onko- und Suppressor-Gene produzieren. Die Telomerase macht es möglich, dass beschädigte Zellen immer mehr Krebseigenschaften aufnehmen. So wird der Tumor zunehmend aggressiv und gefährlich und kann immer schlechter behandelt werden. Ein weiterer Grund, warum das frühe Entdecken und Behandeln von Krebs entscheidend sein kann.

Aufbau eigener Blutgefäße

Das fünfte Merkmal eines jeden Krebstumors ist seine Fähigkeit, sich selbst ein System von Blutgefäßen aufzubauen, die sogenannte Angiogenese. Wenn man von Wunden einmal absieht, wachsen Gefäße im Körper nicht einfach nach. Gefäße werden im Mutterleib und in der frühen Kindheit angelegt und versorgen die Organe, aber es kommen keine neuen mehr hinzu. Ein Tumor legt sich sein eigenes Blutversorgungssystem an, da er sonst ab einer gewissen Größe – schon ab zwei Millimetern – nicht genug Nährstoffe und Sauerstoff bekäme, um weiterwachsen zu können. Der Tumor muss außerdem dafür sorgen, dass bestimmte Stoffwechselprodukte abtransportiert werden. Daher ist der Krebstumor so etwas Ähnliches wie ein Organ, das im erkrankten Menschen entsteht. Es wächst und schafft sich seine eigene Blutzufuhr, die es vom Körper seines Wirtes abzweigt. Auch dafür braucht der Tumor spezialisierte Gene, Angiogenesegene, die es anders aufgebaut ebenso in gesunden Zellen gibt. Nach Abschluss des Wachstums kommen sie dort nur in jenen Bereichen zum Einsatz, wo bestehende Gefäße repariert werden müssen.

Die Fähigkeit der Angiogenese ist besonders raffiniert, da sie den Tumor am Ort seiner Entstehung stark wachsen lässt und ihn gleichzeitig an das Leitungssystem des restlichen Körpers anschließt; ein Weg, über den dann Tochtergeschwulste in andere Teile des Körpers versendet werden können. Somit spielt die Angiogenese oft eine zentrale Rolle bei der Frage, wie gefährlich ein Krebstumor ist. Es gibt Krebstumoren mit sehr vielen Gefäßen, wie zum Beispiel Bauchspeicheldrüsenkrebs, und solche mit wenigen. Entdeckt wurden die Angiogenese und die damit verbundenen neuen Möglichkeiten der Krebsbekämpfung von dem Forscher Judah Folkman, der jahrzehntelang das Vascular Biology Program am Children's Hospital Boston der Harvard-Universität leitete.[15] Bevacizumab (Avastin) heißt das erste und bekannteste Medikament, mit dem man die Angiogenese blockieren kann, indem das Gen, das für das Gefäßwachstum verantwortlich ist, gezielt blockiert wird. Es sei nur erwähnt, dass auch gutartige Tumoren eigene Gefäße aufbauen, daher ist nicht ganz klar, wie bedeutsam dieses Krebsmerkmal wirklich ist. Auffällig ist die besondere Form der Gefäße bei Krebstumoren, und ihnen wird eine große Bedeutung bei der Ausschwemmung von Metastasen zugeschrieben.

Die ersten wichtigen Erfolge mit Bevacizumab (Avastin) wurden beim Darmkrebs erzielt.[16] Auch beim Brustkrebs sah es zunächst so aus, als könne Bevacizumab (Avastin) die Prognose deutlich verbessern. Das hat sich leider nicht grundsätzlich bestätigt: Die Therapieergebnisse waren insgesamt enttäuschend. Ein wichtiges Problem scheint zu sein, dass ein Tumor, der sich dank der blockierten Angiogenese keine eigene Blutzufuhr aufbauen kann, zum Teil aggressiver in das umliegende Gewebe hineinwächst, um dort Zugang zu den Blutgefäßen zu finden, oder sogar beschleunigt metastasiert.[17] Dieses Beispiel zeigt, wie komplex die Tumorbekämpfung ist und wie flexibel Krebs auf Therapieversuche reagiert.

Mit der Angiogenese erreicht der Krebs den Organisationsgrad eines Lebewesens im Lebewesen. Seine Ziele sind das Überleben und das Wachstum. Solange der Mensch, in dem er wächst, lebt, bezieht er Nahrung und Sauerstoff über das Leitungssystem der eigenen Blutgefäße. Sein Inneres gleicht einem Labor, da er mit jeder Zellteilung nicht nur wächst, sondern neue mutierte Gene produziert, die ihm beim Kampf gegen die körpereigene Abwehr und gegen die Therapie helfen. Damit gleicht seine Entwicklung einer Evolution im Menschen selbst. Kein Tumor ist wie der andere, selbst bei gleicher Zusammensetzung der Zellen können sie sehr unterschiedlich sein. Die Blutgefäße entwickeln sich bei einigen Krebsarten extrem früh, womit der Tumor die Gelegenheit bekommt, Tochtergeschwulste, Metastasen, in die Blutbahn zu senden, noch bevor er selbst entdeckt wird. Bei bestimmten Formen des Brustkrebses gibt es sehr kleine und früh entdeckte Tumoren, die später trotzdem metastasieren. Diese Krebstumoren sind eine besondere Herausforderung für Mediziner und Patienten, da sie trotz früher Behandlung nicht geheilt werden können.

Die Angiogenese erklärt auch, warum bestimmte Krebsarten in bestimmte Organe metastasieren, nämlich weil die Blutbahn sie genau dort hinführt. Darmkrebs zum Beispiel wird häufig in die Leber gestreut. Die Zellen bleiben dort hängen und bilden Tochtergeschwulste. Lungenkrebs wandert oft in das Gehirn. Sehr viele Tumoren suchen zuerst Anschluss an die Lymphbahnen und streuen von dort in die benachbarten Lymphknoten. Daher wird etwa bei jeder Brustkrebspatientin in den Lymphknoten der Achselhöhle nach Krebszellen gefahndet. Findet man solche dort, ist die Wahrscheinlichkeit, dass der Brustkrebs über den Blutweg schon andere Organe befallen hat, viel höher.

Metastasen

Damit ist bereits das sechste Merkmal aller Krebstumoren beschrieben worden: Sie können metastasieren. Die wichtigste Ausnahme bildet der weiße Hautkrebs, der nur lokal wächst. Bei vielen anderen Krebsarten bilden sich Metastasen, falls der Tumor nicht rechtzeitig vernichtet wird, oder sie entstehen, werden aber unter Umständen vom Körper selbst beherrscht (dazu später mehr). Die Metastasierung ist die gefährlichste Eigenschaft von Krebs, da neunzig Prozent der Krebstoten an den

Folgen der Metastasen und nicht am primären Krebstumor gestorben sind. Sie ist ein sehr komplexer Vorgang, denn es ist für einzelne im Blut ausgeschwemmte Tumorzellen sehr schwierig, fern des primären Tumors im gesunden Gewebe zu überleben. Man geht davon aus, dass nur ein verschwindend kleiner Teil diese Distanz überlebt – vielleicht eine von tausend Zellen, und dennoch sind Metastasen die größte Bedrohung für den Krebspatienten. Will man verhindern, dass wie heute nur etwa jeder Zweite eine Krebserkrankung überlebt, müssen viel mehr Patienten behandelt werden, bevor Metastasen entstanden sind.

Für fast alle Krebsarten gilt, dass sich Metastasen in den Jahren vor allem direkt nach der Entfernung des ersten Tumors zeigen. Daher gilt man in der Regel nach fünf Jahren als geheilt, wenn bis dahin der Krebs nicht zurückgekommen ist. Eine Ausnahme bildet z. B. Brustkrebs, bei dem es selbst nach mehr als zehn Jahren zu Rückschlägen kommen kann. Man nimmt an, dass die Metastasenzellen in solchen Fällen eine Art Winterschlaf halten, aus dem sie zu jedem Zeitpunkt erweckt werden können. Zunächst wurde vermutet, dass es sich bei den Metastasen um Abbilder des primären Tumors in einem anderen Gewebe handele, doch das ist leider nicht so. Vielmehr stellt sich die Metastasenzelle gezielt auf das neue Umfeld ein und entwickelt wie der Primärtumor andere Gene im Rahmen des eigenen Teilungsprogramms. Daher lässt sich sagen, dass mit der Metastase oft ein zweiter, noch gefährlicherer Krebs entsteht. Die gezielte Therapie, die auf den Primärtumor wirkt, kann deswegen bei den Metastasen wirkungslos sein und umgekehrt.

Auch kann die Metastase ihre veränderte Geninformation an den primären Tumor zurückmelden, indem sie selbst Tochterzellen aussendet. Irgendwann bildet die Metastase eigene Metastasen, und es kommt zur Metastasierung in der zweiten Generation. Konnte der Primärtumor bis dahin nicht entfernt werden, hat es der Mensch im Grunde mit drei gefährlichen verwandten, aber nicht identischen Krebsarten zu tun, die sich immer weiterentwickeln und ihre Informationen über den Angriff von innen und außen austauschen, die also auf die körpereigene Abwehr und auf die medizinische Behandlung reagieren. Das erklärt, warum auf dem Feld der Metastasen in den letzten dreißig Jahren – trotz bahnbrechender neuer Erkenntnisse in der Physiologie des Krebses – keine überzeugenden Fortschritte erzielt werden konnten. Das gilt bisher leider, obwohl man zunehmend versucht, Metastasen und ihre Entstehung molekular zu entschlüsseln. Die einzige Ausnahme bildet, wie bereits erwähnt, in einigen Fällen die Immuntherapie, die die körpereigene Abwehr unterstützt (so etwa beim Melanom).

In einem Primärtumor und in seinen Metastasen können andere Kombinationen von Krebs-Genen aktiv werden, und auch die Telomerase und die Apoptose-Inhibierung, die Aussetzung der Zellselbsttötung, können anders zum Einsatz kommen. Um lange zu überleben und um auch noch viel später streuen zu können, ist eine Metastase nicht immer auf die schnelle Zellteilung der mutierten Onko- und Suppressor-Gene des Primärtumors angewiesen und setzt andere mutierte Gene zum Überleben ein. Es kommen oft weitere Fehler im Primärtumor dazu, nämlich die Eigenschaft, in fremdem Gewebe zu überleben. Gerade sogenannte p53-mutierte Tumoren (ein Suppressorgendefekt) metastasieren häufig. So umgeht die Metastase die Angriffe des Körpers und der Behandlung und wird erst dann aktiv, wenn die Zeit günstiger ist und sie andere Krebsmerkmale aufweist. Wie schon gesagt, bauen sich auch Metastasen ihr eigenes Blutsystem auf und bilden so wiederum Tochtergeschwulste. Manchmal tun sie dies aber nicht und überleben lange Zeit auf Sparflamme, um später umso schneller zu wachsen.

Die genauen Mechanismen, wie sich Metastasen im Körper

verstecken und wie sie aktiviert werden, sind noch nicht umfassend erforscht. Es könnte sein, dass viele Tumoren noch früher noch mehr Metastasen bilden, diese aber nie klinisch aktiv werden, weil die Abwehr des Körpers sie zerstört oder zumindest im Wachstum hemmt. Erst wenn man Metastasen verhindern oder zumindest behandeln kann, wird Krebs heilbar sein. Dies ist bisher in großem Umfang nur bei einem einzigen soliden Krebs (also kein Blut- oder Lymphdrüsenkrebs) gelungen, dem Hodenkrebs, und dieser Erfolg wird mit einer relativ simplen Chemotherapie erreicht. Weil Hodenkrebs rasant wächst, aber nicht besonders zerstörend streut, tötet die Chemotherapie in Kombination mit Chirurgie und Bestrahlung den Primärtumor und die Metastasen. Ansonsten ist die Heilung nach der Metastasenbildung eine rare Ausnahme.

Ein wichtiger Lichtblick geht hier ausgerechnet von der Behandlung des Melanoms aus, dem schwarzen Hautkrebs, der, wenn er bereits fortgeschritten ist, in der Vergangenheit fast immer in sehr kurzer Zeit zum Tod geführt hat. Für eine bestimmte Untergruppe der Melanompatienten haben sich die Chancen nun deutlich verbessert. Diese Behandlungserfolge hängen mit dem siebten Merkmal von Krebszellen zusammen: der Fähigkeit, die körpereigene Abwehr überlisten zu können.

Tarnung vor körpereigenen Killerzellen

Das siebte Merkmal der Krebszellen wurde erst innerhalb der letzten zehn Jahre besser erforscht und bisher am intensivsten beim schwarzen Hautkrebs untersucht, aber unter anderem auch bei Lungenkrebsarten sowie einem Nierenkrebs. Der schwarze Hautkrebs konnte in der Vergangenheit nur geheilt oder zumindest länger unter Kontrolle gebracht werden, wenn

43

er sehr früh entdeckt und chirurgisch entfernt wurde. Hatte er bereits Metastasen gebildet, verlief er in der Regel tödlich, oft nur in wenigen Monaten. Bisher konnte der Eindruck entstehen, dass der Körper, wenn der Krebs erst einmal entstanden ist, seine Nährstoffe und Organe zur Verfügung stellt und hilflos auf sein Ende wartet. Zum Glück ist dies nicht so. Der Körper versucht nämlich, die Krebszellen mit seinen eigenen Abwehrzellen, den B- und T-Lymphozyten, zu vernichten. Zu den T-Lymphozyten (und auch zu Knochenmarkzellen) gehören die sogenannten Killerzellen, eine äußerst aggressive Zellart, die Viren, Bakterien und fremde Zellen vollständig zerstören kann. Die B-Lymphozyten setzen gegen fremde Zellen oder Bakterien Antikörper ein, also Markierungsproteine, die auf der Oberfläche des Fremdkörpers haften bleiben und diese in ihrer Funktion stören oder den Killerzellen das Signal zum Töten geben.

Somit arbeiten B- und T-Lymphozyten im Kampf gegen Krebszellen im Verbund. Wenn sie diese erst einmal identifiziert und markiert haben, dann können sie sie auch vernichten. Wahrscheinlich zerstört die körpereigene Abwehr auf diese Art und Weise bereits sehr viele Krebs- und Metastasenzellen, bevor sie jemals aktiv werden, also in der Phase, in der sie noch nicht selbst streuen konnten. Mit der Zeit jedoch gewinnen wahrscheinlich alle Krebszellen die Eigenschaft, sich vor den B- und T-Lymphozyten tarnen zu können. Beim Melanom hat man diesen Tarnungsmechanismus erstmalig durch ein Antikörpermedikament durchbrechen können, Ipilimumab (Yervoy).[18]

Diese Behandlungsmethode, die Stärkung der körpereigenen Abwehr, ist zum jetzigen Zeitpunkt wahrscheinlich die spannendste Entwicklung in der Krebsbehandlung überhaupt. Leider ist unklar, ob die großen Erfolge dieser Medikamente, die bislang nur das Melanom und wenige andere Krebsarten betreffen, für die Krankheit generell wiederholt werden können. Das

Melanom etwa ist für die Bekämpfung mit körpereigenen Zellen, die sogenannte Immuntherapie, besonders empfänglich. Derzeit werden aber für den tödlichsten Tumor überhaupt, den Lungenkrebs, vielversprechende Zwischenergebnisse erzielt.[19] Auch Blasenkrebs und andere Krebsarten werden im Hinblick auf die Immuntherapie untersucht, aber noch ist es zu früh, um über die langfristige Perspektive dieser Behandlungsform zu spekulieren.

Wenn Krebszellen immer zuverlässig vom Körper als fremde Zellen erkannt würden, wäre der Mensch immun gegen Krebs. Es ist der ewige Traum der Krebsforschung, diese Immunität zum Beispiel durch eine Impfung herstellen zu können, mit der die Tarnung der Krebszellen vor der Körperabwehr unterbunden werden könnte. Zusätzlich wird die Impfung gegen Krebsarten erforscht, an denen der Patient bereits erkrankt ist. Für Prostatakrebs wurde ein solches Medikament, Sipuleucel-T (Provenge)[20], bereits entwickelt und zugelassen. Es steigert die Lebenserwartung zwar nur um ein paar Monate, der Ansatz ist aber grundsätzlich von großer Bedeutung.

Besondere Energieversorgung

Das achte und letzte Merkmal von Krebs soll hier nur der Vollständigkeit halber genannt werden, zumal es für die Ausführungen im Folgenden weniger bedeutend ist. Krebs kann sich auf anderem Weg als normale Zellen mit Energie versorgen. Die Zellen nutzen bestimmte Abbauprodukte aus der Energiegewinnung, um auch unter widrigsten Bedingungen zu überleben. Dieser Mechanismus ist aber bisher wenig erforscht, und es ist unklar, ob er wirklich für alle Krebszellen gilt.

Neben diesen acht Merkmalen ist eine andere Entdeckung

sehr bedeutsam, die Krebsforschern große Sorgen bereitet. Im Jahre 1997 wurde klar, dass sich in einem Krebstumor auch sogenannte Krebsstammzellen befinden.[21] Ob man nicht besser von Krebsvorläuferzellen spricht, ist umstritten, da nicht bei jeder Krebsart echte Stammzellen gefunden wurden. Das sind Zellen, die sich noch in jede Zellform entwickeln können; nach der Teilung sind die neuentstehenden Zellen reifer als sie selbst. Stammzellen speichern die gesamte Information der Krebszelle, können aber unentdeckt und unbehandelbar bleiben. Sie überleben fast jede Form der Immun- und Chemotherapie und wären bzw. sind somit ein Reservoir für Krebszellen sogar bei sonst sehr erfolgreicher Behandlung. Ob alle Krebsformen Stammzellen bilden und ob diese auch immer einer Immuntherapie ausweichen können, ist noch unklar, aber sehr wahrscheinlich. Die Entdeckung von Krebsstammzellen im Jahre 1997 war wahrscheinlich eine schlechte Nachricht für alle Patienten. Vielleicht kann dieses Wissen aber auch in Zukunft die Chemo- oder generelle Therapieresistenz von Krebs erklären helfen oder neue Ansätze bieten.

2. Neue Therapien: gezielt und teuer

Lange bevor man viel über Krebs wusste, im Jahre 1971, erklärte US-Präsident Richard Nixon den «War on Cancer», den Krieg gegen den Krebs.[1] Erst innerhalb der letzten dreißig Jahre wurde nach und nach erkannt, wie Krebs entsteht und wie er sich im Menschen ausbreitet. Die Achtziger, in denen es nur sehr geringe Fortschritte gab, werden von vielen als die schlechtesten Jahre der Krebsbehandlung überhaupt bezeichnet, da die Therapieversuche dem Patienten oft noch mehr Schaden zugefügt haben als die Krankheit selbst.[2] Wichtige Ausnahmen waren einige Leukämien, besonders bei Kindern, und die Hormontherapie bei Brustkrebs. Für die Mehrzahl der fortgeschrittenen Tumoren aber bestand der wesentliche Ansatz darin, den Krebs durch eine radikale Kombination von Operation, Bestrahlung und Chemotherapie auszulöschen. Dabei wurden höchstmögliche Dosierungen eingesetzt, die der Patient gerade noch vertragen konnte. Die chirurgischen Eingriffe waren so großflächig wie nur möglich, und Verfahren wie die sogenannte Neck Dissection bei bestimmten Lymphomen, bei der große Teile der Halsstruktur einschließlich bestimmter Muskeln entfernt werden, oder die sogenannte Whipple-Operation bei Bauchspeicheldrüsenkrebs, bei der Magen, Teile des Dünndarms und die Bauchspeicheldrüse im Block herausgenommen werden, waren

47

weit verbreitet und vergrößerten oft nur das Leid der Patienten. Diese Eingriffe werden auch heute noch gemacht, aber oft weniger radikal und nicht mehr bei aussichtslosen Fällen.

Der Höhepunkt dieser radikalen Behandlungen war die autologe Knochenmarktransplantation bei soliden Tumoren, die vor allem bei Brustkrebs propagiert wurde.[3] Der Grundgedanke war hierbei, dass mögliche Tumorreste trotz Operation, Bestrahlung und Chemotherapie im Körper verblieben sein könnten. Eine noch höhere Dosierung der Chemotherapie schien aber nur möglich, indem man das Knochenmark des Patienten zerstörte. Damit hoffte man, drei Ziele zu erreichen: Zum Ersten sollte die maximale Dosierung der Chemotherapie ermöglicht werden, zum Zweiten wollte man Tumorableger im Knochenmark selbst erreichen und zerstören, und zum Dritten sollte eine Immunreaktion des Körpers gegen den Krebs in Gang gesetzt werden. Von dieser Reaktion versprach man sich, dass sie auch verbliebene Tumorzellen abtöten würde.

An diese Art von Krebsbehandlung kann ich mich selbst noch gut erinnern, weil sie besonders in den Jahren meines Medizinstudiums von 1982 bis 1989 praktiziert wurde. Das letzte Jahr habe ich in Texas in San Antonio verbracht, wo ich ein paar Monate in der Thoraxchirurgie und Notfallmedizin arbeitete. Damals wollte ich eigentlich Herzchirurg werden, und die University of Texas war dafür eine besonders gute Universität. Wir operierten meistens Bypasspatienten oder Stich- und Schussverletzungen, die in San Antonio eine viel größere Rolle spielten als Unfälle jeder Art. Ab und zu wurde auch Lungenkrebs mit Metastasen operiert, was mittlerweile nur noch bei nicht weit fortgeschrittenen Fällen gemacht wird. Wir operierten nach einem Konzept, das man als «ultraradikal» bezeichnen muss: Jede einzelne Metastase in der Lunge, auch wenn es bereits sehr viele waren, wurde entfernt. Danach schloss sich eine hochdosierte Chemotherapie an. Nur die Knochenmarktransplantation blieb den Patienten erspart. Die Operationen dauerten Stunden, und danach hatten die Patienten oft nur noch eine eingeschränkte Lungenfunktion; die Prognose, wie spätere Studien zeigten, war schlicht miserabel.

Ein Fall ist mir besonders im Gedächtnis geblieben, damals hatten sogar die jungen und aggressiven texanischen Ärzte vorab Skrupel. Der Patient war siebzig Jahre alt und hatte mehrere Metastasen, außerdem war seine Halsschlagader durch jahrzehntelanges Rauchen an einer Stelle stark verengt. Der leitende Arzt, ein dekorierter Armeearzt, der sonntags die Visite in Uniform und mit militärischen Orden durchführte, wollte trotzdem operieren. Ein junger Arzt wagte einen leisen Widerspruch, weil der Eingriff einem Ritt über den Bodensee gleichkam, es konnte zu einem Schlaganfall während der Operation kommen. Wir operierten trotzdem, doch es dauerte ewig, und die Orientierung in den einzelnen kleinen Lungenabschnitten fiel uns schwer. Am nächsten Tag, als wir den Patienten besuchten, war klar, dass er einen Gehirnschaden davongetragen hatte. Über die normale Orientierungslosigkeit und Verwirrtheit hinaus hatte er Sprachprobleme, und die Spannung seiner Gesichtsmuskeln hatte sich verändert, so wie es bei einem Schlaganfall typisch ist. Der Armeearzt ordnete eine neurologische Untersuchung an und verlangte von jenem Assistenzarzt, der am Eingriff gezweifelt hatte, die Orientierung des Patienten zu prüfen. Das war ein Hohn, denn sein Zustand lag auf der Hand. Um eine leise Kritik zum Ausdruck zu bringen, fragte der Arzt den Mann nach dem Geburtsdatum und -ort von George Washington, den niemand von uns gewusst hätte. Natürlich konnte man keine Antwort erwarten, und das brachte auf den Punkt, wie absurd unser Eingriff gewesen war.

In Deutschland wurden ähnliche Eingriffe und die noch ra-

dikalere Knochenmarktransplantation in vielen Kliniken durchgeführt – eine aufwendige Prozedur, für die die Häuser zum Teil
kaum qualifiziert waren. Gleichzeitig wurde die Knochenmarktransplantation aber mit bis zu 150 000 Mark sehr gut honoriert,
und so begannen auch schlecht gerüstete Kliniken mit der Behandlung. Für die Brustkrebspatientinnen war es eine besonders schlimme Zeit, da mehrere Probleme zusammentrafen.
Die Therapie basierte zunächst auf einem völlig unzureichen-
den Verständnis davon, wie Krebs funktioniert. Zudem waren
die Studien, mit denen man die Wirksamkeit eines neuen Verfahrens untersuchte, eher minderwertig. Die evidenzbasierte
Medizin mit ihren hohen Standards für die Durchführung von
klinischen Studien und deren Auswertung war gerade erst im
Entstehen begriffen, und Betrug in der Forschung war noch
nicht als großes Problem erkannt worden. So war etwa die international einflussreichste Studie zur Durchführung der auto-
logen Knochenmarktransplantation bei Brustkrebs nur durch
den spektakulären Betrug eines bekannten südafrikanischen
Chirurgen zustande gekommen.[4] Die Studie wurde später zu-
rückgezogen, und der entehrte Forscher verschwand in der
Versenkung. In Deutschland hatte unter anderem die Universität Freiburg mit einem üblen Fall von Forschungsbetrug in der
Krebsmedizin zu kämpfen.[5]

Die autologe Knochenmarktransplantation bei soliden Tumoren war im Nachhinein gesehen eine Art Vorbote der späteren Kostenexplosion in der Krebsindustrie. Eine sehr teure
Behandlung, die potenziell für viele Patienten in Frage kam. Bis
dahin war die Krebsbehandlung oft kein großes Geschäft. Bis
auf ein paar Produkte der Chemotherapie wie Platinprodukte
oder ein Chemotherapeutikum aus dem Holz der Eibe waren
die meisten Chemotherapien – zumindest im Vergleich zu den
heute entwickelten Krebsmedikamenten – nicht teuer und

50

wurden nicht lange eingesetzt.[6] Da die schwer erkrankten Patienten schnell verstarben und die leichten Fälle nicht intensiv behandelt werden mussten, blieb Krebs weit hinter den Herz-Kreislauf-Erkrankungen zurück, was das ökonomische Interesse sowohl der Pharmaindustrie als auch der Kliniken betraf. Die Situation änderte sich schlagartig, als es möglich wurde, anhand der Krebsmerkmale gezielte Behandlungen zu entwickeln: Die Ära der «gezielten Therapie» (targeted therapy) begann. Das bedeutet, dass sich die Behandlung gegen ein Krebsmerkmal richtet, das die gesunde Zelle möglichst nicht aufweist oder zumindest in viel geringerem Maße, sodass nicht mehr gleichzeitig kranke und gesunde Zellen angegriffen werden. Zuvor hatte man bei allen Behandlungen nur von ungezielter Therapie sprechen können. Die Chirurgie beseitigt sowohl kranke als auch gesunde Zellen, und kleine Nester von Krebszellen kann der Chirurg während der Operation nicht erkennen und daher nicht beseitigen. Er kann zwar versuchen, nur den Tumor zu entfernen, und den Pathologen mikroskopisch prüfen lassen, ob alle Geweberänder tumorfrei sind. Ob sich aber jenseits des Operationsfeldes an anderer Stelle noch Tumornester oder gar Metastasen befinden, kann er nicht sehen. Mit der Bestrahlung verhält es sich genauso. Der Linearbeschleuniger und andere Strahlenquellen beschießen krankes wie gesundes Gewebe; nur durch eine möglichst genaue Anpeilung des Tumors kann man Schaden im gesunden Gewebe vermeiden. Heute kommen dabei zwar sehr komplizierte zielgenaue Computerprogramme zum Einsatz, aber auch dort gibt es das Problem, dass außerhalb des Bestrahlungsfeldes liegende Krebsherde nicht getroffen werden können.

Die Chemotherapie ist noch ungenauer, da sie auf den Tod von Zellen abzielt, egal, ob gesund oder krank. Ihre Zellgifte stören die Zellteilung und vernichten sich teilende Zellen. Sind die Zellen hingegen gerade in ihrer sogenannten Ruhephase, wirkt die Chemotherapie nicht. Da sich Krebszellen häufiger teilen als gesunde Zellen, ist die Wahrscheinlichkeit höher, sie während der Teilung zu treffen, und so ist die Chemotherapie allenfalls eingeschränkt als gezielt zu bezeichnen. Allerdings gibt es hier ein riesiges Problem, weil Tumorstammzellen ohne Teilung existieren können. Sie sind die «Schläfer» des Krebstumors und werden von der Chemotherapie nicht entdeckt. Ist die Therapie vorüber, können sie den Krebs jederzeit quasi «wiedererwecken». Weitere Probleme liegen auf der Hand: Gewebe, das gesund ist und sich trotzdem häufig teilen muss (Haut- oder Darmgewebe oder Knochenmark, also blutbildendes Gewebe), ist immer mitbetroffen, und die Maximaldosis ist somit beschränkt. Zum anderen ruhen speziell auch Metastasenzellen oft ohne Teilung und werden von der Chemotherapie nicht erfasst. Ist die Chemotherapie beendet, können Sie jederzeit erneut zu wachsen beginnen und die Erkrankung fortschreiten lassen. Außerdem sind Teile des Tumors oder der Metastasen häufig so schlecht durchblutet, dass die Zellgifte sie nicht erreichen. Überdies werden die bereits erwähnten Krebsstammzellen, aus denen sich unreife und besonders gefährliche Stufen der Krebszelle abspalten können,[7] nicht nur nicht von der klassischen Chemotherapie abgetötet, sondern können sich auch in Metastasen aufhalten, wo eine operative Entfernung meist nicht möglich ist.

Es ist daher nicht überraschend, dass sich die Behandlung von soliden Tumoren im fortgeschrittenen Stadium in den letzten dreißig Jahren nur wenig verbessert hat. Im Sinne Nixons war der Krieg gegen viele Krebsarten schlicht gescheitert, zumindest bis in die späten neunziger Jahre hinein. Die Überlebensraten bei Bauchspeicheldrüsen-, Lungen- und Magenkrebs stiegen über Jahrzehnte nur wenig an, obwohl die Verfahren der ungezielten Behandlung immer radikaler eingesetzt wurden. Die Ausnahmen waren neben dem eher seltenen Magen-Darm-Krebs GIST vor allem Brust-, Prostata- und Darmkrebs, bei denen die Sterblichkeitsrate um etwa zwanzig bis dreißig Prozent sank, was mindestens zur Hälfte optimierten Früherkennungsverfahren zu verdanken war. Aber auch bei deren Behandlung gab es Fortschritte, insbesondere dank der neu entwickelten Hormonbehandlungen bei Brust- und Prostatakrebs und anderen Operationstechniken bei Darmkrebs. Bei diesem konnte sogar die klassische Chemotherapie die Prognose in einigen Stadien deutlich verbessern, aber dennoch verlaufen bis heute insgesamt etwa vierzig Prozent der Fälle tödlich.[8]

Die gezielte Behandlung jedoch brachte bei wenigen Krebsarten dann tatsächlich den erhofften Durchbruch. Das berühmteste und auch von mir bereits zitierte Paradebeispiel ist das Medikament Imatinib (Glivec), mit dem die chronisch myeloische Leukämie (CML) bei vielen Patienten vermutlich geheilt werden kann. Im Folgenden werden die wichtigsten gezielten Therapien, die derzeit eingesetzt und erforscht werden, kurz vorgestellt und eingeordnet. Sie bilden neben teuren Verfahren der Bildgebung, Operationen, Praxen, Spezialkliniken und Vorsorgeverfahren das Fundament der Krebsindustrie. Wenn man betrachtet, wie sie erforscht, entwickelt und verwendet werden, wird deutlich, dass die Krebsbehandlung sich tatsächlich in eine Krebsindustrie entwickelt hat. Im Rahmen einer strategischen Kehrtwende haben insbesondere die Pharmaunternehmen ihren Schwerpunkt weg von der Herz-Kreislauf-Medizin hin zu besonders teuren neuen Krebsmedizin verlagert. Dabei blieben die Investitionen in die Grundlagenforschung zurück, die Forschung dient heute zunehmend dem Ziel, schnell neue gezielte Therapien zu entwickeln. Die in einige wenige große Pharmaunternehmen abwandernde Forschung und Entwicklung, die steigende Komplexität der Behandlung, die wachsenden Patientenzahlen und die immensen Kosten pro Patient führen dazu, dass Krebs immer häufiger mit industriellen Methoden bekämpft wird. Der Einstieg in die Krebsindustrie mit gezielten Therapien begann mit den Tyrosinkinaseinhibitoren.

Meist nur eingeschränkt wirksam: Tyrosinkinase-inhibitoren und Antikörperbehandlungen

Tyrosinkinaseinhibitoren (TKI) sind Moleküle, die gezielt auf die Wachstumssignalketten der Krebszelle einwirken.[9] Weil bei fast all diesen Schritten der Weitergabe von Wachstums-signalen in der Krebszelle Enzyme vom Typ der Tyrosinkinase beteiligt sind, spricht man von Tyrosinkinaseinhibitoren. Sie sorgen dafür, dass an einer Stelle der Krebszelle die Wachstums-signalkette unterbrochen wird, weil dort das Tyrosin, das wie eine Art Treibstoff wirkt, nicht weitergegeben werden kann. Das oben genannte Imatinib (Glivec) gegen CML ist das beste und einfachste Beispiel. Es hemmt das Wachstum der Krebszel-le, indem es das zugehörige Protein, das das Signal transportiert hätte, blockiert.

Das Tumormerkmal der CML ist die zufällige Entstehung eines mutierten Onkogens. Bei einer kleinen Gruppe von Men-schen ist ein Chromosom durch einen mechanischen Abbruch und Wiederzusammenbau so verändert, dass an einer Stelle ein Krebsgen entstanden ist. Man spricht vom sogenannten Phi-ladelphia-Chromosom, weil es die erste chromosomale Ver-änderung bei einer Krebserkrankung beschrieb und in einer Klinik in Philadelphia schon 1960 entdeckt wurde.[10] Die be-sonderen Eigenschaften der CML haben eine gezielte Therapie möglich gemacht: Man kennt das Gen, das in der veränderten

Form das Krebswachstum beschleunigt. Man weiß, wie es entstanden ist und wo es sich befindet. Und man konnte auf der Grundlage dieses Wissens ein Medikament entwickeln, das das Gen deaktiviert. Schließlich sah man auch den erwarteten Behandlungserfolg. Während mit klassischer Chemotherapie nur zwanzig Prozent der Patienten länger als zehn Jahre überlebten, sind es mit Imatinib (Glivec) wahrscheinlich über achtzig Prozent.[11] Zwar müssen die Betroffenen das Medikament ein Leben lang einnehmen, und bei fünfzehn Prozent der Fälle bestehen oder bilden sich Resistenzen dagegen.[12] Diesen kann man aber mit leicht veränderten Molekülen relativ häufig begegnen.

Die Entwicklung von Imatinib (Glivec) wurde wesentlich von einem einzigen klinischen Wissenschaftler, Brian Druker, vorangetrieben.[13] Das große Pharmaunternehmen Ciba Geigy, später Novartis, zeigte an der Entwicklung zunächst wenig Interesse, da die CML selten ist und man damals nicht wirklich an das Paradigma der gezielten Therapie glaubte. Auch für die Harvard-Universität war die Entwicklung von Imatinib (Glivec) offenbar kein Ruhmesblatt.[14] Hier wurde Druker nur wenig unterstützt; erst an der wesentlich unbedeutenderen Universität von Oregon fand er optimale Bedingungen vor, um seine Entdeckung weiterzuentwickeln. Er wusste, welches Gen bei den CML-Patienten verändert ist und als Onkogen letztlich den Krebs verursacht, und er konnte das Protein identifizieren, das von diesem Gen gesteuert wird. Das Protein ist somit ein Wachstumsfaktor, der diese Zelle immer weiter zur Teilung anregt.[15] Es ist quasi der Schalter, mit dem die Teilung aktiviert werden kann, befindet sich in hoher Dosierung in den CML-Zellen und lässt ihre Zahl langfristig regelrecht explodieren. Dadurch wird der Patient nach wenigen Jahren förmlich von seinen eigenen weißen Blutkörperchen verstopft und stirbt.

Also suchte man gezielt nach einem Molekül, das dieses

Wachstumsprotein blockieren kann. Dazu ist weder ein einzelner Wissenschaftler noch eine Universitätsklinik in der Lage. In einer technisch sehr aufwendigen Prozedur wurde nach dem Versuch-und-Irrtum-Prinzip eine riesige Zahl von Molekülen daraufhin getestet, ob sie sich selektiv an das angesteuerte Wachstumsprotein binden. Zuerst fand man Moleküle, die neben dem Zielprotein auch wenige andere Proteine hemmten. Sie wurden verändert, bis ein sehr spezifisches Molekül entstanden war, das einigermaßen gezielt fast nur das Wachstumsprotein blockierte. Es dringt in gesunde wie kranke Zellen ein, bindet sich aber vor allem an das Wachstumsprotein, das wegen des Onkogens in hoher Dosierung in der Krebszelle vorhanden ist. Gesunde Zellen werden also nicht so stark geschädigt. Die Entwicklung von Imatinib (Glivec) war ein Meilenstein der gezielten Therapie, und nach diesem Verfahren von Versuch und Irrtum werden auch heute noch sehr viele Moleküle gegen Wachstumsfaktoren für Krebs getestet und entwickelt.

Alleine 2014 verdiente Novartis/Roche mit Imatinib (Glivec) über 4,7 Milliarden Dollar.[16] Die jährlichen Therapiekosten liegen pro Patient bei 51 000 Euro.[17] Da der Patient das Medikament dauerhaft einnehmen muss, können die Gesamtkosten bis in den Millionenbereich steigen. Es gibt keinen Grund zu glauben, dass die Herstellungskosten von Imatinib (Glivec) hoch wären, denn das Molekül ist nicht besonders kompliziert. Die Gewinnmarge ist nicht öffentlich, aber sie muss extrem hoch sein. Als der Hersteller Novartis den Preis im Jahre 2012 auch noch einmal deutlich erhöhte, probten hundert namhafte Krebsexperten den Aufstand gegen die Krebsindustrie, quasi in der Stunde null der gezielten Therapie. Zum Ärger von Novartis veröffentlichten sie im Jahr 2013 in der Fachzeitschrift «Blood» eine Anklageschrift, in der es neben Imatinib (Glivec) auch um andere ähnlich teure Krebsmedikamente ging.[18] Die renommierten Wissenschaftler kritisierten in einer bis dahin nie dagewesenen Vehemenz die Preispolitik insbesondere von Novartis. Novartis hatte in der Zeit von 2001 bis 2012 den Preis des Medikaments von 30 000 Dollar pro Jahr auf 92 000 Dollar erhöht. Obwohl sogar der frühere Vorstandsvorsitzende von Novartis, Daniel Vasella, in einem Buch eingeräumt hatte, dass auch der ursprüngliche Preis die Kosten der Entwicklung mehr als auskömmlich gedeckt hätte. In dem Artikel beschreiben die Wissenschaftler das Vorgehen von Novartis als unethische Profitmache, als würde man nach einer Naturkatastrophe die Preise für Lebensmittel drastisch erhöhen. Die Preise der neuen Therapien gegen Krebs seien unmoralisch und viel zu hoch. Sogar in den USA können sich viele Imatinib (Glivec) nicht leisten, und in Entwicklungsländern bleibt eine Krankheit weiterhin tödlich, obwohl die Menschheit eine wirksame Behandlung kennt. Durch eine umstrittene Aktion hat Novartis die Patentlaufzeit für Imatinib (Glivec) von 2013 bis 2015 sogar noch einmal verlängern können. Dadurch blieb das Medikament für ärmere Patienten ohne ausreichende Versicherung unbezahlbar, und nicht wenige sind wohl an einer bereits behandelbaren Krankheit verstorben. Viele Krebskranke mussten sich zwischen dem eigenen Überleben und dem wirtschaftlichen Ruin der ganzen Familie entscheiden. Die Jahreskosten von etwa 90 000 Dollar in den USA bedeuteten für manche Patienten Zuzahlungen von mehr als 20 000 Dollar, die sie langfristig nicht aufbringen konnten.

Natürlich ist Imatinib (Glivec) dennoch für viele CML-Patienten ein gigantischer Segen. Ohne das Medikament wären selbst an diesem seltenen Krebs Tausende Patienten gestorben. Im nächsten Jahr verliert es das Patent, und die Behandlungskosten werden deutlich sinken. Trotzdem, wären alle gezielten Therapien so aussichtsreich wie Imatinib (Glivec), würde das bedeuten, dass acht von zehn Krebsfällen geheilt werden könnten! Die Kosten-Nutzen-Relation müsste langfristig als sehr gut bewertet werden – zumindest im Vergleich zur früheren Therapie –, auch dann, wenn die Gesamtkosten natürlich jedes Gesundheitsbudget sprengen würden. Leider ließen sich diese Erfolge bislang nicht wiederholen. Und mit Imatinib (Glivec) kam nicht nur die gezielte Therapie, sondern auch ihr Hauptproblem: die Kostenexplosion bei Krebsbehandlungen, doch dazu später.

Bedauerlicherweise ist bei einem soliden fortgeschrittenen Tumor alles viel komplizierter als bei der CML zum Zeitpunkt der Diagnose, die im Wesentlichen auf lediglich ein verändertes Gen zurückgeht. Auch bei der CML sind ein paar weitere Gene verändert, aber ein mutiertes Onkogen ist das auslösende Gen. Bei einer weit entwickelten Krebszelle eines soliden Tumors wie etwa Darmkrebs sind im Durchschnitt hundert bis hundertfünfzig Gene verändert, darunter viele Onkogene und sehr wichtige Suppressor-Gene. Dabei sind zwischen zwei und acht der Onkogene und Suppressor-Gene in jedem Tumor diejenigen, die für sein Wachstum verantwortlich sind. Sie werden nach einem Vorschlag des Wissenschaftlers und Arztes Bert Vogelstein der Johns-Hopkins-Universität auch «Treiber-Gene» genannt.[19] Die anderen veränderten Gene nennt er «Passagier-Gene», weil ihre Veränderung zwar auch im Rahmen des Krebswachstums entstand, sie aber quasi nur mitgenommen werden, ohne das Wachstum anzuheizen. Vogelstein, er ist der meistzitierte Wissenschaftler der Welt,[20] ist es gemeinsam mit anderen mittlerweile gelungen, die meisten dieser «Treiber-Gene» zu identifizieren.

Bislang kann man nur versuchen, ein oder zwei bestimmte Proteine zu blockieren, die für das Krebswachstum von besonderer Bedeutung sind, und anschließend darauf hoffen, dass diese Blockade den Gesamtprozess zum Erliegen bringt. Ein

58

Tyrosinkinaseinhibitor kann meist nur ein einziges Treiber-Gen und den von ihm gesteuerten Wachstumsmechanismus beeinflussen. Daher darf man nicht erwarten, dass ein Tyrosinkinaseinhibitor allein den Krebs zu dauerhaftem Stillstand bringt.[21]

Der wichtigste Grund dafür ist, dass der fortgeschrittene Krebs auf solche gezielten Blockaden flexibel reagieren kann. Wenn ein Signalweg versperrt ist, lernt er, ersatzweise einen anderen zu nutzen und die blockierte Stelle zu umfahren – der Krebs lernt quasi von der Behandlung. Das Problem ist, dass nicht alle Zellen des Tumors die gleichen Wachstumsproteine verwenden. Somit können die blockierenden Medikamente nicht von vornherein das Wachstum aller Zellen hemmen. Bei einer Untergruppe kommt es zum Stillstand – vielleicht schrumpft der Tumor sogar etwas –, aber dann wird er wieder wachsen, da sich die Zellen, die nicht von dem gehemmten Wachstumsfaktor beeinträchtigt waren, ungehindert ausbreiten können. Sehr häufig findet man gar nicht erst ein Molekül, das selektiv auf das Protein einwirkt, obwohl man Tausende Substanzen im Schnelldurchlauf untersucht hat. Es gibt einige weitverbreitete und sehr wichtige Krebsgene, deren Wachstumsproteine bekannt sind, gegen die man aber trotz intensivster Forschung noch immer keine selektiven blockierenden Moleküle entwickeln konnte.

Die Tyrosinkinaseinhibitoren konnten dennoch schon heute bei einigen fortgeschrittenen Krebsarten die Prognose deutlich verbessern, die Heilung liegt allerdings nach wie vor in weiter Ferne. Wenn bei einem Krebs ein bestimmter Wachstumsfaktor dominiert, gegen den es einen Inhibitor gibt, kann er für lange Zeit zum Stillstand kommen. Bei der CML kann das dauerhaft sein, aber beim Nierenzellkrebs, der sich auf herkömmliche Weise sehr schlecht behandeln lässt, sind es oft nur wenige Monate. Bei diesen Patienten kommt es immer auf den einzelnen

Fall an, weil bei jedem andere Gene verändert sind, selbst dann, wenn die Tumoren unter dem Mikroskop identisch aussehen. Außerdem bilden sich, wie gesagt, nach kurzer Zeit fast immer Resistenzen gegen das eingesetzte Medikament, der Tumor lernt, das Medikament zu umgehen.[22] Bei anderen Krebsarten sind die Erfolge teilweise noch kurzfristiger. Zunächst ist es hier sogar ein Nachteil, dass die TKI das Wachstum der Zelle zwar stoppen, sie aber im Gegensatz zur klassischen und altmodischen Chemotherapie nicht abtöten. Die meisten der stagnierenden Krebszellen sterben sicherlich an den vielen Defekten, die sie in sich tragen und die sie nur durch Wachstum länger hätten kompensieren können. Dennoch werden viele Zellen die Behandlung überleben.

Das liegt an den erwähnten Resistenzen, die die Krebszellen herausbilden können. Es überleben jene Zellverbände, bei denen das blockierte Wachstumsenzym keine wichtige Rolle gespielt hat. Durch Selektion bilden sich jetzt Zellstämme heraus, die über andere Signalketten das Tumorwachstum wiederaufleben lassen können. Nur bei der CML findet der Tumor in 85 Prozent der Fälle keine Alternative. Bei jedem anderen Krebs hingegen wurden sowohl primäre, also von Anfang an bestehende, und sekundäre, also vom Tumor neu entwickelte, Resistenzen beobachtet. Gerade die primären Resistenzen sind tückisch. Es stellte sich heraus, dass der vermeintlich gleiche Tumor genetisch etwas anders aufgebaut ist, selbst in unterschiedlichen Teilen (Klonen) desselben Tumors. Außerdem unterscheiden sich die Metastasen genetisch vom Tumor und untereinander. Hinzu kommen die Stammzellen des Krebses, die wiederum oft erst gar nicht erwischt werden. Schließlich lernt der Tumor auch noch während der Behandlung.

Im Grunde macht der Tumor dabei nichts anderes als der Forscher, der das Molekül zur Tyrosinkinaseblockierung entwickelt hat. Dieser veränderte bekannte Moleküle, bis er eines gefunden hatte, mit dem er die Tyrosinkinase hemmen konnte. Der Tumor setzt nun so viele ähnliche Wachstumsmoleküle ein wie möglich, bis er eines findet, das nicht blockiert ist. Während wir uns noch am Anfang der personalisierten Medizin befinden, nutzt der Krebs sie bereits im vollen Umfang. Er entwickelt Gegengifte und Ersatzwege, um auch im Falle eines gezielten Angriffs weiterwachsen zu können. Daran zeigt sich, wie wichtig es ist, dass die neuen, gezielten Krebsmedikamente richtig verwendet werden. So wie manche Keime und Bakterien durch den falschen Einsatz von Antibiotika resistent werden, tun dies auch die Krebszellen eines Patienten. Gerade diese Resistenzen führen dazu, dass die Lebenserwartung sich durch Tyrosinkinaseinhibitoren in der Regel nur um wenige Wochen bis Monate verlängert, dabei aber sehr hohe Kosten entstehen. Der TKI Axitinib (Inlyta), der bei Nierenkrebs eingesetzt wird, verlängert etwa das progressionsfreie Überleben im Durchschnitt um zwei Monate und kostet rund 73 000 Euro im Jahr.[23] Crizotinib (Xalkori) verlängert zwar wahrscheinlich nicht das Überleben, verbessert aber die Lebensqualität bei Bronchialkrebs und kostet rund 88 000 Euro im Jahr.[24] Ein fortgeschrittener Tumor entsteht über einen Zeitraum von zwanzig bis dreißig Jahren. Die Behandlung mit dem TKI trifft auf einen Krebs, der über viele Mechanismen des Überlebens verfügt, quasi im letzten Moment vor seiner Wachstumsexplosion. Dass ein einziges Molekül ihn noch stoppen könnte, ist biologisch ausgeschlossen. Die Krebsmedikamente, die in der Zeit von 2002 bis 2014 zugelassen worden sind, haben trotz hoher Kosten die durchschnittliche Überlebenszeit der Patienten nur um 2,1 Monate verlängert und das Tumorwachstum im Durchschnitt nur um 2,5 Monate verzögert.[25]

Die Kostenexplosion in der Krebsbehandlung

Die Tyrosinkinaseinhibitoren waren dennoch die größte Entdeckung in der Krebsmedizin in den Jahren 2001 bis 2011. Sie werden bis heute intensiv erforscht und weiterentwickelt. Nachdem Imatinib (Glivec) 2001 mit spektakulärem Erfolg auf den Markt gekommen war, hatte man für kurze Zeit die Hoffnung, dass mit diesen Medikamenten Krebs als solcher geheilt werden könnte. Sechzehn Tyrosinkinaseinhibitoren sind bisher in Deutschland zugelassen und werden bei einer Vielzahl von Krebspatienten eingesetzt.[26] Während die Behandlungskosten einer Chemotherapie mit einem Antimetaboliten im Durchschnitt bei nur 10,96 Euro pro Patient liegen,[27] kosten Tyrosinkinaseinhibitoren zwischen 87,55 und 355,08 Euro pro Patient und Tag.[28] Dieser Trend ist noch lange nicht am Ende, weil das Potenzial zur Erforschung der Tyrosinkinaseinhibitoren nahezu unbegrenzt ist und sie sich zudem mit der Chemotherapie und anderen Formen der Krebsbehandlung verbinden lassen. Wenn man bedenkt, wie viele Signalschritte in einer Krebszelle beschädigt sein können und wie viele Blockademöglichkeiten es demzufolge gibt, wird klar, dass das Spektrum dieser Medikamente mit etwa sechzehn zugelassenen Wirkstoffen noch lange nicht ausgereizt ist.

Und auch hier ist absehbar, dass Erforschung und Entwicklung dieser sogenannten kleinen Moleküle sich ebenfalls industrialisieren werden. Schon Imatinib (Glivec) konnte von einer Universität wie Harvard nicht selbst entwickelt werden, auch sie war auf die Zusammenarbeit mit einem Forschungsteam von Novartis angewiesen. In der Praxis ist es so, dass die maßgeschneiderte Entwicklung eines gezielten Moleküls einer sehr aufwendigen Kette von Untersuchungen bedarf. Dabei werden Krebszellen daraufhin geprüft, welche Wachstumsproteine bei ihnen in erhöhter Konzentration vorkommen. Die hohe Konzentration veranlasst zu der Vermutung, dass es sich dabei um einen Wachstumsfaktor handelt. Mittlerweile kennt man typische Signalketten für die meisten Krebsarten, sodass man oft auf bekannte Verdächtige stößt. Im Zellexperiment wird dann untersucht, welche «Designermoleküle» mit diesen Wachstumsfaktoren reagieren und sie blockieren können. So entstehen die Tyrosinkinaseinhibitoren in den Forschungslaboren der Pharmaindustrie. Dabei werden sehr viele Fehler gemacht, die zu den klinischen Rückschlägen und auch zu den hohen Kosten beitragen. Oft werden die neuen Substanzen an Mäusen mit dementsprechendem Krebs getestet, obwohl sie beim Menschen anders wirken. Denn selbst beim gleichen Gen kann die Umgebung der Krebszelle, die bei Mensch und Maus anders ist, die Wirkung beeinflussen. So werden Substanzen verworfen, die vielleicht beim Menschen gewirkt hätten.[29] Auch sind viele Studien, die einen neuen Mechanismus und eine neue Substanz beschreiben, schlicht nicht reproduzierbar. Das Experiment war nicht aussagekräftig, weil methodisch mangelhaft, oder es war sogar in Teilen gefälscht. Leider werden jene Studien, deren Ergebnisse nicht wiederholt werden können, genauso oft zitiert, wie jene, bei denen dies gelang. So kann es in weiteren Stufen der Zulassung zu Behandlungen (und hohen Kosten) kommen, die nie hätten durchgeführt werden dürfen.[30]

Der nächste Schritt wird es sein, die Krebszellen des einzelnen Patienten zu untersuchen. Während man heute nur eine Liste von bekannten Wachstumsproteinen auf ihr Vorhandensein beim Patienten prüft, um dann den bereits zugelassenen Tyrosinkinaseinhibitor einzusetzen, hofft man in Zukunft sogar ein gezieltes Medikament für die spezifischen Signalproteine des jeweiligen Patienten entwickeln zu können. Das wäre dann eine «personalisierte Krebstherapie» im eigentlichen Sinne. Denkbar ist auch, dass ein Cocktail aus verschiedenen Tyrosinkinaseinhibitoren eingesetzt wird, abhängig von der jeweiligen Kombination der gestörten Wachstumssignale. Dieser Schritt über den Rubikon der personalisierten Medizin wird gerade in den USA vollzogen. Erneut ist es die Harvard-Universität, die hier die wichtigsten Studien eingeleitet hat. Der Hautkrebsforscher Keith Flaherty sucht in einer Gruppe von Patienten mit schwarzem Hautkrebs, die auf ganz Amerika verteilt sind, nach solchen, die ein bestimmtes Gen aufweisen, für das er den Hemmungsfaktor hat. In einer Studie, an der er auch beteiligt ist, wird sogar in den Genen von Patienten mit ganz unterschiedlichen Krebsarten, von Haut- bis Darmkrebs, danach geforscht, welche Substanzen die Gene in ihrer Funktion beeinflussen.[31] Diese Studien heißen «Basket-Studien», weil viele Krebse mit unterschiedlichen Gendefekten und aus verschiedenen Organen in einem «Einkaufskorb» auf ihre Reaktion mit einer Palette von gezielten Medikamenten untersucht werden.[32] So bekommt jeder Patient zum Schluss das richtige Medikament, so es dieses gibt. Damit ist Krebs auch die erste Volkskrankheit, die sich über die Organbezogenheit der Spezialisten hinwegsetzen könnte. Für den eigenen Darmkrebs könnte in Zukunft im Einzelfall der beste Experte ein Hautspezialist sein und kein Darm-Internist, wenn das Genprofil des Tumors von diesen Hautspezialisten besonders gut erforscht und behandelt wird. Auch hier wächst Krebs quasi über die Organgrenzen hinaus. Im letzten Kapitel werde ich auf diese Forschung zurückkommen. Sie wird langfristig die wahrscheinlich größte Bedeutung haben. Der Grundgedanke dabei ist, den Krebs auf mehreren seiner wichtigsten Wachstumspfade gleichzeitig zu treffen. Damit könnte man alle Krebszellen eines Tumors erfassen, denn es ist unwahrscheinlich, dass es Zellen gibt, die von so einem Angriff nicht betroffen wären. Das wäre die Maschinengewehrsalve auf eine ganze Armee – statt auf einen einzelnen Soldaten. Bis dahin ist es noch ein weiter Weg.

64

Eine Alternative zu den kleinen Molekülen, die in die Zelle eingeschleust werden, sind Antikörper, die auf der Oberfläche der Krebszelle genau dort andocken, wo sie auf Gene in der Zelle einwirken können.[33] So ein Antikörper wirkt daher genauso wie ein Tyrosinkinaseinhibitor auf die mutierten Onkogene und Suppressor-Gene des Tumors ein, ohne aber selbst in die Zelle eindringen zu müssen. Antikörper sind große Immunproteine, die alle nach einem ähnlichen Grundschema gebaut sind, sich aber an unterschiedliche Rezeptoren auf der Zelloberfläche anheften. Man kann sie sich wie ein auf dem Kopf stehendes Ypsilon vorstellen. Sie markieren auch die Krebszelle als kranke Fremdzelle, damit die sogenannten Killerzellen die Krebszelle finden und zerstören können. Der Körper produziert Antikörper, mit denen er es den Killerzellen der eigenen Abwehr möglich macht, Krebszellen wie fremde Bakterien zu zerstören. Wahrscheinlich werden im Laufe des Lebens so viele sehr frühe Stadien von Krebs vom Körper selbst «geheilt». Leider wird dieser Mechanismus von den Krebszellen oft durch einen Tarnungstrick ausgehebelt, und dieser ist der Ansatzpunkt der vielversprechendsten Krebsbehandlung unserer Zeit, der Immuntherapie. Wenn der Krebs sich gegen den Angriff der Killerzellen getarnt hat, gelingt es neuen Medikamenten, den sogenannten Checkpoint-Inhibitoren, diese Tarnung abzubauen, sodass der Körper den Krebs wieder als Fremdkörper erkennt und zerstören kann. Dies wird weiter unten ausgeführt.

Antikörper spielen in der Krebsbehandlung schon heute eine riesige Rolle. Das berühmteste Beispiel ist der Herceptin-Rezeptor bei Brustkrebs, der mit dem Antikörper Trastuzumab, Handelsname Herceptin, blockiert wird. Die Entdeckung dieser Herceptin-Rezeptoren und des sie blockierenden Antikörpers war ein Meilenstein auf dem Weg zum Verständnis von Krebs und seiner Behandlung. Auch hier war es im Wesentlichen ein einzelner amerikanischer Wissenschaftler, Dennis Slamon von der University of California in Los Angeles, der die entscheidenden Ideen hatte und fast im Alleingang das Pharmaunternehmen Roche zur Entwicklung eines entsprechenden Wirkstoffes bewegen konnte.[34] Die Geschichte von Trastuzumab (Herceptin) und seiner Entwicklung war geradezu dramatisch, weil auch Roche zuerst wenig Interesse an dem Medikament zeigte, es dann aber sehr korrekt und nach den Regeln der amerikanischen Food and Drug Administration (FDA) entwickelte. Der Prozess dauerte lange, das Medikament kam im Jahr 1998 für damalige Verhältnisse sehr teuer auf den Markt – die Jahresbehandlungskosten lagen bei 20 000 Dollar.[35] Auch Slamon gilt als ein Favorit für den Nobelpreis.[36] Seine Arbeit hatte enorme Bedeutung für die Behandlung von Brustkrebs weltweit.

Heute wird in Deutschland jeder Brustkrebs auf den Herceptin-Rezeptor untersucht. Ist er wie bei etwa zwanzig Prozent der Fälle vorhanden, kann man mit dem Medikament in einigen Krankheitsstadien die Prognose deutlich verbessern. Gleichzeitig ist Brustkrebs ein hormonabhängiger Tumor. Östrogene fördern also nicht nur die Entstehung von Brustkrebs, sondern auch sein Wachstum.[37] Das gilt besonders dann, wenn der Tumor Östrogen-Rezeptoren ausgeprägt hat, sodass auch nach ihnen bei jeder Patientin gefahndet wird. Sind sie nicht, oder nur in geringer Anzahl vorhanden, ist das eher eine schlechte Nachricht für die Behandlung. Da man Östrogene im Blut über verschiedene Wege blockieren kann, etwa durch das Medikament Tamoxifen oder durch die Entfernung der Eierstöcke, entfällt ohne Östrogen-Rezeptoren eine wichtige Möglichkeit, das Wachstum des Tumors zu beeinflussen. Ähnlich verhält es sich mit dem Hormon Progesteron.[38] Wenn ein Tumor noch nicht weit fortgeschritten ist und er Rezeptoren für Herceptin, Östrogen oder Progesteron aufweist, kann man ihn gut in den Griff bekommen und dauerhaft heilen. Beim Brustkrebs werden daher mehr als bei jedem anderen weitverbreiteten Tumor schon die Verfahren der gezielten Therapie genutzt. Dass sich die Prognose bei Brustkrebs in den letzten zwanzig Jahren deutlich verbessert hat, ist zu einem Großteil diesen drei Behandlungsverfahren und der wirksameren Früherkennung zu verdanken.[39] Ein Tumor, der diese drei Rezeptoren nicht aufweist, wird als dreifach negativ (triple negativ) bezeichnet.[40] Das kommt bei zwanzig Prozent der Fälle vor und verschlechtert die Prognose sehr. Dieser Tumor tritt insbesondere bei jüngeren Frauen auf, er ist auch mit der Mammographie oft schlecht erkennbar und metastasiert früh.

Ökonomische und medizinische Grenzen der ersten Generation gezielter Therapie

Der Vorteil der Antikörperbehandlung liegt auf der Hand: Sie wirkt wie eine Wachstumsbremse, die nicht einmal in die Zelle eindringen muss, sondern schon auf der Oberfläche aktiv wird. Aber auch die Nachteile sind leicht zu erkennen: An jene Wachstumsfaktoren, die nicht an einen Rezeptor auf der Zelloberfläche gebunden sind, kommt man nicht heran. Außerdem sind im Gegensatz zu den maßgeschneiderten kleinen Molekülen wie Imatinib (Glivec), die man in die Zelle einschleusen kann, die Antikörper zu groß, um vom Darm resorbiert zu werden. Daher müssen diese Medikamente als Infusion oder Spritze verabreicht werden. Und drittens werden die Antikörper oft schon im Körper blockiert, entweder durch Wechselwirkungen mit anderen Zellen oder durch Immunmoleküle im Blut, mit denen sie verklumpen. Dadurch können sie nicht mehr an die Krebszelle andocken.

Die Mechanismen der gezielten Therapie mit Tyrosinkinaseinhibitoren und Antikörpern sind mittlerweile sehr vielseitig. So gibt es für viele Merkmale der Krebszellen eine einigermaßen treffsichere Therapie. Ein besonders wichtiges Medikament gegen die Bildung eines eigenen Systems von Blutgefäßen, Bevacizumab (Avastin), wurde schon im Jahre 2005 von den Firmen Genentech und Roche auf der Grundlage der Forschungsergebnisse von Judah Folkman ebenfalls von der Harvard-Universität entwickelt.[41] Bereits 1971 schuf er die Basis für diesen Antikörper in der medikamentösen Therapie, als er entdeckte, dass sich alle Krebstumoren ihr eigenes Blutgefäßsystem aufbauen. Ein dafür notwendiges Protein, der Wachstumsfaktor VEGF (vascular endothelial growth factor), kann durch den Antikörper Bevacizumab (Avastin) blockiert werden. Bevacizumab (Avastin) wurde zuerst gegen Dickdarmkrebs, später gegen viele andere Krebsarten mit teilweise eher geringen Erfolgen eingesetzt. Bei Brustkrebs wirkt das Medikament in der Regel kaum, obwohl auch dort der VEGF zum Wachstum der Gefäße führt, die den Tumor versorgen.[42] Warum Bevacizumab (Avastin) manchmal wirkt und bei anderen Tumoren nicht, ist unklar. Auch gegen Bevacizumab (Avastin) bilden sich nach einiger Zeit Resistenzen, aber bei einer gut definierten Zahl von Patienten, insbesondere mit Darmkrebs, kann es das Leben verlängern und sogar (wenn auch selten) zu Heilungen führen. Andere Tyrosinkinaseinhibitoren und Antikörpermedikamente gegen das Gefäßwachstum sind in der Entwicklung. Viele wurden schon entwickelt, haben aber im Großen und Ganzen enttäuscht. Auch gegen die Apoptosehemmung, also die Ausschaltung des Suizidprogramms defekter Zellen, gibt es gezielte Medikamente. Heilungen sind aber bei allen Antikörperbehandlungen genau wie bei den Tyrosinkinaseinhibitoren sehr selten. Auf die wenigen Krebsarten, die hier eine Ausnahme sind, kann nicht im Einzelnen eingegangen werden.

68

Dass die gezielten Therapien immer häufiger eingesetzt und ständig neue zugelassen werden, hat viele Gründe. Der erste ist der, dass die Pharmaunternehmen die neuen Medikamente sehr aggressiv auf den Markt bringen. Wenn man mit einem einzelnen Patienten bis zu hunderttausend Euro Umsatz machen kann, gleicht das dem Wert einer Mercedes-S-Klasse. Während aber selbst bei einem Luxusauto der Gewinn pro Fahrzeug einstellig sein dürfte, werden diese Arzneimittel mit geschätzten Gewinnspannen von bis zu fünfzig Prozent und mehr verkauft. Genaue Zahlen stehen nicht zur Verfügung, doch die herstellenden Arzneimittelunternehmen verzeichnen insgesamt Gewinne zwischen fünfzehn und dreißig Prozent des Umsatzes.[43] Sie zählen zu den profitabelsten Unternehmen überhaupt, und ihr Börsenwert steigt teilweise rasant. Diese Gewinne werden aber nicht mit den Produkten gemacht, die seit langem auf dem Markt und deren Patente bereits ausgelaufen sind, sondern vor allem mit den neuen Krebsmedikamenten.

Nur hier gilt, dass die Behandlung des einzelnen Patienten extrem teuer ist und es gleichzeitig sehr viele gibt. Die Behandlung von Hepatitis C oder von Formen rheumatischer Erkrankungen kann ebenfalls sehr teuer sein, aber die Zahl der Krebspatienten ist schlicht um ein Vielfaches größer. Es wird aggressiv um jeden einzelnen Krebskranken gerungen, und es werden mitunter Methoden eingesetzt, die ethisch sehr problematisch sind. Studien zur Zulassung sind oft schon so zugeschnitten, dass sie die Medikamente besser aussehen lassen, als sie wirklich sind. Patienten werden ausgewählt, die abgesehen von ihrer Krebserkrankung im Vergleich zu Standardpatienten überdurchschnittlich gesund sind, sodass wichtige Nebenwirkungen gar nicht auftreten. Ein weiterer «Trick» ist es, die Studie zu einem Zeitpunkt abzubrechen, zu dem sich die beschriebenen Resistenzen noch nicht gebildet haben. Mit dem Argument, man könne der Vergleichsgruppe das wirksame neue Medikament nicht länger vorenthalten, endet die Studie dann, wenn die Prognosen der Patienten besonders günstig ausfallen.[44] Dass bei längerer Einnahme des neuen Medikaments vielleicht gar kein Unterschied zu einer Standardtherapie bestünde, bleibt so unbemerkt. Außerdem sind die Studien zu klein. Oft werden nur einhundert bis zweihundert Patienten je Gruppe ausgewertet. Bei so kleinen Studien sind Zufallsergebnisse häufig, und seltene, aber sehr gravierende Nebenwirkungen bleiben unentdeckt. Schließlich werden Studien, bei denen das gewünschte Ergebnis nicht gezeigt werden konnte, manchmal gar nicht publiziert. Studien, die vom Hersteller organisiert, zum Teil durchgeführt und oft sogar durch bezahlte, spezielle Schreibbüros geschrieben werden, fallen in der Tendenz zu positiv für das Medikament aus («Sponsorship Bias»). Die Wissenschaftler sind oft nur die Autoren der Studie, geschrieben haben andere. Daher schlagen bedeutende amerikanische Krebsforscher und auch die Amerikanische Krebsgesellschaft ASCO vor, dass die Hürden für Zulassungsstudien deutlich angehoben werden sollen.[45]

Die Ziele der Studien sind deshalb so tief gehängt, damit sich schnell ein Erfolg einstellt. Nenne ich etwa die Unterbrechung des Tumorwachstums oder dessen vorübergehende Schrumpfung bereits einen Gewinn, obwohl der Patient im Endergebnis nicht länger lebt, sind die meisten Tyrosinkinaseinhibitoren auf einem sicheren Weg zur Zulassung. Relevant für den Patienten sind aber seine Lebensqualität und die gesamte Überlebensdauer, die die Zulassungsstudien zu selten untersuchen. Nach der Zulassung werden dazu ebenfalls keine Daten erhoben, denn die Unternehmen haben daran kein Interesse. Der wichtigste Aspekt der Krebsbehandlung, die langfristige Entwicklung der Lebensqualität, wird so gerade bei Tyrosinkinaseinhibitoren oft

70

nie erforscht, und das, obwohl die Lebensverlängerung in der Regel ohnehin nur kurz ist.

Neben der Lebensqualität werden in den Zulassungsstudien auch die sogenannten Patient Related Outcomes (PRO), also vom Patienten beobachtete Symptome, nicht oder nicht ausreichend erfasst.[46] Dabei handelt es sich um Aspekte wie Schmerzen, Funktionsfähigkeit im Alltag oder dauernde Müdigkeit. Alles Dinge, die die Lebensqualität eines Krebspatienten subjektiv sehr stark beeinflussen. Es handelt sich dabei nicht um klassische Nebenwirkungen. Sie sind aber für die Bewertung der klinischen Sinnhaftigkeit einer Behandlung von größter Bedeutung.

Die Patienten verbringen oft die letzten und besonders wichtigen Lebenswochen mit aufwendigen Untersuchungen und Prozeduren. Oft spielen dabei die wirtschaftlichen Interessen anderer eine große Rolle. Selbst wenn es Erkenntnisse über die Lebensqualität gibt und sie die Erfolge des Tyrosinkinaseinhibitors relativieren, spielt dies nach der Zulassung in der Praxis kaum mehr eine Rolle. Selbstverständlich wird das Produkt bei den behandelnden Ärzten so beworben, dass seine Vorteile im Vordergrund stehen. Ein einziger Blick in die «Deutsche Ärztezeitung» oder das «Deutsche Ärzteblatt» reicht bereits oft aus, um schon anhand der Überschrift zu erkennen, wie das Unternehmen seine Studienergebnisse interpretiert. Heißt es etwa «Remissionsrate durch Medikament XY verdoppelt», kann das bedeuten, dass der Tumor zwar bei jedem zehnten Patienten und nicht wie sonst bei jedem zwanzigsten deutlich geschrumpft ist, aber dass kein einziger länger überlebt hat. Dennoch sind die Medikamente leicht verkäuflich, weil die Unternehmen die kreative Wahl der Studienergebnisse mit einem geschickten und hochqualifizierten Marketing kombinieren.

Doch ich möchte auch nicht den zweiten Grund verschweigen, der dafür verantwortlich ist, dass die neuen Medikamente teils voreilig verabreicht werden, denn für das Entstehen der Krebsindustrie ist er mindestens genauso wichtig. Bei fortgeschrittenem Krebs hat der Patient aus seiner subjektiven Sicht oft nichts mehr zu verlieren. Die Krebsdiagnose wirkt auch heute noch für den Patienten wie ein Schock, auf den er verständlicherweise mit Verzweiflung reagiert. Er wünscht sich in der Regel jede noch so geringe Verbesserung seiner Prognose, sei es auch nur um wenige Wochen oder Monate.

In den letzten Jahren hatte ich häufig mit Krebspatienten zu tun, die mich um medizinischen Rat baten. Oft ging es um bestimmte Kliniken oder um Therapiekosten, die nicht von den Kassen erstattet werden. Dabei habe ich häufig auch über die erwartbaren Behandlungsergebnisse gesprochen, in der Absicht, ein realistisches Bild zu liefern, wenn es denn gewollt ist. In einzelnen Fällen stimme ich mich dabei natürlich mit Kollegen aus der Onkologie ab, da ich selbst weder praktiziere noch Spezialist für diese Erkrankungen bin. Dafür lese ich sehr aufmerksam die Studien, die zur Krebsbehandlung bei sehr unterschiedlichen Krebsarten veröffentlicht werden. Mittlerweile ist mir klargeworden, dass der Anteil der Krebspatienten, die sich der Wahrheit über die eigene Prognose verweigern, etwa weil sie sie nicht genau kennen wollen oder aber abstreiten, größer ist, als ich das früher dachte. Diesen Eindruck bestätigen Onkologen aus ihrer Arbeit. Vielen Patienten ist eine vielleicht unbegründete Hoffnung lieber als die begründete Perspektivlosigkeit.

Nichtbetroffene wie ich dürfen schon kleine Gewinne an Lebensqualität oder Lebenszeit nicht für den Patienten bewerten oder einschätzen, aber sie dürfen auch keine falschen Hoffnungen wecken. Wenn sich die Prognose des Erkrankten durch die Behandlung nur um wenige Monate verbessert und er ansonsten noch maximal ein halbes Jahr zu leben hätte, verdoppelt sich seine Lebenserwartung. Ebenso kann die Hoffnung, wenn sie auch nahezu grundlos ist, ihrerseits ein Teil der Lebensqualität sein. Der Patient weiß, dass mit höchstem Tempo an Krebs geforscht wird, und hofft vielleicht auf die Erforschung einer besseren Behandlung oder sogar Heilung in der kurzen Zeit, die er gewonnen hat. Somit sind es häufig die Patienten selbst, die sich die Behandlung mit Tyrosinkinaseinhibitoren oder Antikörpern wünschen. Sie haben von den neuen «gezielten Behandlungen» bei Krebs gelesen, unter anderem, dass sie weniger Nebenwirkungen haben als die klassische Chemotherapie und dass es Kombinationstherapien geben wird, an denen noch geforscht wird. Wer kann ausschließen, dass Heilung damit in greifbare Nähe rückt? Aus meiner begrenzten Sicht habe ich die Erfahrung gemacht, dass sehr wenige Patienten auf die Behandlung verzichten wollen und dass der Arzt sogar unter Druck geraten kann, wenn er nicht bereit ist, dem Patienten die Möglichkeiten dazu zu geben.

Mit der Hoffnung der Patienten hängt auch der dritte Grund für die zunehmende Bedeutung der gezielten Therapien zusammen. Da sie sich rasch weiterentwickeln lassen und kombiniert werden können, ist ihr relatives Versagen sehr viel schwerer dingfest zu machen als das von anderen klassischen Wirkstoffen. Zwar sind die Ergebnisse insgesamt eher enttäuschend, da sich rasch zu viele Resistenzen bilden und die Nebenwirkungen anfänglich unterschätzt wurden. Aber die Produkte und die Anwendungsbereiche wechseln so schnell, dass sich für den Nicht-Spezialisten kein klares Bild der Gesamtbilanz ergibt. Dagegen ist mit Recht einzuwenden, dass jeder einzelne Patient zählt und dass die Medikamente somit ein Fortschritt sind und Zulassung und Erstattung verdienen. Aber weder ihre hohen Preise noch die große Hoffnung, die in diese Produkte gesetzt wird, sind durch das gerechtfertigt, was sie in der Praxis leisten. Ein gutes

Beispiel dafür ist das fortgeschrittene Nierenzellkarzinom. Von 2005 bis 2014 wurden dafür in den USA fünf gezielte Therapien zugelassen. Währenddessen ging aber die Sterblichkeit an diesem Krebs in der amerikanischen Bevölkerung insgesamt nicht zurück. Dies lässt vermuten, dass die neu zugelassenen, extrem teuren Medikamente für Nierenkrebs in der Routineversorgung den Erfolg aus den Studien nicht reproduzieren konnten. Dieser Verdacht ist ein gigantisches Problem.[47]

Derzeit sind wie erwähnt sechzehn Tyrosinkinaseinhibitoren in Deutschland zugelassen, in den USA sind es dreißig. Preise zwischen 20 000 Euro und 80 000 Euro pro Patient sind üblich. Dass sie sich weiter verbreiten werden, ist abzusehen, weil sie zunehmend auch gegen die Krebsarten eingesetzt werden, die in den Zulassungsstudien gar nicht getestet wurden bzw. weil ihre Zulassungen erweitert wurden. Auch in anderen Ländern steigen die Kosten für neue Krebsmedikamente sehr stark. In England wurde dafür sogar ein eigener Topf des National Health Service (NHS), des öffentlichen Gesundheitssystems, eingerichtet, aus dem zugelassene Krebsmedikamente bezahlt werden, die nach den strengen Regeln der zuständigen staatlichen Behörde NICE (National Institute of Clinical Excellence) nicht erstattet werden dürften.[48] Dabei handelt es sich um Arzneimittel, die noch nicht endgültig geprüft, nach Prüfung negativ bewertet oder für diese Indikation nicht zugelassen wurden. Mittlerweile werden in Großbritannien bereits rund zwanzig Prozent der gezielten Krebsmedizin auf diesem Weg finanziert.[49] Letztlich handelt es sich um eine vom NHS geduldete Umgehung der eigenen Verfahren der evidenzbasierten Medizin.

Ähnlich verfährt die FDA in den Vereinigten Staaten, die den Patienten Krebsmedikamente für Krankheitsbilder überlässt, für die diese noch nicht einmal zugelassen sind. Auch hier handelt es sich schwerpunktmäßig um gezielte Therapien und Tyrosinkinaseinhibitoren. Die Logik ist die, dass der Patient anderweitig nicht mehr zu therapieren sei und daher ein Recht auf das neue Medikament geltend machen könne. Die Voraussetzung ist, dass bereits Phase-1-Studien – also Studien bei Menschen zu Verträglichkeit und Sicherheit des Medikaments – vorliegen und dass der Patient im Rahmen einer Studie behandelt wird. Solche Experimente sind verantwortungslos und zeigen, wie weit amerikanische Politiker von einer realistischen Einschätzung der Wirkung dieser Medikamente entfernt sind. Hinzu kommt, dass der Patient dort die Behandlung in der Regel selbst bezahlen muss. Die Pharmaunternehmen haben übrigens zum Glück wenig Interesse an diesen sogenannten Compassionate-Use-Patienten. Sie wollen die Studienteilnehmer selbst so auswählen, dass bei der Zulassung durch die FDA keine Probleme entstehen. Die paar Selbstzahler bei noch nicht zugelassenen Wirkstoffen sind für sie nicht interessant. Viel ausschlaggebender sind die vielen Patienten, die man nach der Zulassung versorgen kann (wobei auch diese oft zehn- bis zwanzigtausend Dollar zuzahlen müssen).

Der Compassionate-Use-Patient in den USA ist oft in jeder Hinsicht zu bedauern. Da der Krebs nicht auf die Standardbehandlung reagiert, muss er sich selbst als Versuchsobjekt für Medikamente zur Verfügung stellen (und sie selbst finanzieren), die in weniger als der Hälfte der Fälle jemals eine Zulassung erreichen und oft mehr schaden als nutzen. Noch weiter gehen in den Vereinigten Staaten mittlerweile die Versuche, dem Krebspatienten grundsätzlich und ohne die Beschränkungen der FDA Zugang zu den in der Forschung befindlichen Medikamenten zu verschaffen. Das dafür notwendige und unter anderem von republikanischen Politikern geforderte Gesetz wird auch «Dallas Buyers Club Law» genannt, nach einem Film, in dem ein texanischer Held seine an Aids erkrankten Freunde illegal und in

Wildwest-Manier mit Medikamenten versorgt, um ihnen das Leben zu retten.[50]

Die Pharmaindustrie kämpft derweil mit allen Mitteln darum, die Zulassungsverfahren für ihre neuen Krebsprodukte noch weiter zu beschleunigen. Weil die Zahl der in der Pipeline befindlichen Moleküle so groß ist, sollen die Zulassungsbehörden neue Produkte möglichst schnell prüfen und genehmigen. Dazu sollen sie noch enger mit den Pharmaunternehmen zusammenarbeiten, was natürlich die Unabhängigkeit der Prüfung gefährdet. Insbesondere will man keine randomisierten, kontrollierten Studien mehr durchführen, die bisher der Goldstandard der Zulassungsstudien sind. Stattdessen sollen die Studien quasi im Verlauf verwendet werden können, auf Grundlage von Zwischenergebnissen. Bei laufender Studie werden Dosierungen geändert und Kombinationen der Therapie variiert. Ein sehr gefährlicher Weg. Bereits heute werden fast alle Krebsmedikamente in den Vereinigten Staaten nach beschleunigten und weniger strengen Kriterien zugelassen – in Europa ist dies ebenfalls zunehmend der Fall.

Schließlich werden zukünftig die in den genannten «Basket-Studien» untersuchten Medikamente von der FDA die Zulassung bekommen. Auch das ist ein extrem umstrittener Schritt, weil diese Studien oft sehr kurz sind und keine Kontrollgruppe enthalten, wie es sonst in der evidenzbasierten Medizin üblich ist. Da sie gleichzeitig sehr unterschiedliche Krebsarten in einer Studie untersuchen, ist die Auswertung besonders problematisch. Dass die FDA auch diesen Weg zulässt, zeigt, wie groß der Druck in Richtung personalisierte Medizin durch die Krebsindustrie und auch aus Teilen der Wissenschaft ist.

Auch in fast allen europäischen Ländern werden Tyrosinkinaseinhibitoren bei fortgeschrittenem Krebs im Alltag kaum effektiv reguliert. Dem Pharmaunternehmen reicht es im Prinzip, wenn sein Medikament zunächst nur für eine kleine Indikation zugelassen und erstattet wird. So werden jetzt fast alle Krebsmedikamente zugelassen. Danach finden sich fast immer Wege, es breiter einzusetzen. Obwohl dies auch für andere Medikamente und speziell auch für andere Krebsmedikamente gilt, ist die Ausbreitung der Tyrosinkinaseinhibitoren sehr viel bedeutender. Die Krebspatienten sind in ihrer Verzweiflung besonders empfänglich für die Versprechen der Marketingexperten der Industrie. Dabei spielt das Internet eine große Rolle, wo die Unternehmen in von ihnen organisierten Patienten-Blogs vermeintliche positive Erfahrungen mit TKI posten. Leider handelt es sich bei diesen Patienten oft um gesunde Mitarbeiter aus den Marketingabteilungen der Unternehmen.[51] Die behandelnden Ärzte sind ebenfalls oft nicht in der Lage, den zu erwartenden medizinischen Nutzen realistisch einzuschätzen. Die verfügbaren Studien, die Wahl der Vergleichsgruppen und der Endpunkte sowie die genutzte Statistik sind oft so verwirrend, dass nur ein Spezialist die Ergebnisse wirklich durchschaut, und bei fünfhunderttausend Krebspatienten in Deutschland ist klar, dass nur ein kleiner Teil von Spezialisten behandelt werden kann. Wie komplex die Lage ist, lässt sich auch schon davon ableiten, dass die für die Vereinigten Staaten zuständige FDA und die für Europa zuständige EMA (European Medicines Agency) oft über die gleichen Medikamente ganz unterschiedlich entscheiden, was Nutzen und Zulassung angeht.[52] Dies zeigt die Unsicherheiten selbst aufseiten der besten Spezialisten. Daher ist es für einen nicht forschenden Onkologen nicht einfach, sich ein Bild zu machen. Die Studien und auch die Auswertungen werden in Zukunft noch komplizierter, weil man nicht nur Wirkstoffe kombinieren und während der Studien die Dosierungen verändern möchte, sondern auch eine gleichzeitige Verkürzung von Studiendauer und Zulassungsverfahren anstrebt.[53]

Der Vorstandsvorsitzende des Pharmaunternehmens Sanofi setzt bei den Unstimmigkeiten der Zulassung interessanterweise auch auf das TTIP-Abkommen.[54] Die Patientensicherheit könnte aber sinken, wenn das Freihandelsabkommen darauf hinausläuft, dass die Zulassung in den USA oder in Europa genügt, um überall auf den Markt zu kommen.

Da die Medikamente sehr teuer sind, ist ihre ökonomische Bedeutung immens. Die Kosten für Krebsmedikamente sind von 2005 bis 2013 um das 35-Fache gestiegen.[55] Dabei machen sie bisher weniger als ein Promille der gesamten Arzneiverordnungen der ambulanten Versorgung in der Gesetzlichen Krankenversicherung aus.[56] Und sobald der Grundsatzbeschluss der Zulassung und Erstattung einmal gefasst wurde, können Krankenkassen und Politik den Einsatz dieser Medikamente kaum regulieren, weil jede Form der Verweigerung als Rationierung diffamiert würde, selbst dann, wenn sie ausschließlich zum Schutz des Patienten vor unnötigem Leid geschähe. Von den sehr starken ökonomischen Anreizen für Ärzte und Kliniken wird später noch die Rede sein.

Die Pharmaindustrie hat wie gesagt am Compassionate Use nur geringes Interesse, weil sie sich die eigene, auf Schnelligkeit und ausgesuchte Endpunkte gerichtete Strategie der Zulassung nicht verderben lassen will. Ein Medikament gegen Krebs soll auf den Markt, wenn es zugelassen und erstattungspflichtig ist. Denn der moralische Druck auf ein Unternehmen kann natürlich groß sein, wenn es das Medikament zwar produziert und anbietet, der Patient es aber nicht bezahlen kann und dann verstirbt. Mit dieser Situation hatte die Firma Roche im großen Stil zu kämpfen, als sich das Antikörpermedikament Trastuzumab (Herceptin) gegen Brustkrebs in entscheidenden Zulassungsstudien befand. Frauengruppen in den USA kannten die erwarteten Ergebnisse und forderten öffentlichkeitswirksam die frühe Bereitstellung und Bezahlung, zumindest aber einen günstigen Preis für das Medikament.[57] Roche musste damals teilweise nachgeben und war letztlich gut beraten, diese Patientenorganisationen nicht zu verprellen, sondern langfristig an sich zu binden. Die starke «Unterwanderung» von Selbsthilfeorganisationen durch Pharmaunternehmen geht somit auch auf die Erfahrungen von Roche mit Trastuzumab (Herceptin) zurück. Selbsthilfeorganisationen sollen so gesteuert werden, dass sie nicht die Unternehmen für die hohen Preise kritisieren, sondern die Politik für ihre Erstattungsregelungen.

Ein lukrativer Markt ohne Qualitätskontrolle

Im Falle der neuen Krebsmedikamente ist es für die Unternehmen am lukrativsten, wenn sie schnell zugelassen werden, bei einer kleinen Indikation eine hohe Erstattung erwirken und dann auf dem Markt für möglichst viele Patienten vertrieben werden können. Genau das ist die Situation auch in Deutschland. Tyrosinkinaseinhibitoren werden nach der Zulassung durch das Bundesinstitut für Arzneimittel und Medizinprodukte (BfArM) aufgrund der Bewertung der EMA von den Marketingspezialisten der Unternehmen in den Flächeneinsatz gebracht und sofort nach Zulassung erstattet. Die Höhe des Erstattungspreises für die Krankenkassen kann dann später reduziert werden. Dabei verhandelt der Spitzenverband der Kassen mit der Herstellerfirma auf der Grundlage einer Bewertung des Gemeinsamen Bundesausschusses (GBA) nach einem Gutachten durch das IQWiG (Institut für Qualität und Wirtschaftlichkeit im Gesundheitswesen). Viele Behandlungen fallen unter den sogenannten Off Label Use, das heißt, dass die behandelten Patienten nicht den Kriterien der Zulassung oder der Erstattungsbeschlüsse entsprechen. Dieser Einsatz machte im Jahr 2006 bis zu fünfzig Prozent der Fälle aus.[58] Mittlerweile ist die Quote wohl gesunken, weil es mehr zugelassene Medikamente gegen Krebs gibt. Wichtig ist in diesem Zusammenhang eine bahnbrechende Entscheidung des Bundesverfassungsgerichts vom 6. Dezember 2005 – der sogenannte Nikolaus-Beschluss (Az.: 1 BvR 347/98). Ein gesetzlich krankenversicherter Patient hatte gegen die Weigerung seiner Krankenkasse, für die Kosten eines neuen Behandlungsverfahrens aufzukommen, erfolgreich Verfassungsbeschwerde eingereicht. Die Krankenkasse hatte die Kostenübernahme abgelehnt, da ein Therapieerfolg wissenschaftlich nicht nachgewiesen sei. Das Bundesverfassungsgericht sah jedoch in der Haltung der Krankenkasse und den vorangegangenen Urteilen der Sozialgerichte einen Verstoß gegen Grundrechte und das Sozialstaatsprinzip und gab dem Beschwerdeführer recht. Auf dieser Grundlage können gesetzlich versicherte Patienten in Ausnahmefällen auch auf vom GBA ausgeschlossene Untersuchungs- und Behandlungsmethoden Anspruch haben, wenn die im Nikolaus-Beschluss festgelegten Kriterien erfüllt sind. Dazu muss es sich um eine lebensbedrohliche oder in der Regel tödliche Erkrankung handeln, für die es keine schulmedizinische Behandlung gibt, und für die alternativ gewünschte Behandlungsmethode muss eine nachweisliche hinreichende Erfolgsaussicht bestehen. Durch dieses Urteil haben die Krankenkassen auch die Möglichkeit bekommen, Kriterien für den Off-Label-Einsatz zu prüfen, und diese Nutzung geht daher insgesamt sogar zurück. Viel bedeutsamer ist, dass immer mehr gezielte Krebstherapien als Nischenmedikamente auf den Markt kommen. Sie werden als sogenannte Orphan Drugs beschleunigt und auf Grundlage nur geringer Standards zugelassen und sind so teuer, dass sie den Herstellern trotz ihres Nischendaseins Milliardenumsätze bescheren.[59] Es wurde

80

schon erwähnt, dass mittlerweile in den USA fast alle Krebs-medikamente so zugelassen werden.[60] Das wichtigste Problem aber bleibt, da die Wirkung bei den Patienten im Routinebetrieb nicht bewiesen wurde.

Weder über die Behandlungsergebnisse von Off-Label-Patienten noch über die der Patienten, die «On Label», also gemäß der Indikation, für die das Medikament behördlich zugelassen ist, behandelt werden, gibt es in Deutschland Daten oder Studien. Die Unternehmen selbst haben, wie man sich unschwer vorstellen kann, kein Interesse an diesen Studien. Bessere Marktbedingungen für Tyrosinkinaseinhibitoren als in Deutschland kann man sich kaum wünschen; nur in vereinzelten Ländern ist man noch weniger eingeschränkt. Neue Studien dienen allein dem Ziel, noch weitere gezielte Krebsmedikamente auf den Markt zu bringen oder Indikationen zu erweitern – anstatt zu prüfen, ob die bereits erstatteten Medikamente im Flächeneinsatz auch den Nutzen bringen, der in den sehr aufwendig geschneiderten Zulassungsstudien angedeutet werden konnte. Das Verhalten der Unternehmen ist dabei ökonomisch rational und eine logische Folge der bestehenden Situation von Anreizen und Regulierungen, die für die Krebspatienten allerdings alles andere als optimal ist. Die Tatsache, dass es nach der Zulassung kaum Studien gibt, die die oft vorschnell und meist in den Vereinigten Staaten auf den Markt gedrückten Behandlungsprotokolle überprüfen und verbessern, ist für die Patienten katastrophal, weil nie wirklich erforscht wird, was die beste Behandlungskombination und Dosierung der Medikamente überhaupt wäre. Daher müssen akademische Studien hier unbedingt stärker gefördert werden. Eines der wenigen Beispiele sind die Studien bei der chronischen lymphatischen Leukämie (CLL), die von der Universität in Köln koordiniert werden und in ganz Deutschland Patienten aufnehmen.[61]

Die Nebenwirkungen der Tyrosinkinaseinhibitoren dürfen auch nicht unterschätzt werden. Sie unterscheiden sich natürlich von Wirkstoff zu Wirkstoff, fast immer sind Hautreaktionen, erhöhte Thrombosegefahr, Blutdruckanstieg und Magen- und Darmprobleme unterschiedlichster Ausprägung darunter.[62] Dennoch sind die Nebenwirkungen im Vergleich zur klassischen Chemotherapie eher gering. Starke Übelkeit, Hemmung der Blutbildung im Knochenmark und Infekte infolge von Immunschwäche sowie Haarausfall gibt es in dieser Form nicht. Tyrosinkinaseinhibitoren können zu Hause und zum Teil auch dauerhaft eingenommen werden. Dies setzt natürlich voraus, dass der Patient die Medikamente richtig und regelmäßig einnimmt, ein für Tyrosinkinaseinhibitoren großes Problem in der Praxis. Würden sie den Krebs fortwirkend aufhalten, wären sie mit der HIV-Therapie vergleichbar, bei der antivirale Medikamente zwar das Virus nicht aus dem Blut entfernen können, aber permanent verhindern, dass die tödliche Immunschwäche Aids ausbricht. Wenn es bei den jeweiligen Krebsarten gelänge, Kombinationen von Tyrosinkinaseinhibitoren zu finden, gegen die sich keine Resistenzen bilden, wäre eine solche Dauertherapie möglich. Genau an diesen Kombinationen wird derzeit intensiv geforscht.[63] Dabei versucht man, verschiedene Merkmale der Krebszelle gleichzeitig anzugreifen. Nur mit Tyrosinkinaseinhibitoren ist dies leider bislang noch bei keiner einzigen fortgeschrittenen Krebsart gelungen.

Sollte die TKI-Therapie irgendwann erfolgreich sein im Sinne eines dauerhaften Überlebens des Patienten, wären ihre Kosten voraussichtlich sehr hoch – auch dann, wenn einzelne Wirkstoffe schon ihre Patente verloren hätten. Schon die Behandlung mit einem Tyrosinkinaseinhibitor kostet in der Regel vierzig- bis achtzigtausend Euro pro Jahr. Eine Kombinationstherapie würde dann leicht hundertfünfzig- bis zweihunderttausend

Euro pro Jahr kosten. Die Patienten müssten wahrscheinlich über viele Jahre hinweg behandelt werden. Wenn jedes Jahr nur hunderttausend Krebspatienten diese Behandlung bekämen und überlebten, lägen die jährlichen Kosten bei über zehn Milliarden Euro. Bei sehr kleinen Patientengruppen werden diese Kombinationstherapien schon heute durchgeführt, mit noch geringem Erfolg. Das können wir uns auch deshalb noch gut leisten, weil sie nicht sehr erfolgreich ist. In vielen anderen Ländern Europas wird die Behandlung schon heute rationiert. Würden die Patienten mit fortgeschrittenen Tumoren nicht wie heute vielfach nach wenigen Jahren oder manchmal nur nach Monaten der Therapie versterben, würde allein die TKI-Behandlung das derzeitige Budget unseres Gesundheitssystems sprengen. Die Preise dieser Medikamente müssen gesenkt werden.

Die große Hoffnung: Immunbehandlung bei Krebs

Bis zum Jahr 2011 ruhten die großen Hoffnungen der gezielten Krebsbehandlung auf den Tyrosinkinaseinhibitoren und der Antikörperbehandlung. Trotz mancher Erfolge zeigte sich bei beiden, wenn auch in unterschiedlichem Ausmaß, das zentrale Problem der gezielten Krebsbehandlung: die Bildung von Resistenzen (auf weitere, wenige Ausnahmen neben z. B. Rituximab [MabThera] bei seltenen Lymphomen kann hier nicht eingegangen werden). Daher ist die Behandlung meist mit einem Strohfeuer vergleichbar, das nur kurzzeitig brennt, dann aber rasch erlischt.

Im Jahre 2011 gab es einen Durchbruch bei der Krebsbehandlung zu verzeichnen, mit dem niemand gerechnet hatte. Ausgerechnet beim malignen Melanom, dem bösartigsten Hautkrebs, den in fortgeschrittenen Stadien nur fünf Prozent der Patienten länger als fünf Jahre überlebten und gegen den man mit den bis dahin entwickelten Ansätzen kaum etwas ausrichten konnte, gelang dieser Erfolg. Auch hier war es eine sehr kleine Gruppe von Wissenschaftlern in den USA, die den entscheidenden Gedanken hatte und entsprechende Studien durchführte. Wie bei fast allen großen Entdeckungen in der Krebsforschung der letzten Jahrzehnte waren es Wissenschaftler von Universitäten und nicht aus den Laboren der Pharmaindustrie, die den wesentlichen Fortschritt brachten. Ausschlaggebend war James Allison, der damals an der Universität von Kalifornien in Berkeley forschte und mittlerweile an der Universität Texas in Houston am MD Anderson Cancer Center tätig ist.[64] Allison hat sein ganzes Leben lang gegen Krebs gekämpft. Er war als Sohn eines Hausarztes offenbar schon früh von der Erforschung dieser Krankheit wie besessen. Seine Mutter starb an Lymphdrüsenkrebs, als Allison erst zwölf Jahre alt war. Er hielt ihre Hand, als sie starb, und ihr Tod prägte sein weiteres Leben. Später verstarben weitere Familienangehörige an Krebs, unter anderem der Bruder an Prostatakrebs, sodass in seiner Familie krebsfördernde Gene wohl eine große Rolle spielen.

Allison forschte über Jahrzehnte an der Immunbehandlung von Krebs, damals ein wenig beachteter Außenseiteransatz, bei dem es seit den siebziger Jahren schon viele Rückschläge gegeben hatte. Menschen mit guter oder schlechter allgemeiner Immunität unterscheiden sich nämlich nicht wesentlich in ihrem Krebsrisiko, und die gängigen Verfahren, die das Immunsystem etwa durch sogenannte Interferone anheizen, hatte man recht früh mit eher geringem Erfolg ausprobiert. Das Immunsystem schien ein Vollversager gegen Krebs zu sein. Während es gegen ein paar niedrig dosierte Allergene (wie bei z. B. bei einer Erdnussallergie) oder auch gegen Bakterien massiv reagieren kann, konnte es selbst gegen große Tumoren keinen nennenswerten

Angriff zustande bringen. Allison hatte dann die wahrlich geniale Idee, dass die körpereigenen Killerzellen die Krebszellen schlicht nicht sehen könnten. Dies konnte er beweisen. Die Krebszellen tragen so etwas wie eine Tarnkleidung, die sie für die Abwehr unsichtbar macht. In der Sekunde, in der die Killerzellen die Krebszellen als solche erkennen, gehen sie mit aller Härte und Zerstörungskraft gegen den Tumor vor. Allison arbeitete dabei an einer Zellart aus der Gruppe der sogenannten T-Zellen, den CTLA-4-Zellen, von denen man glaubte, dass sie die Immunabwehr gegen Krebs stärken würden.[65] Diese Zellen seien so etwas wie der Motor der körpereigenen Immunabwehr gegen Krebs, und dem Krebs gelänge es irgendwie, diese Immunabwehr auszuschalten. Allison war der Erste, der erkannte, dass es die CTLA-4-Zellen selbst sind, die dem Krebs helfen, der Zerstörung durch andere Immunzellen des Körpers zu entgehen.[66] Das bedeutet, dass sich der Krebs ausgerechnet einer Zellart der körpereigenen Abwehr bedient, um die Tarnung aufzubauen, der ihn für die gefährlichen Killerzellen unsichtbar macht. Eine weitere geniale Beobachtung.

Auf der Grundlage von Allisons Studien wurde 2011 von der Firma Bristol-Myers Squibb das CTLA-4-hemmende Medikament Ipilimumab (Yervoy) gegen das Melanom auf den Markt gebracht, nur wenige Monate nachdem die erste große Studie dazu veröffentlicht worden war.[67] Es war eine der schnellsten Zulassungen durch die FDA überhaupt, eine sogenannte Breakthrough Therapy Designation.[68] Der Grund lag auf der Hand: Zum ersten Mal überhaupt wurden Tumorverkleinerungen und Verbesserungen der Überlebensraten beim fortgeschrittenen Melanom beobachtet.

Das Medikament Ipilimumab (Yervoy) war das erste der sogenannten Checkpoint-Inhibitoren (CKI). Im Unterschied zu den anderen Medikamenten der gezielten Therapie setzten sie nicht beim Krebswachstum an, sondern bei der Zerstörung der Krebszelle durch die körpereigenen T-Lymphozyten. Wie im ersten Kapitel gezeigt, ist es eines der Kernmerkmale der Krebszelle, sich der körpereigenen Abwehr durch die Killerzellen entziehen zu können. Weil sie sich erfolgreich tarnen, schaltet der Körper sie nicht als Fremdzellen aus, obwohl sie bereits auf der Oberfläche sehr viele Merkmale zeigen, die sie eigentlich als Fremdkörper erkennbar machen müssten. Die CTLA-4-Zellen helfen den Krebszellen dabei. Werden sie wie von Ipilimumab (Yervoy) blockiert, greift die körpereigene Immunabwehr die Krebszelle an und kann sie häufig auch zerstören. Damit wurde durch Allisons Entdeckung eines der acht Hallmarks of Cancer entschlüsselt und therapeutisch überwunden. Er hat dies nicht alleine geschafft, auch andere Gruppen hatten an der Costimulation der T-Zellen gearbeitet, aber sein Beitrag war wohl der bedeutendste. Im Falle des Melanoms gelten heute einige der Patienten, die vor zehn Jahren an den jeweiligen Studien teilgenommen haben, als geheilt, obwohl sie damals eine Prognose von nur wenigen Monaten hatten. Im Gegensatz zu TKI- oder Antikörperpatienten scheinen sich auch nicht so viele Resistenzen gegen dieses Medikament oder ähnliche Checkpoint-Inhibitoren auszubilden. Viele Patienten könnten tatsächlich dauerhaft geheilt sein. Damit kommt die Behandlung einer Art Impfung nahe, bei der der Körper lernt, den Krebs zu vernichten oder ihn zumindest nicht mehr wachsen zu lassen. Patienten mit Melanom und Metastasen, die sonst nur wenige Monate gehabt hätten, leben noch heute – seit mehr als zehn Jahren.[69] Und das, obwohl ihr Krebs zum Teil nicht komplett entfernt werden konnte und sich Reste noch heute im Körper befinden, die aber nicht weiterwachsen. Der Krebs wurde gezähmt. Plötzlich hatte die Immunabwehr den Tumor und seine Metastasen in den Griff bekommen.

Es ist heute in Fachkreisen unbestritten, dass die Checkpoint-Inhibitoren die wichtigste Entdeckung der Krebsmedizin der letzten zwanzig Jahre sind, und es gilt als sicher, dass Allison für seine Arbeit den Nobelpreis erhalten wird, verdient hätte er ihn allemal.[70] Allison selbst ist mittlerweile ebenfalls, genau wie Mutter und Bruder, an Krebs erkrankt. Sein Prostatakrebs konnte hoffentlich geheilt werden. Er trägt ein hohes Risiko für weitere Krebserkrankungen. Sein Beitrag zur Krebsforschung ist schon jetzt historisch.

Mittlerweile werden mehr als zehn weitere Medikamente dieser Art untersucht; es ist der am schnellsten wachsende Bereich in der Arzneimittelforschung überhaupt.[71] Die entscheidenden Unternehmen sind Merck, Bristol-Myers Squibb sowie Novartis und Roche (Novartis hält ein Drittel der Roche-Aktien). Zwar betreiben fast immer einzelne herausragende Wissenschaftler die entscheidende Forschung, und oft arbeiten sie für lange Zeit in Außenseiterpositionen und erfahren dabei meist keine Unterstützung vonseiten der Industrie. Wenn dann aber der Wert der Entdeckung deutlich wird, übernehmen die großen Konzerne die Patente, häufig von kleineren Biotech-Unternehmen, und entwickeln die Medikamente bis zur Zulassung. Es ist eine Seltenheit, zumindest bei der FDA, dass ein Medikament zur Krebsbehandlung eingeführt wird, bei dem die notwendigen Zulassungsstudien nicht von einem der großen Pharmaunternehmen erstellt wurden. Sie haben ein Monopol auf die Einführung von Krebsmedikamenten weltweit und können die Preise frei bestimmen. Auch im Fall von Ipilimumab (Yervoy) ist er enorm hoch, er liegt in den USA bei etwa 120 000 Dollar.[72] Von Allison heißt es, er halte solche Summen für obszön.[73] Da die öffentlichen Forschungsmittel in den USA seit einigen Jahren sinken, befürchtet der ehemalige Leiter des National Cancer Institutes (NCI), Harold Varmus, mit dessen

Mitteln Allisons Arbeit wesentlich finanziert worden war, dass zukünftig solche Durchbrüche ausbleiben könnten.[74]

Im Moment sind zwei weitere Checkpoint-Inhibitoren im Begriff, in den USA und demnächst auch in Deutschland zugelassen zu werden.[75] Sie wirken ähnlich wie Ipilimumab (Yervoy) – anscheinend sogar noch etwas direkter an den Krebszellen. Auch sie reißen das Tarnzelt der Krebszellen nieder und machen sie erkennbar für die körpereigenen Killerzellen. Diese neuen Checkpoint-Inhibitoren (PD-1-Inhibitoren) werden von Merck und Bristol-Myers Squibb entwickelt, es sind Pembrolizumab (Keytruda) und Nivolumab (Opdivo), und sie werden voraussichtlich noch teurer sein als Ipilimumab (Yervoy), aber möglicherweise sind sie auch noch wirksamer, oder sie wirken bei anderen Krebserkrankungen als Ipilimumab (Yervoy). Mittlerweile haben sich die Checkpoint-Inhibitoren nämlich auch bei einigen anderen Krebserkrankungen als wirksam erwiesen, gegen die es bislang kein Mittel gab. Ein Beispiel ist das Nierenzellkarzinom, eine schnell wachsende Form von Nierenkrebs, die mit diesen Medikamenten offenbar zumindest zum Teil dauerhaft gestoppt werden kann.[76] Genau wie das Melanom, verschwindet auch dieser Krebs meistens nicht komplett, aber er wächst nicht weiter, und der Patient entwickelt keine Metastasen. Offenbar stellt sich auch hier eine Art Gleichgewicht zwischen dem Krebs und der Körperabwehr ein, mit der der Patient leben kann. Die Checkpoint-Inhibitoren werden gespritzt oder als Infusion verabreicht. Im Gegensatz zu den Tyrosinkinaseinhibitoren müssen sie wahrscheinlich nicht dauerhaft verabreicht werden. Man geht davon aus, dass sie bei bis zu sechzig Prozent(!) aller Krebsarten eingesetzt werden können. Eine wichtige Studie konnte zeigen, dass der Checkpoint-Inhibitor Keytruda (Pembrolizumab) bei Lungenkrebspatienten wirkt.[77] Dabei zeigte sich die Wirkung aber nur bei einer Minderheit der Patienten. Klar ist, dass diese Medikamente keine «Allheilmittel» gegen Krebs sind, aber ein erster echter Durchbruch seit langem sind sie dennoch.

Die größten Hoffnungen basieren darauf, dass die Stärkung der körpereigenen Abwehr bei frühen Tumorstadien noch besser wirken müsste als bei späten. Bisher wurden diese Medikamente fast ausschließlich in fortgeschrittenen Phasen eingesetzt, und auch dort zeigten sie zumindest bei der Mehrzahl der Melanom-Patienten Wirkung. Könnten sie aber frühzeitig eingesetzt werden, wäre es möglich, dass sie die Bildung von Metastasen von vornherein durch eine Art Immunschutz verhindern. Dies wird erst in den nächsten Jahren erforscht sein, aber schon jetzt ist klar, dass die Checkpoint-Inhibitoren das größte medizinische wie ökonomische Potenzial der Krebsbehandlung in sich tragen. Gerade haben an der Universität von Los Angeles die ersten Studien zum frühen Einsatz von Checkpoint-Inhibitoren begonnen.[78]

Leider haben die Checkpoint-Inhibitoren auch deutlich stärkere Nebenwirkungen als die Tyrosinkinaseinhibitoren. Da sie das Immunsystem bei der Auseinandersetzung mit dem Krebs massiv anheizen, indem sie ihm die Tarnkappen entziehen, entwickelt der Patient eine Art Autoimmunsymptomatik.[79] Dabei greift der Körper auch anderes Eigengewebe an, das gewisse Überschneidungen mit dem Krebsgewebe aufweist. Besonders oft betroffen ist die Darmwand. Es kann sich eine sogenannte Kolitis entwickeln, bei der der Darm stark entzündet ist und im Einzelfall durchbricht. Auch Entzündungen der Leber, der Bauchspeicheldrüse, des Auges und der Hirnanhangsdrüse sind möglich. Kommt es zu diesen Nebenwirkungen, werden sie mit Steroidhormonen bekämpft, ohne dass die Wirkung des Medikamentes nachlassen würde. Die Behandlung muss nur selten abgebrochen werden, und die Nebenwirkungen sind meist reversibel. Sie werden vom Patienten oft sogar begrüßt, weil sie ein Zeichen dafür sind, dass das Medikament wirkt. Hier gilt, was für andere Krebsmedikamente nicht gilt: Bleiben die Nebenwirkungen aus, ist auch die Wirkung auf den Tumor unwahrscheinlicher.

Neben den jetzt und in unmittelbarer Zukunft einsatzbereiten Medikamenten sind noch vier weitere bis etwa 2017 und mindestens fünf weitere für danach zu erwarten, sodass in einigen Jahren mit mindestens zehn bis fünfzehn Präparaten des Checkpoint-Inhibitor-Typs zu rechnen ist.[80] Außerdem wird es besondere Kombinationen geben, insbesondere solche, bei denen Medikamente, die die Immunabwehr beschleunigen, gemeinsam mit den die Bremsen lösenden Checkpoint-Inhibitoren verabreicht werden. Diese Strategie wird man wahrscheinlich zuerst beim Prostatakrebs untersuchen, gegen den es ein Impfmedikament gab, das die Tumorabwehr durch die körpereigenen T-Zellen vorübergehend anheizte, aber meist schnell versagte, weil die Zellen den Tumor bald nicht mehr als fremdes Gewebe erkannten.[81] Das Medikament mit dem Namen Sipuleucel-T (Provenge) startete vor einigen Jahren begleitet von großen Hoffnungen, konnte diese aber nicht erfüllen, und mittlerweile musste das herstellende Unternehmen sogar Insolvenz anmelden.[82] Doch die Kombinationstherapie macht eine Wiederbelebung wahrscheinlich. Auch mit den Tyrosinkinaseinhibitoren und der klassischen Chemotherapie wird die Immunbehandlung verknüpft werden. Dabei ist die folgende Idee faszinierend, sie ist derzeit die zentrale Hoffnung der Krebsbehandlung: Mit den Tyrosinkinaseinhibitoren kann man bei fast jedem Krebs das Tumorwachstums bekämpfen, leider aber nur für kurze Zeit. Voraussetzung ist, dass man den richtigen Tyrosinkinaseinhibitor für den jeweiligen Tumor auswählt, wobei bei einigen, wie zum Beispiel Crizotinib (Xalkori), dafür bereits relativ spezifische Tests zur Verfügung stehen, was in Zukunft für mehr dieser Wirkstoffe der Fall sein dürfte. Außerdem müssen sie oft mit anderen Wirkstoffen kombiniert werden. Eine längerfristige Wirkung ist aber, wie erwähnt, sehr selten. Bei einigen Patienten mit Lungenkrebs kann eine Wirkung von mehr als einem Jahr erreicht werden. Meistens geht es aber nur um Monate. Bei den Checkpoint-Inhibitoren ist es manchmal genau umgekehrt. Im Prinzip sind sie für alle Krebsarten einsetzbar, weil bei jedem Krebs die eigene Immunabwehr des Körpers eine Rolle spielt. Die Wirkung ist am besten, wenn die Veränderungen der Checkpoints PD-1 und deren Andockpunkte nachgewiesen werden können – wobei der Nachweis oft schwer ist und es daher auch Fälle gibt, wo man keine Wirkung erwartet, sie aber dennoch eintritt. Bei einer Untergruppe von Patienten, insbesondere mit Melanom, hält die Wirkung schon seit mehr als zehn Jahren an. Dabei handelt es sich um Patienten, die in die ersten Studien mit diesen Wirkstoffen in Kalifornien eingeschlossen wurden. Solch eine lange Wirkung nach Metastasenbildung ist beim soliden Tumor mit anderen Wirkstoffen fast unerreicht. Aber auch bei der Immunbehandlung muss man etwas Wasser in den Wein geben. Bei Lungenkrebs ist beispielsweise die Quote der Patienten, die auf die Medikamente ansprechen, bisher sehr viel geringer als beim Melanom. Auch ist es unklar, ob die Behandlungserfolge ähnlich dauerhaft sind. Somit kann man auch hier über den Gesamtstellenwert noch keine zuverlässige Aussage treffen. Vielleicht ergibt sich durch die gezielte Kombination der beiden Verfahren, Tyrosinkinaseinhibitoren plus Immuntherapie, eine dauerhafte Heilung für viele Krebsarten. Genau an diesen Konzepten wird ebenfalls gerade geforscht, insbesondere beim Hautkrebs.

Die wertvollste Pipeline der Welt

Vor allem die Checkpoint-Inhibitoren sind dafür verantwortlich, dass die Kosten für die Krebsbehandlung in den nächsten Jahren explodieren werden. Die vielen jetzt in der sogenannten Pipeline der Forschung befindlichen Präparate machen diese zur wertvollsten der Welt. Durch sie werden in den nächsten Jahren Hunderte von Milliarden Dollar fließen. Die CKI sind die bisher teuersten Krebsmedikamente, die Kosten nur für das Präparat liegen pro Behandlungszyklus, der in der Regel nur einige Wochen dauert, zwischen 70 000 und 100 000 Euro. Werden Substanzen kombiniert, sind 150 000 bis 200 000 Euro die Regel. Hinzu kommen die Krankenhaus- und Behandlungskosten bei Komplikationen und die aufwendige Nachsorge. Würde man jährlich hunderttausend Patienten mit diesen Medikamenten behandeln, wären Kosten in zweistelliger Milliardenhöhe zu erwarten. Dies entspräche etwa einem Fünftel der neuen Krebsfälle eines Jahres in Deutschland – weit weniger Patienten, als sich die Industrie zu behandeln erhofft. Kombinationstherapien und Behandlungswiederholungen sowie teure Komplikationen würden die Kosten weiter erhöhen.

Die ökonomische Dimension wird auch klar, wenn man sich anschaut, bei welchen Tumoren die Checkpoint-Inhibitoren momentan untersucht werden. Das Melanom, das sehr selten auftritt, war nur der Anfang und spielt für die Gesamtkosten keine so große Rolle. Es laufen derzeit aber Studien zum Lungen-, Darm-, Nieren-, Brust- sowie Prostata- und Bauchspeicheldrüsenkrebs.[83] Das sind die häufigsten Tumorarten überhaupt, und wenn sich die Behandlung auch nur für einen kleinen Teil der Patienten als wirksam erweisen sollte, ist eine Kostenexplosion ungeahnten Ausmaßes zu erwarten. Genau davon ist auszugehen, da der Mechanismus der Checkpoint-

Inhibition, im Gegensatz zu einzelnen Tyrosinkinasen, in sehr vielen Krebszellen eine Rolle spielt. Bis zu fünfzig Prozent der Tumoren, die man mit einem einzelnen Medikament dieser Art bisher behandelt hat, zeigten eine unmittelbare Reaktion, und außerdem deutet einiges darauf hin, dass sie tatsächlich sinnvollerweise in frühen Stadien eingesetzt werden. Beides würde die Zahl der Fälle dramatisch erhöhen. Die Krebsindustrie hat daher wahrscheinlich recht mit ihrer Annahme, dass langfristig die Mehrheit der Krebspatienten von der Behandlung profitieren könnte. Allerdings hat man bisher keine zuverlässigen Möglichkeiten, im Vorfeld festzustellen, ob das Medikament beim einzelnen Patienten anschlagen wird oder nicht. Anders als bei einigen Tyrosinkinaseinhibitoren oder Antikörpern wie Trastuzumab (Herceptin) kann man hier bisher keine eindeutigen Rezeptoren testen oder andere Zelluntersuchungen durchführen, dazu später mehr.

Und auch in diesem Fall werden es nicht zuletzt die Patienten sein, die nachvollziehbarerweise darauf drängen, die Behandlung zumindest ausprobieren zu können. Nicht auszuschließen ist, dass die Krebsindustrie die Immuntherapie als Chance des Patienten bewerben wird, im besten Fall sein Überleben zu sichern, mit der er im Falle des Nichtwirkens aber auch nicht viel verliert. Was die Nebenwirkungen anbetrifft, werden die Unternehmen und ihre Wissenschaftler sicher das Argument nicht außen vor lassen, dass sie lediglich dann gravierend seien, wenn die Medikamente tatsächlich wirken.

Nur der Vollständigkeit halber soll noch eine andere kostspielige wie sehr hoffnungsbeladene Behandlung aus den Laboren der Krebsindustrie genannt werden, die sogenannte CART-Behandlung (Chimeric Antigen Receptor T-Cells). Entwickelt wurde sie wesentlich auch von dem amerikanischen Wissenschaftler Steven Rosenberg am National Cancer Institute (NCI) in Bethesda (Maryland).[84] Dabei entnimmt man die T-Zellen des Krebspatienten und manipuliert sie im Labor derart, dass sie die Krebszellen des Patienten besser erkennen und angreifen können. Es handelt sich dabei um eine Art Alternative zu den Checkpoint-Inhibitoren bei allerdings sehr ähnlichen Wirkmechanismen. Ist es gelungen, die T-Zellen so zu manipulieren, dass sie Krebs erkennen, werden Milliarden dieser Zellen im Labor gezüchtet und dem Patienten per Infusion verabreicht. Die Abwehrzellen des Körpers werden somit gezielt gegen den Krebs abgerichtet, dann vermehrt und schließlich in maximal verträglicher Menge zugeführt. Anschließend sehen Ärzte den Tumor offenbar regelrecht wegschmelzen. Wie lange diese Effekte wirken, wie oft und lange man die Behandlung durchführen, womit man sie kombinieren und fortsetzen kann – all dies ist derzeit nicht geklärt. Aber zweifelsohne handelt es sich auch hier um eine sehr wichtige Entdeckung, die in den USA gerade im beschleunigten Zulassungsverfahren der FDA untersucht wird und deren Kosten bei deutlich mehr als hunderttausend Euro pro Fall liegen dürften. Am Ende dieses Buches werden noch einige andere Hoffnungsträger für die Krebstherapie der Zukunft dargestellt.

Die Checkpoint-Inhibitoren und die CART-Behandlung sind mit Ausnahme von Ipilimumab (Yervoy), welches 2011 die europäische Zulassung für Hautkrebs bekam und seitdem auch in Deutschland auf dem Markt ist, noch nicht für große Krebsindikationen auf dem Markt, aber dies ist in den nächsten Jahren zu erwarten. Das mediale Echo wird enorm sein, denn in Einzelfällen erzielten die neuen Medikamente Ergebnisse, die bei fortgeschrittenen Krebstumoren bislang einzigartig sind.

Die Krebsindustrie versteht es natürlich, diese Effekte entsprechend zu vermarkten. Das beginnt schon bei der beschleunigten Zulassung, dank der die Medikamente automatisch als wichtige Neuerungen gelten, quasi als letzte Rettung, die man dem Patienten möglichst schnell zuteilwerden lassen muss. Dass die Breakthrough Therapy Designation in der Vergangenheit oft auf Basis von Studien erfolgte, die überhaupt keine Aussage über die Langzeitwirkung der Medikamente erlauben, bleibt dabei unberücksichtigt. Auch die für die Studien gezielt ausgewählten Patienten, oft solche, die keinerlei Alternativen hatten, sowie die Begleitumstände der Behandlung bleiben außen vor. Die Zulassungsstudien werden häufig in den Krankenhäusern amerikanischer Eliteuniversitäten durchgeführt, wo die Behandlung von außerordentlich hoher Qualität ist. Sie bündeln Spitzenpersonal und -technologie aus aller Welt und sind sehr gut ausgestattet. Ob die Medikamente auch anderswo in den Vereinigten Staaten oder gar in einem kleinen deutschen Kreiskrankenhaus ähnliche Erfolge erzielen werden, ist eine ganz andere Frage.

Die Begriffe, die die neuen Medikamente begleiten, sind ähnlich verführerisch. So wird im Zusammenhang mit den Checkpoint-Inhibitoren gerne vom «Lazarus-Effekt» gesprochen, als würde der Patient nach der Behandlung vom Sterbebett wiederauferstehen.[85] Es ist unstrittig, dass es solche Fälle gibt, manchmal können Patienten tatsächlich in den Beruf zurückkehren, die sonst nach wenigen Wochen gestorben wären und zu Beginn der Behandlung kaum mehr gehen konnten. Diese späten «Wunderheilungen» sind aber bis heute eher eine Seltenheit und stehen im krassen Widerspruch zur Strategie der Krebsindustrie, diese Medikamente zunehmend auch in frühen Stadien einzusetzen, von denen es deutlich mehr gibt. Die Medien zitieren die Schicksale der Überlebenden, als seien sie personifizierte Werbeträger. Dass die Nebenwirkungen der Checkpoint-Inhibitoren nicht selten auch tödlich sind, kommt meist nicht zur Sprache. Die Diskussion darüber wird in dem Moment in Gang kommen, da sich die Behandlung auf die frühen Stadien ausdehnt.

Zieht man eine Bilanz der Entwicklung der Krebsbehandlung in den letzten dreißig Jahren, also seit der Entdeckung des ersten Onkogens durch Weinberg, sind insgesamt immer schnellere Fortschritte zu beobachten. Während die Antikörperbehandlung und die Tyrosinkinaseinhibitoren noch relativ überschaubare Behandlungserfolge bei fortgeschrittenen soliden Tumoren zeigten und es nur wenig überraschende Heilungen gab, sind die Immunmedikamente wissenschaftlich wie klinisch interessanter und offenbar auch erfolgversprechender. Checkpoint-Inhibitoren und die zu erwartenden Kombinationsangriffe auf verschiedene Signalketten sowie die zunehmende Möglichkeit, dank der genetischen Erkenntnisse die Früherkennung so zu verbessern, dass Krebs noch in heilbaren Stadien gefunden werden kann, sind der Grund, weshalb ich glaube, dass in dreißig Jahren, also gut vierzig Jahre nach den «Hallmarks of Cancer», die Krankheit für viele Patienten, wahrscheinlich die Mehrheit, besiegt oder kontrolliert sein dürfte. Trotzdem können diese Entwicklungen wahrscheinlich nicht verhindern, dass ein großer Teil der Babyboomer-Generation nicht nur an Krebs erkranken, sondern auch daran versterben wird.

Der wichtigste Grund für die eher noch schwierige Prognose für die Babyboomer liegt darin, dass die Erforschung selbst sehr guter Therapien leider lange dauert. So kann man die langfristigen Chancen der gezielten Therapien erst nach zehn Jahren abschließend beurteilen. Das wird gerade für die neuen Behandlungen gelten, weil sie Tumor und Körper oft in eine Art Gleichgewicht bringen, in dem der Tumor zwar nicht mehr weiterwächst, aber auch nicht entfernt wurde. Und selbst beim schwarzen Hautkrebs in der Behandlung mit Ipilimumab (Yervoy) gibt es wahrscheinlich für acht von zehn Patienten keine Heilung.[86] Alles hängt also von den teuren Kombinationen ab, die einen gigantischen Forschungsbedarf erzeugen.

Bei der klassischen Behandlung mit Chirurgie, Bestrahlung und Chemotherapie gab es dieses Gleichgewicht nicht, hier ging es um den Tod entweder des Tumors oder des Patienten. Daher galt für die meisten Krebsarten (außer Brustkrebs), dass derjenige, der fünf Jahre ohne eine Rückkehr des Tumors überlebt hatte, geheilt war. Mit den neuen Therapien wird diese Regel durchbrochen, weil bis heute niemand abschätzen kann, ob die Immunabwehr den Krebs dauerhaft in Schach zu halten vermag. Es wird also mindestens zehn Jahre dauern, bis man weiß, welche der neuen Medikamente einschließlich ihrer Kombinationen für die häufigen Krebsarten eingesetzt werden können. Weitere zehn Jahre könnten vergehen, bis man ausreichende Sicherheit über die langfristigen Behandlungsergebnisse hat.

Auch ökonomisch werden die Babyboomer der riesigen Kostenlawine durch die neuen Therapien nicht ausweichen können. In der Zeit ihrer Behandlung werden die meisten der zu erwartenden Medikamente noch unter den Patentschutz fallen, und die oben genannten, oft sechsstelligen Preise werden die Regel sein. Echte Preiskämpfe gibt es bei den wenigen Firmen am Markt ohnehin selten. Da außerdem viele Patienten auf genau ein Präparat angewiesen sind, bietet sich zu diesem keine Alternative, egal wie hoch der Preis ist. Das wissen die Konzerne.

In den nächsten zwanzig Jahren müssen wir aber wegen der Alterung der Bevölkerung, des Rückgangs der Herz-Kreislauf-Erkrankungen, der beschränkten Vorbeugemöglichkeiten bei Krebs und der schieren Größe der Babyboomer-Generation, die dann das Risikoalter für Krebserkrankungen erreicht, mit mindestens zehn Millionen (!) neuen Krebsfällen allein in Deutschland rechnen. Somit kündigt sich die teuerste, aber medizinisch auch spannendste Phase der Krebstherapie ausgerechnet in jener Zeit an, in der die größte Patientengruppe der Geschichte erkranken wird. Dies gilt für alle Industrieländer. Für die vorigen Generationen galt, dass es weniger Patienten gab, die eine niedrigere Lebenserwartung hatten, weniger Krebsrisiken ausgesetzt waren und die Krankheit oft nicht lange überlebten. Für die nachfolgenden Generationen gilt, dass die Patientenzahlen schon allein aus demographischen Gründen zurückgehen werden und dass sich gleichzeitig die Qualität von Vorbeugung und Behandlung im Vergleich zu heute dramatisch verbessern wird.

Setzt sich der Fortschritt der Grundlagenwissenschaften und der Behandlung weiterhin fort, wird Krebs also tatsächlich in dreißig Jahren heilbar sein, zumindest in dem Sinne, dass die Erkrankten nicht frühzeitig daran versterben und eine normale Lebenserwartung haben.[87] Wahrscheinlich wird man in Zukunft die genetischen Zusammenhänge von Krebs nutzen können, um beim Gesunden auf der Grundlage seines Musters von mutierten Onko- und Suppressor-Genen und anderen Risikofaktoren sein Krebsrisiko nicht nur besser vorhersagen zu können, sondern auch eine individuelle Vorbeugestrategie zu entwickeln.[88] Dabei kommt auch der im fünften Kapitel dargestellten Epigenetik eine wichtige Rolle zu, mit der man auf vorhandene Gene durch Lebensstilfaktoren und Ernährung gezielt Einfluss nehmen kann. Ein verbessertes Screening, das bildgebende Methoden und genetische Verfahren kombiniert, ist ebenfalls zu erwarten, und die Krebsbehandlung kann sich mit effektiveren Methoden auf die ohnehin besser zu heilenden frühen Erkrankungsstadien konzentrieren. Schon heute gelingt es, die Prognose eines Tumors basierend auf der Zahl seiner Genveränderungen besser vorherzusagen. Vielleicht kann man mit Hilfe solcher Gen-Screenings schon bald Hochrisikopatienten identifizieren und bei ihnen eine gezielte Früherkennung durchführen.

3. Die Krebs-Industrie wächst

Es ist nicht automatisch politisch oder moralisch zu verurteilen, wenn jährlich viele Milliarden Euro zusätzlich für die Krebsbehandlung in Deutschland ausgegeben werden. Man könnte die Krebs-Industrie sogar als Wachstumsmarkt in einer alternden Gesellschaft bezeichnen und den Kosten einen entsprechenden gesellschaftlichen Nutzen zuschreiben.

Doch leider läge man damit falsch – und verantwortlich dafür ist in meinen Augen hauptsächlich die Pharmaindustrie. Als dem teuersten Segment der Krebs-Industrie muss man ihr gravierende Vorwürfe machen. Interessanterweise werden diese Vorwürfe besonders differenziert und daher auch besonders überzeugend von amerikanischen Krebsärzten und Forschern vorgetragen, die befürchten, schon bald viele ihrer Patienten nicht mehr behandeln zu können, wenn die Kosten weiterhin explodieren.

Vorwurf 1: Die hohen Preise haben nichts mit dem tatsächlichen Nutzen der Medikamente zu tun

Die Kosten der neuen Therapien stehen in keinem vernünftigen Verhältnis zu ihrem realen Nutzen. Wissenschaftler des

National Cancer Institute in den USA konnten zeigen, dass es bei 51 untersuchten neuen Arzneimitteln gegen Krebs keinen Zusammenhang zwischen den Kosten und der Hemmung des Krebswachstums und auch keinen Zusammenhang zwischen den Kosten und der Überlebenswahrscheinlichkeit gibt.[1] Neue Krebsmedikamente, die das Leben nur wenige Wochen verlängern, kosten pro Monat nicht weniger als solche, die es viele Monate verlängern. Auch macht es keinen Unterschied, ob ein neues Medikament einen grundsätzlich neuen Therapieweg beschreitet oder einen bekannten Therapieweg ausdehnt, ob also eine Innovationsleistung erbracht wurde oder nicht. Dabei müsste die Entwicklung eines grundsätzlich neuen Therapiewegs deutlich höhere Forschungskosten haben als die minimale Veränderung eines bereits bekannten und gut erforschten Therapiewegs, beispielsweise ein weiterer Tyrosinkinaseinhibitor für das gleiche Zielprotein. Die Autoren kommen zu dem Schluss, dass die derzeitigen Preise irrational seien und einfach nur reflektierten, was der Markt bereit ist zu zahlen. Somit ist es eine Illusion zu glauben, dass ein besonders teures neues Medikament auch besonders gut für die Patienten sei.

Vorwurf 2: Die hohen Medikamentenpreise resultieren nicht aus den Forschungskosten, sondern dienen allein den Profitinteressen der Unternehmen

In einem aktuellen und wichtigen Artikel setzen sich zwei führende amerikanische Krebsforscher vom MD Anderson Cancer Center in Houston, an dem auch der Mitentdecker der Immuntherapie James Allison arbeitet, und der weltbekannten Mayo Klinik in Rochester sehr kritisch mit dem Argument auseinander, die hohen Medikamentenpreise wären Ergebnis der Kosten für die Erforschung dieser Medikamente.[2] Die Pharmaindustrie verweist in diesem Zusammenhang auf Entwicklungskosten von mehr als einer Milliarde Dollar pro Medikament, die nur durch sehr hohe Preise wieder «hereingeholt» werden könnten. In jenem Artikel wird auch eine Aussage eines ehemaligen Vorstands des Pharmakonzerns GlaxoSmithKline aus dem Jahre 2013 zitiert, der selbst diese Zahl als eine der großen Mythen der Industrie bezeichnet. Zu ähnlichen Ergebnissen kommen auch andere amerikanische Wissenschaftler und Ökonomen. Die beste wissenschaftliche Studie zu den tatsächlichen Kosten der Entwicklung neuer Krebsmedikamente stammt von Donald Light von der Stanford-Universität und Rebecca Walburton aus Victoria, Kanada. Sie zeigen erstmalig auf, dass die immer wieder zitierte Zahl von Forschungskosten pro Krebsmedikament von mehr als einer Milliarde Dollar (1,32 Milliarden Dollar im Jahre 2009) ein Mythos ist. Die Berechnungen dazu wurden von einem sehr stark von der Industrie geförderten Institut von der Tufts-Universität in Boston durchgeführt und basieren im Wesentlichen auf freiwilligen und übertriebenen Selbstauskünften einer Untergruppe von befragten Unternehmen. In ihren eigenen Berechnungen kommen Light und Walburton auf Forschungskosten zwischen 100 und 200 Millionen Dollar, wobei der höhere Betrag für selbstentwickelte neue klinische Wirkstoffe gilt. Die Kosten für Wirkstoffe, bei denen nur die Lizenz von einer (meist kleineren) Biotechnologiefirma übernommen wurde, sind weit geringer. Die Anzahl der in der Zeit zwischen 1996 bis 2006 entwickelten wesentlichen oder wichtigen Innovationen betrifft dabei nur etwa vier Prozent der neuen Wirkstoffe, 96 Prozent haben einen geringeren Innovationswert. Daher betragen die tatsächlichen Forschungskosten nur ein Bruchteil der von der Industrie immer wieder vorgetragenen Summe. Diese Kosten werden meist in den ersten Monaten des Verkaufs ihrer neuen Medikamente bereits erwirtschaftet.³ Diese vermeintlich hohen Kosten spielen auch in Deutschland eine enorme Rolle, ich höre das Argument leider auch in der Gesundheitspolitik, und in vielen Gesprächen mit Lobbyisten wird es immer wieder vorgebracht. Dabei gibt es schon seit Jahren Studien, die die tatsächlichen Kosten deutlich niedriger ansetzen. Es handelt sich dabei also um eine Lüge, mit der man die überhöhten Preise rechtfertigen will.

Vorwurf 3: Die Konzerne missbrauchen ihre Marktmacht

Es gibt nur wenige große Unternehmen, die neue Krebsmedikamente auf den Markt bringen können. Das liegt daran, dass kleine Firmen oder wissenschaftliche Institute die Wirkstoffe zwar erfinden, sie aber nicht schnell genug durch das Zulassungsverfahren manövrieren können. Dazu fehlen ihnen das Geld und auch der Einfluss auf die notwendigen Wissenschaftler in Kliniken und in Zulassungsbehörden. Im Prinzip ist die Kernkompetenz der großen Pharmakonzerne nicht ihre Forschung, sondern ihr Geld und ihre Kontakte. Da gerade in der Krebsbehandlung die Studien teuer und der Zeitdruck enorm sind, haben sie einen riesigen Wettbewerbsvorteil. Kleinere Pharmafirmen sind nahezu chancenlos, und auch Forschungseinrichtungen fehlt es bisher an der Struktur. Wenn es so weitergeht, wird niemals mehr ein mittelständiges deutsches Pharmaunternehmen ein Krebsmedikament auf den Markt bringen können.

Dabei bauen die großen Konzerne gezielt Partnerschaften mit Spitzenuniversitäten auf, die dazu führen sollen, dass sie die neuesten Erkenntnisse dieser Einrichtungen besonders schnell und exklusiv vermarkten können. Aus Sicht der Firma und der Universität kann dies eine Win-win-Situation sein, aber es verlieren alle Kliniken, die leer ausgehen, und am Ende die Patienten, wenn die Medikamente wegen mangelnder Konkurrenz zu teuer verkauft werden. Es ist kein Zufall, dass die führenden Pharmakonzerne ihre Forschungseinrichtungen mittlerweile gezielt in der unmittelbaren Nähe der Spitzenuniversitäten platzieren. Von dort haben sie Zugang zu sehr guten Mitarbeitern und allen neuen Erfindungen, und durch die Kontaktpflege und den Austausch von Personal ergeben sich gewinnbringende Partnerschaften. Das beste Beispiel ist der Forschungscampus von Novartis in Cambridge, USA, der nur wenige hundert Meter von jenem Labor des MIT entfernt ist, in dem Robert Weinberg die «Hallmarks of Cancer» beschrieb und das erste Onkogen entdeckte. Auf der anderen Seite des Charles River liegt die Harvard Medical School, die im Bereich der Onkologie mehr Geld für Grundlagenforschung zur Verfügung hat und mehr Spitzenforschung betreibt als jede deutsche Universitätsklinik. Als Team hängen diese Einrichtungen die deutsche Pharmaforschung problemlos ab, und sie bestimmen so die Preise, die schließlich auch in Deutschland gezahlt werden sollen.

Zwischen den großen Pharmaunternehmen gibt es keine echte Preiskonkurrenz; es geht allein darum, mit dem Medikament schnell auf den Markt zu kommen. Der Schnellste bekommt die meisten Patienten. Der Zweite bekommt aber auch seinen Teil vom Patientenkuchen ab, bietet sein Medikament keineswegs billiger an. Weil es so wenige Anbieter gibt, kann man sich auch ohne direkte und verbotene Absprachen an den Preisen der anderen orientieren. In dem oben zitierten Artikel wird auf den Ökonomienobelpreisträger Joseph Stiglitz verwiesen, der zu ähnlichen Schlussfolgerungen gekommen ist.[4] Außerdem ist ein Preiswettbewerb schon deshalb unwahrscheinlich, weil viele Patienten sich nicht zwischen zwei oder drei Präparaten entscheiden können, sondern im Laufe der Entwicklung von Resistenzen und Therapieausfällen zum Schluss mit allen behandelt werden. Auch darauf weisen die Autoren hin. Somit nutzen die Pharmaunternehmen gezielt ihre Quasi-Monopolmacht aus, um die Preise so hoch wie möglich zu schrauben.

Vorwurf 4: Die Pharmafirmen behindern die Forschung oft sogar

Während Laien und auch viele Patienten meist glauben, die wichtigsten neuen Medikamente in der Krebsmedizin gingen aus der Forschung der Pharmaindustrie hervor, wurden sie in der Regel schlicht vom Steuerzahler bezahlt und sind das Ergebnis von Forschung an Universitäten und Forschungsinstituten. Viele wichtige Beispiele habe ich selbst im vorausgegangenen Kapitel beschrieben. Zur Entwicklung von Imatinib (Glivec) hat die Universität Oregon einen großen Beitrag geliefert, bei Trastuzumab (Herceptin) die UCLA. Ohne die Universität in Berkeley in Kalifornien hätte es den entscheidenden Durchbruch bei der Immuntherapie nie gegeben. All diese Forschungsprojekte wurden auch vom National Cancer Institute in Maryland unterstützt, also teils aus staatlichen Quellen finanziert. Bevacizumab (Avastin) für die Behandlung von Darmkrebs und anderen Krebsarten wurde quasi in den Laboren der Harvard-Universität durch die Arbeit von Judah Folkmann ermöglicht, der, noch bevor er den von vielen erwarteten Medizinnobelpreis erhalten konnte, an einem Herzinfarkt verstarb. Die Liste ließe sich fortsetzen. Man muss davon ausgehen, dass Pharmafirmen nur etwa 1,3 Prozent ihres Umsatzes für Grundlagenforschung ausgeben; in den USA, wo die meisten Entdeckungen gemacht werden, werden 85 Prozent der Grundlagenforschung vom Steuerzahler finanziert.[5]

Die Grundlagenforschung wird dabei insofern von den Pharmafirmen blockiert, als dass sie einen viel zu hohen Anteil ihres Umsatzes als Gewinn einbehalten oder für Marketing ausgeben. So fehlt das Geld für die notwendige Forschung. Wenn ein deutlich höherer Anteil dieser riesigen Summen in die Grundlagenforschung zurückfließen würde, auch für solche Projekte, die noch keinen Bezug zu in der Pipeline befindlichen Produkten haben, wäre der Fortschritt in der Krebsmedizin sehr viel schneller. Statt zu extrem hohen Preisen immer wieder ähnliche Therapien zu entwickeln, die das Leben der Patienten nur sehr kurz verlängern und dann zu den erwartbaren Resistenzen des Tumors führen, wäre es sehr viel sinnvoller und erfolgversprechender, die Grundlagenforschung zu unterstützen. Wissenschaftler sollten sich weigern, an Studien der pharmazeutischen Industrie mitzuarbeiten, die im Kern auf «Me-Too»-Präparate, also Scheininnovationen in der Krebsbehandlung, hinauslaufen. Sie sollten stattdessen solche Studien durchführen oder an ihnen teilnehmen, bei denen es um die Erforschung echter neuer Therapiekonzepte und neuer Wirkstoffe geht. Sonst werden sowohl ihre Forschungskapazitäten falsch gebunden als auch ihre Patienten nicht gut versorgt. Die Pharmaindustrie, in dem Druck der Aktionäre auf kurzfristige Profite mit relativ sicher zu erreichenden Zielen, setzt voll auf Scheininnovationen, weil diese kurzfristig den Aktienwert des Unternehmens erhöhen. Der Preis dafür ist, dass die Innovation hier gebremst wird, weil wesentliche wissenschaftliche Ressourcen falsch eingesetzt werden. Wie der ehemalige Direktor des National Cancer Institute Varmus beschreibt, müssen viele wissenschaftlich interessante Forschungsprojekte von Grundlagenforschern eingestellt werden, weil das Geld fehlt.[6] Es ist absurd: Während die Pharmaunternehmen in der Krebsindustrie die höchsten Gewinne ihrer Geschichte machen und für Marketing und schnelle Zulassungsstudien kaum wirksamer neuer Medikamente hohe, zeitweilig sogar Milliardenbeträge ausgegeben werden, sinken die Ausgaben für die Grundlagenforschung sogar, und wertvolle Projekte werden beendet. Auch verbringen junge Forscher oft einen Großteil ihrer Zeit mit dem Beantragen von Forschungsgeldern, weil die Mittel so knapp sind.

In Deutschland ist die Lage noch dramatischer. Die Grundlagenforschung ist an fast allen deutschen Universitäten massiv unterfinanziert und im Vergleich zu britischen und erst recht zu amerikanischen Universitäten nicht konkurrenzfähig. Eine Ausnahme stellt vielleicht das Deutsche Krebsforschungszentrum in Heidelberg (DKFZ) dar – aber eine einzige einigermaßen auskömmlich finanzierte Einrichtung reicht bei weitem nicht aus. Die Pharmaunternehmen sind meines Erachtens in der moralischen Pflicht, einen deutlich höheren Anteil ihrer Umsätze an die Gesellschaft zurückzugeben.

Vorwurf 5: Die hohen Preise sprengen das System

Wenn sich die Kostenexplosion bei den Krebsmedikamenten fortsetzt und gleichzeitig auch die anderen Bereiche im Gesundheitssystem immer teurer werden, steht zu befürchten, dass unser Solidarsystem unbezahlbar wird. In den USA ist die Finanzierbarkeit schon jetzt an ihre Grenzen geraten. Veena Shankaran und Scott Ramsey von der University of Washington sprechen von der «Financial Toxicity» der teuren Krebsmedikamente: Sie können den Patienten in den wirtschaftlichen Ruin treiben, und das zu einem Zeitpunkt, an dem er ohnedies für sein blankes Überleben und gegen Schmerzen und Verzweiflung kämpfen muss.[7] Der Ruin und die Verzweiflung des Krebskranken sind schlicht der Gier der Aktionäre und der Unternehmensvorstände geschuldet, weil diese die Regeln, welche solche Preise erlauben, durch Methoden bis hin zur Bestechung und massivem Lobbyismus durchsetzen können. Dies scheint vor allem in den Vereinigten Staaten der Fall zu sein, weil selbst die wenigen Instrumente zur Kostenkontrolle, die funktionierten, in den letzten Jahren abgeschwächt worden sind. Auch Obama hat den Kampf um bezahlbare Krebsmedikamente zunächst erst gar nicht begonnen, sondern stattdessen auf die Einführung der generellen Krankenversicherung gesetzt. Im Gegenzug wurden die Pharmafirmen geschont, die daher Obamas Gesundheitsreform sogar teilweise unterstützen. Da aber die fehlenden Regeln in den USA mittelbar auch die Preise in Deutschland beeinflussen, bezahlen wir Obamacare hier indirekt mit. Die neuen Krebsmedikamente werden in den USA zu Höchstpreisen eingesetzt, und an ihnen orientiert sich der Preis in Europa. Erst jetzt, zum Ende seiner Amtszeit, wagt es Obama, den Konflikt mit den Pharmaunternehmen aufzunehmen. Im April 2015 kündigte er an, dass das Medicare-System die Erlaubnis bekommen soll, mit den Pharmaunternehmen über die Preise von Krebsmedikamenten verhandeln zu können.[8] Auch er sieht die Gefahr, die für das amerikanische Gesundheitssystem von der Krebsindustrie ausgeht. Gleichzeitig kündigte er an, dass zusätzliches Geld für die Grundlagenforschung zur Verfügung gestellt werden soll. Beides, Preiskontrolle und mehr Geld für echte Grundlagenforschung, wäre auch in Deutschland richtig, soll unser Gesundheitssystem nicht gefährdet werden.

Die Dimension des Problems wird erst recht klar, wenn man bedenkt, dass mehr als sechzig Prozent der neuen Krebsfälle in Entwicklungsländern und Schwellenländern auftreten werden. Für die Millionen von Krebskranken in diesen Ländern gilt, dass sie in der Regel von den neuen Therapien komplett abgeschirmt sind. Nur in seltenen Ausnahmefällen bringen die

Pharmafirmen ihre Produkte in diesen Ländern zu niedrigeren Preisen auf den Markt. In den erst entstehenden Gesundheits- systemen besteht eine große Gefahr darin, dass das wenige Geld statt für die Vermeidung und Behandlung vieler Erkrankungen für die Behandlung weniger Patienten mit teuren Krebsmedi- kamenten ausgegeben wird. Die großen Pharmaunternehmen wirken aktiv auf die Gesundheitspolitik von Schwellen- und Entwicklungsländern ein und versuchen, sich so neue Märkte zu erobern, ähnlich wie es die Tabakindustrie und z. B. Coca- Cola getan haben. Seit 2008 gibt es einen «Access to Medicine Index», der die großen Pharmaunternehmen in Bezug auf die Frage bewertet, ob und wie sie ihre Produkte auch in armen Ländern zur Verfügung zu stellen.[9] Merck und Bayer schnitten im oberen Mittelfeld ab, Boehringer Ingelheim war auf Rang 17 von 20 bewerteten Unternehmen. Für alle Unternehmen gilt, dass sie gerade im Bereich der Krebsmedikamente besonders schlecht abschnitten. Der westliche Lebensstil wird durch inter- nationale Nahrungsmittel- und Tabakkonzerne in diese Länder exportiert, mit den damit einhergehenden Krebserkrankungen werden sie aber allein gelassen.

Die Kostenlawine durch die Krebserkrankungen der Babyboomer

In den Jahren bis 2030 wird sich die Zahl der über 65-Jährigen in Deutschland verdoppeln, einen solchen demographischen Wandel in so kurzer Zeit hat es noch nie gegeben.[10] In keinem Land der Erde verschiebt sich in so kurzer Zeit das Verhältnis von unter und über 65-Jährigen so stark zugunsten der Älteren. Da in Deutschland die Zahl der Geburten ab 1970 sehr schnell und insgesamt früher und stärker als in anderen Industrieländern sank, findet die auch dort zu beobachtende demographische Veränderung bei uns in besonders kurzer Zeit und besonders intensiv statt. Das ist für den bevorstehenden Anstieg der Krebserkrankungen entscheidend, weil über 40 Prozent der Fälle im Alter von über 65 Jahren diagnostiziert werden.[11]

Aber auch die Zahl der Erkrankungen unter 65 Jahren ist ökonomisch sehr bedeutsam, da gerade diese Menschen es sind, die wegen einer Krebserkrankung aus dem Berufsleben ausscheiden müssen. Das wird zu erheblichen Produktivitätsverlusten führen, die wir uns heute kaum vorstellen können. Es werden in den Jahren bis 2030 jährlich etwa vierhunderttausend Arbeitskräfte demographiebedingt verlorengehen. Selbst wenn wir die Hälfte davon durch Zuwanderung ausgleichen könnten, fehlen in fünfzehn Jahren mindestens drei Millionen Menschen. Durch den Krebs wird mindestens eine weitere Million hinzukommen. Diese Schätzung geht von jährlich siebzigtausend Krebserkrankungen bei den unter 65-Jährigen aus, die dazu führen, dass die oder der Betroffene aus dem Beruf ausscheidet, entweder durch Tod oder durch Arbeitsunfähigkeit. Eine eher optimistische Rechnung.

Jeder Krebskranke, der das Rentenalter noch nicht erreicht hat, verursacht damit hohe Kosten für die Sozialsysteme und fällt gleichzeitig als Einzahler zumindest teilweise aus, abhängig von der Art der Sozialversicherung und davon, ob es sich um Angestellte, Selbständige oder Beamte handelt. Es ist sehr schwer zu sagen, wie hoch diese sogenannten indirekten Kosten von Krebs sind. In der besten großen internationalen Studie dazu, die in den letzten Jahren in einer wissenschaftlichen Fachzeitschrift veröffentlicht wurde, kam man zu dem Ergebnis, dass die durch den Verlust der Arbeitsleistung bedingten Kosten für die Gesellschaft schon heute mindestens so hoch sind wie die direkten Kosten, also jene, die durch die medizinische

Behandlung entstehen. Eine Forschergruppe der Oxford-Universität hat darin versucht, für die Länder Europas die Höhe der Behandlungskosten, der Produktivitätsverluste und der sogenannten informellen Kosten zu berechnen.[12] Informelle Kosten entstehen durch die verlorene Produktivität von Angehörigen und Freunden, die dem Patienten beim Umgang mit der Krankheit helfen. Die Autoren der Studie räumen selbst ein, dass sie zum Teil sehr unterschiedliche Quellen auch in schlechter Qualität von den einzelnen Ländern verwenden mussten und dass bei mehr als 150 Datenquellen zwangsläufig auch Fehler in die Analyse importiert wurden. Trotzdem ist es bis heute die aussagekräftigste Studie zu diesem Thema. Sie zeigt unter anderem, dass sich die Pro-Kopf-Kosten für Krebs von Land zu Land insgesamt stark unterscheiden und dass sie in Deutschland im Vergleich zu den großen Industrieländern in Europa am höchsten sind: schon jetzt etwa doppelt so hoch wie in England und Spanien, sechzig Prozent höher als in Frankreich, Schweden und Italien, fünfzig Prozent höher als in den Niederlanden und zwanzig Prozent höher als in Finnland. Die Unterschiede sind nicht nur durch die größeren Produktivitätsverluste wegen zumindest teilweise höherer Löhne in Deutschland bedingt, denn das gleiche Bild ergibt sich auch bei den medizinischen Kosten, die unter anderem Arzneimittel-, Krankenhaus- und ambulante Kosten enthalten.

Diese großen Kostenunterschiede schlagen sich aber bisher nicht in der Überlebensrate nieder. Auch dazu gibt es nicht viele internationale Analysen von guter Qualität. Die beste ist hier die CONCORD-2-Studie, in der insgesamt 67 Länder ausgewertet wurden.[13] Darin hat eine Gruppe von mehreren hundert Wissenschaftlern, darunter Ökonomen, Epidemiologen und Statistiker aus den führenden Forschungseinrichtungen auf dem Gebiet der Krebsstatistik, die Fünf-Jahres-Überlebensraten der wichtigsten

Krebsarten verglichen. Dabei wurden auch die Veränderungen innerhalb des Forschungszeitraums ausgewertet, beginnend im Jahr 1995 und endend im Jahr 2009. Die Autoren belegen eindeutig, dass die Überlebensraten seit 1995 international überall deutlich gestiegen sind, dass diese Entwicklung aber vor allem aus den verbesserten Prognosen für Lungen-, Prostata-, Darm- und Brustkrebs in den westeuropäischen Industrieländern resultiert und dass Patienten mit diesen Krebserkrankungen dort eine ähnliche Lebenserwartung haben. Große Unterscheide hingegen gibt es im Vergleich zu den osteuropäischen Ländern, in denen die medizinische Versorgung von Krebskranken und auch die Überlebensraten deutlich schlechter sind.

Zu einer ähnlichen Schlussfolgerung kommen im Übrigen auch die Autoren der weiter oben zitierten Oxford-Studie,[14] die eigentlich nicht die Kosten-Nutzen-Verhältnisse der Krebsbehandlung untersucht haben, aber dennoch darauf hinweisen, dass man, wenn man die Ausgabenunterschiede der Länder und ihre Überlebensraten in ein Verhältnis setzt, mit ungefähr einer Milliarde Euro rund 640 Krebstodesfälle vermeiden könnte, wenn nämlich überall besonders aufwendig behandelt würde. Ein durch bessere Behandlung gewonnenes Leben würde nach dieser Rechnung etwa 1,5 Millionen Euro kosten. Wenn man im Durchschnitt für diese Patienten zehn gewonnene Lebensjahre veranschlagt (was eher hoch angesetzt ist), kostet jedes gewonnene Lebensjahr etwa 150 000 Euro. Diese Zahl ist mit größter Vorsicht zu betrachten, weil sie sich wie gesagt nur aus dem Verhältnis von Ausgaben und Überlebensrate ergibt. Somit ist noch lange nicht belegt, dass mit mehr Geld weniger Krebspatienten sterben würden. Die Ergebnisse beider Studien gemeinsam betrachtet zeigen aber, dass große Kostenunterschiede bei der Krebsbehandlung zumindest in Westeuropa und in Skandinavien die Behandlungsergebnisse wenig beeinflussen.

In den Jahren bis zur Jahrtausendwende gab es Hinweise darauf, dass die damals im Vergleich zu Europa deutlich höheren Ausgaben für Krebs in den Vereinigten Staaten dazu geführt hatten, dass die Überlebensraten dort deutlich besser waren. Die bisher umfangreichste Studie zum Vergleich der Krebsbehandlung in den USA und Europa wurde im März 2015 veröffentlicht und kam zu dem Ergebnis, dass in puncto Sterblichkeit im Verhältnis zu den Ausgaben die USA schlechter abschneiden als Westeuropa, zumindest für die häufigsten Krebsarten.[15] Mittlerweile haben sich die Ausgabenunterschiede bei Krebs aber zumindest zwischen den USA und Deutschland stark angeglichen.

Heute gibt es trotz der teils immer noch großen Kostenunterschiede zwischen den USA, Australien und den Ländern Westeuropas keine eklatanten Unterschiede bei der Krebssterblichkeit. Gleichzeitig gibt es aber Studien, die jeweils deutliche Qualitätsunterschiede zwischen den einzelnen Kliniken in diesen Ländern belegen.[16] Dabei konnte unter anderem nachgewiesen werden, welch wichtige Rolle der Erfahrung der jeweiligen Klinik zukommt. Die amerikanische Krebsgesellschaft rät daher insbesondere jenen Krebspatienten, die vor einem aufwendigen chirurgischen Eingriff stehen, dazu, eine Spezialklinik aufzusuchen, genauso wie jungen Patienten, die zum Beispiel an einem in der Regel heilbaren Hodgkin-Lymphom erkrankt sind.[17] Eine Studie der MD-Anderson-Krebsklinik in Texas hat beispielsweise gezeigt, dass sich dank ihres Spezialprogramms zur Operation des Eierstockkrebses die Quote der Rückfälle durch unvollständige Entfernung der Tumorreste dramatisch senken ließ.[18] Oft wird aber der Eindruck erweckt, dass sich ältere Krebspatienten mit einem oft unheilbaren Tumor überall behandeln lassen könnten. Ähnlich klingt es, wenn Berufsverbände von Ärzten und wissenschaftliche Fachgesellschaften in

Deutschland über die onkologische Versorgung berichten – stets mit dem Tenor, dass die Behandlung allerorts «sehr gut» sei.

Selbst wenn dies stimmen sollte – und die international vorliegenden Studien sprechen eher dagegen –, wird sich dies in Zukunft grundsätzlich ändern. Mit den neuen Therapien, ihren vielen Kombinationsmöglichkeiten und den hohen Kosten dafür wird sich die Qualität der Versorgung stark differenzieren – zumal viele neue Behandlungen auf jene ausgewählten Ärzte beschränkt sind, die damit Studien durchführen, womit sich das Gefälle weiter verstärkt. Mit den neuen Medikamenten müssen erst noch die Erfahrungen in der Anwendung gesammelt werden. Es handelt sich nicht um Cholesterinsenker oder Ähnliches. Daher ist es dringend notwendig, Instrumente zu entwickeln, mit denen die Qualität der Krebsbehandlung untersucht und verbessert werden kann, und es muss deutlich mehr spezialisierte Ärzte geben. Jene Einrichtungen, die nachgewiesenermaßen die besten Ergebnisse aufweisen, sollten auch schwerpunktmäßig behandeln. Die Spezialisierung muss den neuen Erkenntnissen und Therapiewegen folgen.

Immer klarer wird, dass sich Tumoren in ganz unterschiedlichen Organen ähneln und in gleichen Organen unterscheiden können. Ein Magen- und Darmkrebs wie GIST kann große genetische Ähnlichkeit mit einer Leukämie haben, während mehrere Darmkrebse mitunter sehr verschieden sein können. Für viele gezielte Therapien sind daher umfangreiche Kenntnisse in der Genetik und Immunologie notwendig. Krebs wird in Deutschland sowohl von wissenschaftlich fähigen und in den Grundlagenwissenschaften oft zusätzlich qualifizierten Professoren behandelt – aber auch von Honorarärzten oder sogenannten Generalisten, die teils vor Jahrzehnten ausgebildet wurden und nicht auf dem heutigen Stand der Forschung sind. Oft ist die Pharmaindustrie ihre einzige detaillierte Informationsquelle. (Mehr zu den Missständen in der Krebsbehandlung im folgenden Kapitel.)

Wie werden sich die Kosten der Krebsbehandlung in den nächsten zehn bis fünfzehn Jahren entwickeln? Zu dieser Frage gibt es weltweit bisher nur eine einzige, wissenschaftlich aber sehr fundierte Studie, die in den Vereinigten Staaten vom National Cancer Institute in Bethesda von Angela Mariotto durchgeführt wurde.[19] Untersuchungszeitraum sind nur die Jahre von 2010 bis 2020. Die von der Studie bis heute vorhergesagten Kostenentwicklungen haben sich mittlerweile bestätigt. Dabei wurden sowohl die sich verbessernden Überlebensraten, der demographisch bedingte Anstieg der Krebsfälle, der relative Rückgang einiger Krebsarten in bestimmten Altersgruppen wie auch die Kosten der Behandlung berücksichtigt. Die Berechnungen waren sehr aufwendig: Weil es mehr ältere Menschen geben wird, die an Krebs erkranken, steigen die Fallzahlen. Das wird minimal kompensiert durch den Rückgang einiger Krebsarten, insbesondere von Lungen-, Brust- und Darmkrebs. Aber auch bei diesen Krebserkrankungen wird die Gesamtzahl steigen, da der leichte Rückgang von Fällen pro hunderttausend Einwohner nicht die steigende Zahl der älteren Menschen ausgleichen kann. Die Studie berechnet und vergleicht die Kosten im ersten und im letzten Behandlungsjahr sowie in der Zwischenzeit. Die Kosten sind am Anfang und am Ende der Behandlung am höchsten, dazwischen liegen sie etwas niedriger. Gleichzeitig steigen aber gerade die Kosten in den Zwischenjahren derzeit am stärksten an, insbesondere wegen der zum Teil aufwendigen Dauertherapie mit Tyrosinkinaseinhibitoren und der Intervallbehandlung mit Antikörpern.

Die Studie kommt zu dem Ergebnis, dass sich die Ausgaben, wenn sich Neuerkrankungen, Überlebensraten und Kosten weiterhin wie gehabt entwickeln, von 124 Milliarden US-Dollar im Jahr 2010 auf 206 Milliarden im Jahr 2020 um 66 Prozent erhöhen werden. Diese Prognose dürfte die tatsächliche Entwicklung auch in den Vereinigten Staaten sogar noch unterschätzen, denn Teile der Studie wurden erstellt, bevor der Einsatz von Tyrosinkinaseinhibitoren und Antikörpern ausgeweitet wurde, und die neuen Immunbehandlungen gab es noch gar nicht.

Auf Deutschland bezogen, kann man sagen, dass die derzeitige Kostensituation bei Krebs der Ruhe vor dem Sturm gleicht. Zwar geben wir mehr für Krebs aus als jedes andere europäische Industrieland, und die Arzneimittel für Krebs sind mittlerweile die teuerste Arzneimittelgruppe überhaupt.[20] Die eigentliche Dynamik wird aber erst in den nächsten Jahren entstehen. Bis zum Jahr 2013 waren in Deutschland weniger als fünfzehn Tyrosinkinaseinhibitoren mit zum Teil kleinen Indikationen auf dem Markt. Hinzu kamen weniger als zehn Medikamente aus der Gruppe der Antikörper. Nur ein einziger der neuen Checkpoint-Inhibitoren war auf dem Markt, dieser mit eingeschränkter Indikation. All dies wird sich in den nächsten Jahren deutlich ändern.

Wie erwähnt ist auch die demographische Entwicklung in Deutschland viel dramatischer als etwa in den Vereinigten Staaten.[21] Die von Krebs am stärksten betroffene Altersgruppe, die über Achtzigjährigen, wird sich rein zahlenmäßig in den nächsten zwanzig Jahren etwa verdoppeln. Gerade für diese Patienten, die oft ohnehin nur noch wenige Jahre zu leben haben, erscheinen die neuen gezielten Krebsbehandlungen auf den ersten Blick besonders sinnvoll, weil sie durch eine nur um ein Jahr verbesserte Prognose sehr nahe an ihre «normale» Lebenserwartung herankommen könnten. Es gibt jedenfalls keine medizinischen Gründe dafür, diese Patienten weniger aufwendig zu behandeln – obwohl dies derzeit sowohl in den Vereinigten Staaten als auch in Deutschland noch so geschieht. Auch die

Studie von Mariotto zeigt, dass im Jahr der Diagnose und im letzten Jahr der Krankheit die Aufwendungen für unter 65-Jährige etwa anderthalbmal so hoch sind wie für ältere Menschen.[22] Bei jüngeren Menschen wird bisher aggressiver behandelt. Es ist sehr unwahrscheinlich, dass diese Form der Altersdiskriminierung bei der Krebsbehandlung langfristig bestehen bleibt.

Die Gesamtausgaben für Krebs lassen sich etwa wie folgt aufgliedern: In den europäischen Ländern und in den USA entfallen etwa vierzig Prozent auf die medizinische Behandlung.[23] Die Hälfte davon sind Krankenhauskosten, etwa ein Viertel sind Arzneimittelkosten, und das restliche Viertel entfällt auf die ambulante und die Notfallversorgung. Sechzig Prozent der Krebskosten entstehen durch Produktivitätsverluste infolge von Arbeitsunfähigkeit oder Tod der unter 65-Jährigen, die etwa vierzig Prozent der Patienten ausmachen, und die Arbeitsausfälle derjenigen, die die Krebskranken als Verwandte, Partner oder Freunde versorgen. Da seit 2009, dem Jahr, als diese Daten ausgewertet wurden, die Kosten gestiegen sind, kann man die Gesamtkosten für Krebs im Jahr 2015 auf 18,5 Milliarden Euro schätzen (eigene Berechnungen bei einer geschätzten Kostensteigerung von fünf Prozent).

Obwohl in keinem europäischen Land die Kosten für die Krebsbehandlung höher sind als in Deutschland, sind die Gründe dafür kaum untersucht. Man vermutet, dass der Krankenhausaufenthalt von Krebskranken in Deutschland deutlich länger ist als in anderen Ländern Europas und den Vereinigten Staaten. Vereinfacht kann man sagen, dass die Krebsversorgung in den Vereinigten Staaten besonders teuer ist, weil dort mehr als in allen anderen Ländern der Welt bereits heute sehr kostspielige Medikamente aus der gezielten Therapie eingesetzt werden, während die Krebsversorgung in Deutschland oft noch medizinisch unnötig und lange im Krankenhaus durchgeführt wird, vielfach aber noch ohne gezielte Therapien. Dies hängt auch maßgeblich mit der strikten Trennung von ambulanter und stationärer Versorgung in Deutschland zusammen – und mit der Tatsache, dass die Kliniken für eine ambulante Krebsbehandlung nicht angemessen vergütet werden. Um keine Verluste einzufahren, führen sie die Behandlung in der Regel lieber stationär durch, auch wenn die Patienten dadurch oft einem höheren Risiko von gefährlichen Krankenhauskeimen ausgesetzt sind und ihr Leben noch eingeschränkter ist, ohne dass sie einen medizinischen Vorteil davon haben. Bisher ist die Krebsbehandlung in Deutschland im Vergleich zu anderen Ländern Westeuropas eher teuer und zugleich ineffizient organisiert, doch die wahre Kostenexplosion steht uns noch bevor.

Im Jahr 2015 werden in den Vereinigten Staaten voraussichtlich achtzehn weitere gezielte Therapien zugelassen, und es ist davon auszugehen, dass man für alle auch die Zulassung für Europa einschließlich Deutschland beantragen wird. Im Jahr 2017 werden zusätzliche 120(!) Krebsmedikamente in der letzten Phase der klinischen Prüfung erwartet, die Hälfte davon gezielte Therapien. In einem frühen Entwicklungsstadium befinden sich weitere 370 Krebsmedikamente, von denen viele noch vor 2020 zum Einsatz kommen sollen. Etwa dreißig Prozent aller in den weltweiten Zulassungsverfahren befindlichen Medikamente sind Krebsmedikamente. Damit ist die Krebsbehandlung der bei weitem größte Sektor neuer Arzneimittel – sowohl hinsichtlich der reinen Anzahl als auch der Kosten.[24]

Die gezielten Therapien sind als Treiber der Kostenexplosion von entscheidender Bedeutung. Momentan haben sie noch keine dramatischen Folgen für das hiesige Gesundheitssystem, weil sie nur in eng begrenzten Patientengruppen eingesetzt werden oder nicht von den Krankenkassen bezahlt werden müssen. Ein typisches Beispiel ist der gezielte Krebshemmer Crizotinib

(Xalkori) der Firma Pfizer. Es handelt sich um ein sogenanntes kleines Molekül der Gruppe der Tyrosinkinaseinhibitoren, das bei Lungenkrebs und manchen Lymphomen wirkt, wenn ein bestimmtes mutiertes Onkogen vorhanden ist. Im Vergleich zur klassischen Chemotherapie verlängert es laut vorliegenden Studien die Zeitspanne, in der der behandelte Lungenkrebs-tumor nicht weiterwächst, um einige Monate. Es konnte aber nicht belegt werden, dass die Patienten damit insgesamt länger überleben. Daher bewertete das Institut für Qualität und Wirt-schaftlichkeit im Gesundheitswesen (IQWiG) das Medikament als ohne ausreichenden Zusatznutzen, und auf der Grundlage dieser Bewertung wurde der von den Herstellern geforderte Preis durch die Krankenkassen abgelehnt.[25] Erst als der Herstel-ler das Medikament schon kurzfristig vom Markt genommen hatte, konnten sich der Spitzenverband der Krankenkassen und der Hersteller auf einen Preis einigen. Das zeigt, wie leicht er-pressbar die Krankenkassen sind, wenn ein Hersteller droht, ein Krebsmedikament vom Markt zu nehmen, falls der Preis nach der sogenannten frühen Nutzenbewertung deutlich niedriger ausfallen soll als der Preis, mit dem der Hersteller nach der Zu-lassung auf den Markt in Deutschland gegangen ist.

Der Fall macht auch die unterschiedlichen Verhältnisse bei den Preisen in den Vereinigten Staaten und in Europa, auch in Deutschland, deutlich. In den Vereinigten Staaten gibt es weder ein IQWiG noch eine allgemeingültige Nutzenbewertung für die Krankenversicherungen, wie sie hierzulande der Gemein-same Bundesausschuss (GBA) für die Krankenkassen abgibt. Daher müssen dort noch höhere Preise für Crizotinib (Xalkori) von vielen Krankenversicherungen einschließlich Medicare übernommen werden. Allein die längere Zeit, in der der Krebs-tumor nicht wächst, reicht aus, um den gesicherten Nutzen der Therapie zu belegen. Ob die Behandlung die Lebensqualität des

Patienten verbessert oder sogar verschlechtert, ist völlig offen. Leider hat auch die Deutsche Gesellschaft für Hämatologie und Onkologie, die für Krebs zuständige Fachgesellschaft, den Beschluss zu Crizotinib (Xalkori) des IQWiG im März 2013 kritisiert und das Medikament trotz nicht nachgewiesener Lebensverlängerung als «hochwirksam bei Patienten mit nichtkleinzelligem Lungenkarzinom» (bei Vorliegen des Onkogens) bezeichnet.[26] Es ist nur eine Frage der Zeit, bis ein Medikament auf den Markt kommt, das etwas besser wirkt als Crizotinib (Xalkori) und dann vom GBA erstattet werden muss. Auch wird der Druck der Lobbyisten auf die Gremien des IQWiG und des Gemeinsamen Bundesausschusses immer größer, wobei gezielt auch die Gesundheitspolitiker in Berlin angesprochen werden. Die Repräsentanten der Industrie haben schon jetzt regelmäßigen Kontakt zu Mitgliedern des Gesundheitsausschusses des Bundestages aufgenommen. Auch mir tragen Lobbyisten der Unternehmen und vom Verband der Forschenden Arzneimittelhersteller immer wieder ihre Kritik an den Beschlüssen des IQWiG vor. Dabei wird stets der Versuch unternommen, es so darzustellen, als wenn die bestehenden Verfahren zur Findung eines angemessenen Preises der Erstattung der Medikamente ein «Innovationshemmnis» sei. Das klingt zunächst plausibel für den Laien, ist aber falsch, insbesondere da ja der frühe Marktzugang gar nicht beschnitten wird und die Preise dann nur in ein einigermaßen vernünftiges Verhältnis zum frühzeitig bewerteten Nutzen gesetzt werden sollen. Das eigentliche Innovationshemmnis ist bei Krebs leider die zunehmende «Me-Too»-Forschungsstrategie der Industrie selbst.

Die amerikanischen Versicherungen bezahlen schon heute das Medikament, weil sie die Verbesserung der Lebensqualität durch die Verlangsamung des Tumorwachstums in eine theoretische Verlängerung des Lebens umrechnen. Dafür multipliziert man die Zahl der Überlebensjahre und -monate mit der vermeintlichen Lebensqualität. Beträgt etwa bei einem Medikament die gemessene Lebensqualität achtzig Prozent im Vergleich zur optimalen und uneingeschränkten Lebensqualität und bei einem anderen Medikament nur vierzig Prozent, aber beide verlängern das Leben um zwei Jahre, dann werden dem ersten Medikament 1,6 Lebensjahre und dem zweiten nur 0,8 Lebensjahre zugeschrieben. Die Kosten der Medikamente werden dann auf die jeweils gewonnene Lebenszeit bezogen, und es ergeben sich die Quality-Adjusted Life Years (QALYS), der Maßstab, nach dem in den USA und auch in einigen europäischen Ländern die Wirtschaftlichkeit von Medikamenten berechnet wird.[27] Nach dieser Methodik wurde in einer veröffentlichten Studie aus Kanada berechnet, dass Crizotinib (Xalkori) beim Lungenkrebs bei geeigneten Patienten etwa 255 000 kanadische Dollar pro «qualitätskorrigiertem Lebensjahr» kostet.[28] Solche Berechnungen sind in Deutschland noch nicht zulässig, wenn es um die Erstattung von Medikamenten geht.

Wenn die Anzahl der neuen gezielten Therapien so stark ansteigt wie erwartet, ist die Wahrscheinlichkeit sehr groß, dass sie leichte Verbesserungen der Lebensdauer wie der Lebensqualität mit sich bringen. Heilungen werden aber zumindest bei den Tyrosinkinaseinhibitoren und den Antikörperbehandlungen weiterhin eher eine Seltenheit bleiben, da der Tumor wie beschrieben nach einiger Zeit Resistenzen bildet. Dieses Szenario von Verlängerung des Lebens ohne Heilung wird schon heute oft mit der jetzigen Situation bei HIV verglichen. Mit den modernen HIV-Medikamenten kann man das Virus zwar nicht besiegen, aber das Leben des Patienten bei gleichzeitig deutlich verbesserter Lebensqualität um Jahrzehnte verlängern. Die Hoffnung ist, dass der Krebspatient durch die Kombination der gezielten Therapien und durch ihre Nutzung in Serie nach der

Bildung von Resistenzen in ein Gleichgewicht mit dem Tumor gebracht werden kann. Imatinib (Glivec) zum Beispiel kann durch zwei ähnliche Medikamente abgelöst werden, die in der Regel den Erfolg fortsetzen. Es ist zwar wahrscheinlich, dass solche Strategien auch bei einigen Tumoren nach der Metastasenbildung funktionieren werden, aber dass es ähnliche Erfolge wie bei den HIV-Infektionen oder der CML geben wird, ist eher unwahrscheinlich.

Dennoch: Wenn es aber für fast jeden fortgeschrittenen Tumor eine gezielte Therapie gäbe und für viele eine Serienbehandlung und/oder eine Kombinationsbehandlung in Frage kämen, würden die Kosten der Krebsbehandlung zumindest für die fortgeschrittenen Stadien dramatisch steigen. Zusätzliche Kosten von hunderttausend Euro pro Patient nur für die Arzneimittel wären dann ein realistischer Wert. Hinzu kommen Kosten für Krankenhausaufenthalte, für die ambulante Behandlung sowie für andere Erkrankungen, die der Patient, wenn er an Krebs gestorben wäre, nie entwickelt hätte. Dabei dürfen auch die hohen Ausgaben für Komplikationen und Nebenwirkungen nicht übersehen werden, die bei der Serien- und Kombinationsbehandlung weitaus gravierender sind als bei der Behandlung mit einzelnen Tyrosinkinaseinhibitoren. Diese Behandlung käme auch für die meisten derjenigen Patienten in Frage, die derzeit jährlich an Krebs versterben, also ungefähr 250 000 bis 300 000 Menschen. Wenn die zusätzlichen Gesamtkosten auf 150 000 Euro pro Patient geschätzt würden, was sehr realistisch ist, und sich die Lebenserwartung im Schnitt um ein Jahr verlängern würde, wäre es schwer, den Betroffenen diese Behandlung zu verwehren. Wer wollte dem Patienten dieses zusätzliche Jahr zum Preis von 150 000 Euro verwehren? Mag die Lebensqualität auch eingeschränkt sein, die allermeisten Patienten wollen es dennoch erleben.

Wären diese Therapien künftig erstattungspflichtig, würde das schrittweise passieren, sodass aus den bereits bestehenden Erstattungsregelungen Anrechte für die nachfolgenden Medikamente erwüchsen. Dadurch stiegen die Kosten für die Krebsbehandlung um insgesamt bis zu 45 Milliarden Euro pro Jahr. Bei dieser Berechnung gehe ich von 300 000 Patienten pro Jahr und Zusatzkosten von 150 000 Euro pro Patient einschließlich aller medizinischen Kosten aus, also zusätzliche Krankenhauskosten, Kosten in Praxen und Rehabilitationseinrichtungen zum Beispiel. Allein die teureren Krebsmedikamente würden somit in der Konsequenz ihres Umsatzes den deutschen Krankenkassenbeitrag um drei Beitragssatzpunkte anheben. Ohne andere Gesetze, ohne die dringend notwendige Wiedereinführung der Parität würden sich die Beiträge der Versicherten um mehr als dreißig Prozent erhöhen. Da sie aber auch wegen der demographischen Veränderung und wegen der Mehrkosten in anderen Bereichen steigen werden, ist es naiv zu glauben, in Deutschland sei die langfristige Finanzierung des Gesundheitssystems gesichert. Maximale Gewinne der Pharmaindustrie haben daher langfristig sogar das Potenzial, unser solidarisches Gesundheitssystem zu gefährden.

Eine ähnliche Berechnung hat der amerikanische Medizinethiker Leonard Fleck von der Michigan State University für die Vereinigten Staaten publiziert und dafür die Szenarien von bis zu fünf gewonnenen Lebensjahren für jeden amerikanischen Krebspatienten durchgerechnet.[29] Das wäre zwar immer noch weniger, als die Kombinationsbehandlung bei HIV bewirkt, aber deutlich mehr als nur ein Jahr. Ich halte eine Lebensverlängerung von fünf Jahren für unrealistisch, aber wenn sie erreicht würde, lägen die Kosten in den USA nach den Berechnungen von Fleck bei dreihundert Milliarden US-Dollar pro Jahr! Ein zusätzlicher Faktor sind aus ökonomischer Sicht die von

Fleck noch gar nicht berücksichtigten Immunmedikamente gegen Krebs, die Checkpoint-Inhibitoren und die T-Zell-Infusionen. Die damit im Einzelfall erzielten Langzeitüberlebensraten von mehr als zehn Jahren bei einigen Patienten mit bereits metastasiertem Melanom lassen in der Tat vermuten, dass diese Medikamente zumindest bei einem Teil der Patienten wie die HIV-Behandlung einen Dauererfolg ermöglichen könnten. Ihre Kosten liegen bei durchschnittlich 150 000 Euro pro Jahr, sie sind also noch teurer als die anderen gezielten Therapien. Außerdem ist es zumindest bei der Mehrzahl der Patienten sehr unwahrscheinlich, dass sie den Krebs ein Leben lang allein beherrschen können, auch hier kämen Kombinationstherapien in Betracht. Diese Möglichkeiten werden derzeit von der Krebsindustrie untersucht, und keine der dort erwarteten Alternativen ist viel günstiger als das von mir berechnete Szenario von langfristigen Mehrkosten von 45 Milliarden Euro pro Jahr.

Die Selbstregulierung des Marktes funktioniert nicht

Auch die Hoffnung auf auslaufende Patente spielt bei näherer Betrachtung keine nennenswerte Rolle. Da die allermeisten der zu erwartenden Medikamente in Deutschland bis heute noch gar nicht zugelassen sind, ist das Ende ihres Patentschutzes für die nächsten fünfzehn Jahre, also in der Boomzeit der Krebserkrankungen, irrelevant. Und die Wahrscheinlichkeit, dass in den nächsten fünfzehn Jahren ähnlich wirksame, aber auch noch teurere Medikamente entwickelt werden, die in ihrer Wirksamkeit mit den heutigen vergleichbar oder minimal besser sind, geht gegen hundert Prozent. Sie werden die eingeführten Medikamente ablösen und damit auch neuen Patentschutz haben.

Das «Me-too»-Angebot hebelt daher, mit geschicktem Marketing kombiniert, die Generika aus. Zusätzlich muss bedacht werden, dass sich einige der neuen Therapien auch als wirksam bei Patienten erweisen könnten, bei denen der Krebs noch nicht lebensbedrohlich ist. Speziell die Immunmedikamente vom Typ der Checkpoint-Inhibitoren könnten sich als eine Art Versicherung erweisen, dass der im Wachstum blockierte Krebs weiterhin stagniert. Dann würde der Kreis derer, die von der teuren Behandlung profitierten, deutlich wachsen. Auf ähnlicher Grundlage wird heute teilweise Trastuzumab (Herceptin) bei Brustkrebs eingesetzt, um das Risiko eines Rückfalls leicht zu vermindern.[30]

Nun könnte man noch anführen, dass in Zukunft vielleicht die Wirksamkeit der Immunmedikamente vor der Behandlung überprüfbar sein wird, sodass man ihren Einsatz auf diejenigen begrenzen kann, die wirklich davon profitieren. Aber auch das scheint mir relativ unrealistisch. Zum einen gibt es diese Überprüfbarkeit bisher nicht, und es ist aus wissenschaftlicher Sicht sehr unwahrscheinlich, dass man bei diesen Behandlungen jemals sehr genau vorhersagen kann, welcher Patient profitieren wird und welcher nicht. So hat sich bei der bisher größten Studie zu Keytruda (Pembrolizumab), einem Checkpoint-Inhibitor bei z. B. Lungenkrebs, zwar gezeigt, dass die Patienten, die entsprechende Veränderungen ihrer T-Zellen aufweisen, besser auf das Medikament ansprachen, aber auch solche reagierten, bei denen diese Veränderung nicht vorlag, und umgekehrt. Insgesamt ist zumindest die Voraussage, bei wem die Medikamente wirken und bei wem nicht, viel schwerer als bei anderen gezielten Therapien.[31] Auch ist es sehr wahrscheinlich, dass in Zukunft die Wirksamkeit dieser Wirkstoffe zumindest teilweise «provoziert» werden kann, was das Spektrum der Anwendung erweitern würde.

Zum anderen kann man auch aus ethischer Sicht jemandem, der sonst sicher in kurzer Zeit sterben würde, ein Medikament kaum verwehren, selbst wenn er nur mit einer Wahrscheinlichkeit von zehn Prozent weitere zehn Jahre leben würde. Zumindest ist das ist nur schwer vorstellbar. Wenn sich todkranke Menschen mit 150 000 Euro an einer Lotterie beteiligen könnten, bei der jeder zehnte Teilnehmer zehn Jahre länger leben dürfte, würden alle, die das Geld hätten, zugreifen. Wie wollte die Gesellschaft denjenigen, die sich das nicht leisten können, dieses Los vorenthalten?

Es gibt eine Reihe von Gegenargumenten, die die prognostizierte Kostenexplosion relativieren könnten. Auch sie sollen hier erwogen und diskutiert werden. So könnte man argumentieren, dass die neuen Medikamente in Zukunft billiger würden, weil ihre sehr hohen Kosten eigentlich keine Kosten seien, sondern nur Preise, und dass diese weder mit den Herstellungs- noch mit den Entwicklungskosten viel zu tun hätten. Dies ist zwar richtig und wurde von zahlreichen Autoren, die wie ich der Preispolitik und dem exzessiven Gewinnstreben der Krebsindustrie eher kritisch gegenüberstehen, berücksichtigt. Es ist aber für die Entwicklung der Ausgaben leider zunächst unerheblich. Selbst wenn belegt ist, dass einige der Hersteller mit Gewinnspannen von über 25 Prozent die Wirkstoffe nicht selbst erfinden, sondern die Patente samt der sie entwickelnden Firmen aufkaufen, ist es zumindest nicht leicht, die enormen Preise zu reduzieren. Das liegt indirekt sogar an den hohen Anforderungen, die für die Zulassung eines Medikamentes erfüllt sein müssen. Nur ein paar wenige große Pharmakonzerne sind in der Lage, ihre Produkte schnell durch das Zulassungsverfahren zu bringen. Kleinere Firmen können die nötigen Studien nicht schnell genug durchführen. Weder haben sie die Logistik noch die Erfahrung und auch nicht die

Kontakte zu Professoren und Kliniken, die über die erforderliche Patientenzahl verfügen – und die sich diese Zusammenarbeit oft sehr gut bezahlen lassen. Auch sind diese Firmen darauf spezialisiert, die Studien so zu planen, dass sich möglichst schnell und mit möglichst wenigen Patienten der für die Zulassung notwendige medizinische Nutzen zeigen lässt, der dann aber aus Sicht der Patienten in der Routinebehandlung oft gar nicht relevant ist. Diese Firmen sind Weltmeister in der Durchführung von Zulassungsstudien und bringen daher fast alle neuen Krebswirkstoffe auf den Markt. Die Topkliniken sind dabei selbst ein Teil der Krebsindustrie geworden. Tatsächlich haben wenige große Unternehmen mittlerweile quasi ein Monopol auf Krebsmedikamente – es gibt kein einziges mir bekanntes, das von einer kleinen Firma entwickelt und auf den Markt gebracht worden wäre. Da sie aber ein Monopol haben, können sie auch die Preise diktieren. Durch die extreme Konzentration der Krebspharmaindustrie sind Monopolanbieter entstanden, die jedes neue Patent aufkaufen können und bei der Zulassung immer schneller sind als alle anderen. Diese Monopolhersteller diktieren weltweit die hohen Preise. Auch aus diesem Grund haben kleine deutsche Forschungslabore, die in der Entwicklung durchaus sehr gut sind, wegen ihrer bestenfalls mittelständischen Struktur keinerlei Chance, selbst Krebsmedikamente auf den Markt zu bringen. Wenn ein Wirkstoff erfolgreich ist, können sie sich und ihre Patente im besten Fall an einen der großen Konzerne verkaufen.

Es sind höchstens fünf bis zehn große Pharmakonzerne, die die meisten in der Entwicklung befindlichen Wirkstoffe in den nächsten Jahren auf den Markt bringen werden und diesen allein beherrschen. Ihr Preisbildungsmonopol nutzen sie natürlich dazu, die Preise so hoch wie möglich zu setzen, denn das steigert den Wert ihrer Aktien und die Gewinne.[32] Ein solches

Vorgehen entspricht nicht den Regeln der Marktwirtschaft und ist moralisch verwerflich, auch weil es dazu führt, dass einige Präparate in großen Teilen der Welt nicht oder nur sehr beschränkt erhältlich sind.

Ein krasses Beispiel ist erneut das Vorzeigemedikament der gezielten Therapie Imatinib (Glivec). Der Hersteller Novartis hatte, wie erwähnt, nachdem die Ergebnisse besser ausfielen als erwartet, den Preis sogar noch einmal deutlich nach oben geschraubt und damit aus der Sicht vieler Kliniker unethisch hohe Gewinne erzielt. Die jährlichen Einnahmen von Novartis waren nur durch dieses Medikament auf 4,7 Milliarden Dollar gestiegen, obwohl die CML und der ebenfalls damit behandelte spezielle Magen- und Darmtumor (GIST) eher seltene Erkrankungen sind. Wenn das Medikament bei Lungenkrebs ähnlich gewirkt hätte, wären wohl Kosten von mehr als hundert Milliarden Dollar fällig geworden. Daher warfen namhafte Krebsärzte in den Vereinigten Staaten dem Unternehmen Wucher vor.[33] Solange aber das Medikament durch das Patent geschützt ist, wird es dem Hersteller nicht zu verbieten sein, seine Preise nach eigenen Vorstellungen festzusetzen. Und wenn das Medikament die Lebensdauer und Lebensqualität der Patienten in der Art und Weise verbessert wie oben beschrieben, wird der Druck auf Gesellschaft und Politik groß sein, diese Kosten auch zu tragen. Auch dann, wenn sie mit den realen Forschungs- und Herstellungskosten wenig zu tun haben und stattdessen am oberen Limit dessen ausgerichtet sind, was die Gesundheitssysteme zu bezahlen in der Lage sind.

Pharmapreise in der Krebsmedizin kennen keine Preiskonkurrenz. Die Unternehmen wählen sie so, dass auf dem Weltmarkt der größtmögliche Gesamtgewinn entsteht. In jedem Land ist er so hoch, wie es dort gerade noch akzeptiert wird. Wenn ihnen der Preis nicht hoch genug ist, drohen die Firmen, das Land von der Behandlung auszuschließen. So geschah es z. B. mit Crizotinib (Xalkori) durch Pfizer in Deutschland. Wenn man an dieser Situation etwas ändern wollte, müsste man zunächst kleineren Firmen überhaupt die Möglichkeit geben, ebenfalls Medikamente auf den Markt zu bringen. Sonst kann keine Konkurrenz auf einem funktionierenden Markt entstehen. Die kleinen Unternehmen wären z. B. bei der Entwicklung von Arzneimitteln so zu fördern, dass sie im Erfolgsfall das Produkt nicht meistbietend verkaufen dürfen. Dazu später mehr. Von solchen Regeln sind wir aber noch weit entfernt, und sie werden in den nächsten fünfzehn Jahren wahrscheinlich keine wichtige Rolle spielen. In dieser Zeitspanne ist der Vorsprung der großen Unternehmen schlicht nicht aufholbar.

Ein weiteres Argument gegen die Kostenexplosion könnte sein, dass durch die genaue Bestimmung der Gene und Rezeptoren des Tumors die Therapie so gezielt sein könnte, dass die Patientenzahl insgesamt sogar wieder sänke, während die Anzahl der profitierenden Patienten gleich bliebe oder sogar stiege. Dieses Argument wird oft von der Krebsindustrie selbst vorgetragen, weil es die Unterstützung der Produkte fördert und zunächst einmal auch in der Politik für einen gewissen Optimismus sorgt, den ich jedoch nicht teile. Für das oben erwähnte Medikament Crizotinib (Xalkori) von Pfizer gegen Lungenkrebs gibt es z. B. so einen Rezeptor, den man testen kann. Der kostensenkende Effekt hat sich aber bisher in keiner Weise gezeigt, und er ist auch in Zukunft eher unwahrscheinlich. Angesichts der vielen hundert Krebsmedikamente in Vorbereitung ist es viel realistischer, dass durch die genaueren Kenntnisse der genetischen Verhältnisse die Zahl der gezielten Therapien noch weiter steigt. Selbst wenn es für viele der Medikamente einen Test gäbe, der die Wirkung voraussagen könnte, könnten die Gesamtkosten der Therapie sogar steigen, weil dann für immer mehr Patienten ein teurer Test und ein teures Medikament angeboten würden. Die Kosten dieser Tests sind immens und stellen langfristig ein eigenes und sehr wichtiges Problem dar. Durch die in den USA jetzt aufgenommenen Basket-Studien wurde, wie bereits gesagt, der Versuch gestartet, für jeden einzelnen Patienten die optimale gezielte Therapie zu finden. Hinzu kommt, wie oben ausgeführt, dass es solche Marker für die Immuntherapien im Gegensatz zu vielen Antikörperbehandlungen und Tyrosinkinaseinhibitoren noch gar nicht gibt, sie sind selbst am Horizont noch nicht in Sicht. Auch für die jetzt beginnende CART-Therapie mit gezüchteten T-Zellen gibt es noch keine Marker, und es ist unklar, ob es je welche geben kann. Außerdem werden die Ärzte und die Patienten begreifen, dass eine einzelne Biopsie ohne den vermuteten Marker nicht bedeutet, dass er nicht in anderen Teilen des Tumors sitzt.[34] Daher könnte es sein, dass in Zukunft Druck auf die Ärzte ausgeübt wird, die neuen Verfahren auch bei Fällen einzusetzen, bei denen der Marker nicht gefunden wurde. In den Vereinigten Staaten werden solche Patienten durch Regeln wie die des erwähnten Compassionate Use oder des Dallas-Buyers-Club-Verfahrens schon direkt angesprochen. Medikamente dürfen hier unmittelbar beim Patienten beworben werden, was einen Teil der dortigen Kosten erklärt. Das ist zwar in Deutschland noch verboten, wird aber mit Hilfe des Internets quasi durch die Hintertür eingeführt, weil die Firmen in den Patientenforen genau auf diese vagen Möglichkeiten hinweisen. Deswegen gibt es zumindest bis heute keinen Grund zu glauben, dass ein besseres Verständnis der Krebsgene und Signalketten sowie eine entsprechende Untersuchung der Patienten die Kosten bremsen würden. Die Tatsache, dass diese Untersuchungen die Behandlung der Patienten verbessern und daher dennoch mit aller Kraft befördert werden müssen, ist dennoch unstrittig.

Regulierte Modelle sind bislang keine Lösung

Schließlich könnten die Kosten gebremst werden, indem schlicht die Kriterien angewandt werden, nach denen auch andere Arzneimittel erstattet werden. In England geschieht dies durch das National Institute for Health and Care Excellence (NICE), das Pendant zum deutschen IQWiG. Es zieht eine Linie bei Krebsmedikamenten, die mehr als ungefähr 40000 Euro pro gewonnenes Lebensjahr mit guter Lebensqualität (QUALYS) kosten. Diese Linie gilt dort auch für andere lebensverlängernde Arzneimittel. Wie schwierig es ist, eine solche Obergrenze einzuhalten, zeigen die Erfahrungen in England selbst. Mittlerweile wird dort ein großer Anteil der gezielten Krebsbehandlungen aus einem parallel zum nationalen Gesundheitssystem (NHS) aufgebauten Finanztopf bezahlt, den David Cameron eingeführt hat, um der wachsenden Kritik an der Kosten-Nutzen-Bewertung durch das NICE zu begegnen.[35] Meine These ist, dass der Widerstand gegen Wirtschaftlichkeitsgrenzen bei der Krebsbehandlung in der Bevölkerung umso größer sein wird, je transparenter man diese Grenzen formuliert. Dies wird als Rationierung verstanden.[36] Welcher Gesundheitspolitiker würde z. B. in Deutschland Krebskranken erklären wollen, dass ein weiteres Lebensjahr mit guter Lebensqualität keine 150000 Euro wert sei und sie deshalb schon jetzt sterben müssten? Und es ist auch fraglich, ob sich die Babyboomer das gefallen lassen würden, immerhin sind sie bei Teilen der Politik doch für ihre hohe Anspruchshaltung gegenüber dem Staat gefürchtet. Hinzu kommt, dass jüngere, noch arbeitende Patienten einen großen Teil der Kosten – eventuell sogar die Gesamtsumme – dank der dadurch gewonnenen Produktivität kompensieren können. Somit wären die Argumente für eine solche Obergrenze für junge Patienten sogar ökonomisch schwer begründbar. Es ist aber schlicht undenkbar, dass man für ältere Patienten eine Grenze zieht, für die jüngeren jedoch nicht.

Auch der Vorschlag, die Patienten persönlich stärker zur Kasse zu bitten, wird in der Praxis keine Rolle spielen. Die meisten Krebspatienten sind im Ruhestand, und zukünftig werden viele Rentner eher in finanziell bescheidenen Verhältnissen leben müssen. Nennenswerte Zuzahlungen wären ihnen nicht zumutbar, und sie wären auch nicht gerecht. In den USA müssen Patienten so viel zu den Medikamenten hinzuzahlen, dass sie oft auf die Therapie verzichten. Um diesen Umsatz nicht zu verlieren, haben die Firmen spezielle Hilfsangebote («Financial Aid») aufgelegt. Der Patient kann sich beim Hersteller um einen Zuschuss bewerben, ähnlich wie ein Student aus armen Verhältnissen, dem die Universität einen Teil der Studiengebühren erlässt. Eine entwürdigende Prozedur. Der Patient wird zum Bittsteller bei der Firma, die mit dem überhöhten Preis Milliardengewinne macht.

Wenn es in der Zukunft möglich sein sollte, mit viel Geld das Leben der Betroffenen um einige Monate oder gar Jahre zu verlängern, dann wird dies in Deutschland auch ohne Zuzahlungen des Patienten geschehen. Aus ethischer Sicht halte ich selbst eine Rationierung der Krebsbehandlung ebenfalls für unbegründbar. Aus ethischer und aus politischer Sicht müssen aber wichtige Voraussetzungen für die Erstattung der teuren gezielten Therapien erfüllt werden. Die erste ist, dass die Patienten tatsächlich über das Verhältnis von Wirkung und Nebenwirkung dieser Therapien aufgeklärt wurden und sich informiert dafür oder dagegen entscheiden können. Gezielte Krebsbehandlungen dürfen nicht vermarktet werden wie andere Waren, denn Krebspatienten und Ärzte sind keine Kunden. Krebsmedikamente und auch andere Verfahren der Krebsbehandlung bringen bei vielen Patienten gravierende Nebenwirkungen und Risiken mit sich und verlängern das Leben oft nur um wenige Wochen oder Monate – wenn überhaupt. Neben den Patienten, die diese Therapien nach guter Aufklärung trotzdem wünschen, gibt es viele andere, die über die Erfolgsaussichten nicht umfassend informiert wurden und diese völlig überschätzen. Immer wieder treffe ich etwa auf Krebskranke, die hoffen, dass eine zweite Therapie eingesetzt werde, die die Wirkung fortsetze, falls die der jetzigen nachlasse. Obwohl es solche Fälle gibt, ist die Regel bei der gezielten Therapie eine andere: Der Tumor schlägt nach der Ausbildung einer Resistenz mit geballter Kraft zurück und lässt nur noch sehr wenige Reaktionsmöglichkeiten. Der Patient erfährt nicht ehrlich, dass die oft aufwendige Behandlung ihm nur wenige zusätzliche Wochen bringt und er durch die Behandlung einen nicht unerheblichen Teil der verbliebenen kurzen Lebenszeit aufgibt. Die Medikamente werden außerdem oft in Grauzonen eingesetzt, etwa bei Patienten, an denen sie niemals getestet wurden. Darunter sind Krebskranke, die den notwendigen Rezeptor nicht oder nicht ausgeprägt genug aufweisen, oder solche, die älter und kränker sind als diejenigen, bei denen eine Wirkung nachweislich war. Nicht selten werden die teuren gezielten Therapien bei Patienten eingesetzt, die vom Krebs und von anderen Erkrankungen schon so geschwächt sind, dass ihr Tod durch die Behandlung sogar beschleunigt wird. Daher schlagen führende amerikanische Onkologen vor, diese Medikamente nur einzusetzen, wenn der Patient vor der Behandlung ohne Hilfe zu Fuß in die Klinik kommen kann.[37] So hat sich die amerikanische Krebsgesellschaft ASCO gegen eine Krebsbehandlung bei soliden Tumoren mit Metastasen ausgesprochen, wenn die Patienten die folgenden Kriterien erfüllen: schlechter Allgemeinzustand, kein Nutzen von den bereits durchgeführten evidenzbasierten Behandlungen, Patient kann nicht in eine wissenschaftliche Studie aufgenommen werden und es gibt keine gute wissenschaftliche Evidenz für die weiteren möglichen Behandlungen. Stattdessen soll dann ausschließlich palliativ behandelt werden. Natürlich muss es für solche Regeln Ausnahmen geben. Aber die Behandlung von zu kranken und schwachen Patienten ist auch ärztlich falsch.

Man weiß etwa viel zu wenig darüber, wie die Medikamente bei älteren Menschen wirken. Oft werden die Zulassungsstudien nur mit wenigen hundert Patienten erstellt, die Krebsmedikamente werden dann aber weltweit und bei Hunderttausenden Patienten eingesetzt. Anfang 2015 kam z. B. in den Vereinigten Staaten ein neuer Tyrosinkinaseinhibitor gegen Brustkrebs auf den Markt.[38] Das kleine Molekül Palbociclib (Ibrance) wurde von der FDA beschleunigt zugelassen auf Grundlage einer Studie mit nur 165 Patienten, die von Pfizer, dem Hersteller des Medikamentes, bezahlt wurde.[39] Branchenanalysten rechnen mit Umsätzen von bis zu vier Milliarden US-Dollar im Jahr 2020.[40] Es ist offensichtlich, dass man hier die Ergebnisse einer kleinen Studie mit einer stark vorausgewählten Teilnehmergruppe auf sehr viele Patientinnen übertragen möchte, die keineswegs die gleichen Voraussetzungen mitbringen. Dieses Vorgehen ist typisch, und es ist völlig offen, ob die geringen Erfolge aus der Studie überhaupt wiederholt werden können. Mit dem neuen Produkt Palbociclib (Ibrance) konnte ohnehin lediglich eine Verlangsamung des Tumorwachstums belegt werden. Ob die Patientinnen, die im Jahr 2020 für vier Milliarden Dollar damit behandelt werden sollen, im Durchschnitt auch nur einen Tag länger leben, weiß man heute nicht, und man wird es voraussichtlich auch im Jahre 2020 noch nicht wissen. Das liegt daran, dass die tatsächlichen Überlebensraten fast nie ausgewertet werden, weder in den Vereinigten Staaten noch in Europa. Man weiß lediglich, dass die Medikamente in ein paar kleinen Studien unter optimalen Bedingungen eine gewisse Wirkung gezeigt haben. Ob sie diese auch unter Routinebedingungen und mit älteren und oft kränkeren Patienten erreichen, wurde bisher bei kaum einem Krebsmedikament der gezielten Therapie untersucht und nachgewiesen.

Ethische Voraussetzungen für den Einsatz teurer Krebsmedikamente

Die erste und wichtigste Voraussetzung für die Übernahme der Kosten von gezielten Therapien ist, dass der Patient die Grenzen und Unsicherheiten einer Behandlung bei der Einwilligung genau kennt und versteht. Der Patient kann und will sich oft nicht vorstellen, dass das ihm vorgeschlagene Medikament niemals unter Routinebedingungen untersucht wurde und der ohnehin teils geringe Nutzen somit nur eine Illusion sein könnte, und die Ärzte sind offenbar oft nicht in der Lage, es ihnen begreiflich zu machen. Dieses Problem räumen auch namhafte deutsche Krebsforscher und Krebsärzte ein, und es soll weiter unten bei den notwendigen Reformen noch einmal aufgegriffen werden.

Schon von der klassischen Chemotherapie haben sich früher übrigens viele Krebspatienten eine übertriebene Verbesserung ihrer Prognose erhofft. Damals waren die Nebenwirkungen häufig schlimmer, deutlich geringer hingegen waren die Kosten. Daher war die Vermarktung durch die Pharmaindustrie nicht so aggressiv. Sehr geschwächte Patienten wurden daher oft «verschont». Heute sind viele der bewährten Mittel der Chemotherapie nicht mehr patentgeschützt und erzielen so geringe Preise, dass sie zeitweise auch in den Industrieländern nicht lieferbar sind, weil die Herstellung für die Pharmaunternehmen unrentabel ist.[41] Einige dieser Chemotherapien sind aber tatsächlich hochwirksam und haben bei der Behandlung von Leukämie bei

Kindern, von Lymphdrüsenkrebs und von bestimmten Stufen des Darmkrebses sehr gute Ergebnisse gebracht. Während die Pharmaunternehmen also wenig lukrative Produkte, die aber zum Teil nicht schlechter sind als gezielte Therapien, teilweise nicht mehr ausreichend vorhalten, vermarkten sie die gezielten Therapien mit zu großem Aufwand und zu offensiv. In den Vereinigten Staaten wehren sich immer mehr Krebsärzte, und häufig die der besten Kliniken, gegen das aggressive Marketing der Pharmafirmen und die überhöhten Preise. Hier spielt das Berufsethos der Ärzte eine zunehmende und sehr positive Rolle.[42] Auch in Deutschland sollten sich mehr Onkologen im Sinne ihrer Patienten wehren.

Eine weitere ethische Voraussetzung für die Erstattung teurer neuer Krebstherapien ist es, dass sie nicht zu Lasten anderer notwendiger Teile der Krankenversorgung gehen dürfen. Obwohl die Kosten der Krebsbehandlung am deutlichsten steigen, geraten wir auch bei weiteren Erkrankungen zunehmend unter finanziellen Druck. So wächst die Zahl der Zuckerkranken in Deutschland ebenso stetig wie die Zahl der Menschen mit Herzschwäche. Sehr stark wird auch die Zahl der Demenzerkrankungen zunehmen, im Übrigen auch aufgrund der Alterung der Bevölkerung, der Zunahme wichtiger Risikofaktoren und der Größe der Babyboomer-Generation. Die teure Krebsbehandlung darf nicht mit Einsparungen in diesen Bereichen erkauft werden. Durch eine einzige Antikörperbehandlung mit einer theoretischen Lebensverlängerung von oft nur Wochen entstehen Kosten, mit denen man für ein bis zwei Jahre das Gehalt einer zusätzlichen Krankenschwester bezahlen könnte. Es liegt auf der Hand, dass sich nicht einerseits behaupten lässt, für mehr Pflegekräfte sei nicht genug Geld vorhanden, während wir uns andererseits eine Krebsmedizin leisten, in der mit astronomischen Summen um wenige Monate gekämpft wird. Auch durch zu wenig oder schlecht qualifiziertes Pflegepersonal sterben Menschen, wie in Studien gezeigt werden konnte.[43]

Und schließlich ist eine sehr wichtige weitere Voraussetzung für die Erstattung teurer gezielter Therapien, dass die neuen Verfahren für alle Patienten in gleicher Qualität zur Verfügung stehen. Ungerecht wäre es, wenn durch geringere Zuzahlungen oder großzügigere Erstattungsregeln bei Privatversicherten z. B. eine Zweiklassenmedizin geduldet würde. Die neuen Therapien sind für Patienten so etwas wie die Lose einer Lotterie, in der man ein besseres und längeres Leben gewinnen kann, und viele könnten sich diese Lose niemals leisten. Unser Gesundheitssystem muss sie gleichmäßig vergeben, eine Rationierung nach Einkommen ist aus ethischer Sicht völlig inakzeptabel. Nach Nützlichkeitsgesichtspunkten ließen sich die allermeisten der neuen Behandlungen ohnehin nicht rechtfertigen. Es würden dann allenfalls die jüngeren Patienten behandelt, die sich noch in der Phase der Produktivität befinden.

Die Ökonomie der Krebsbehandlung muss als Teil der Verteilungsfragen im Gesundheitssystem auch unter dem Aspekt der sozialen Gerechtigkeit analysiert werden, nicht alleine aus dem, wenn auch wichtigen, Blickwinkel der ärztlichen Ethik. Dazu gibt es mindestens vier grundsätzliche Ansätze: den Liberalismus, den Utilitarismus, den Egalitarismus und den Kommunitarismus. Der Liberalismus überlässt die Frage der Verteilung schlicht dem Markt und hält Regulierungen des Marktes für zu vermeidende Einschnitte in die Freiheit des Einzelnen, selbst dann übrigens, wenn sie dem Wohlstand der Gesellschaft zugutekämen. Mit dieser Argumentation hat Robert Nozick, ein Philosoph an der Harvard-Universität und der berühmteste Vertreter dieser Denkweise, die Grundlage für zahlreiche Angriffe auf das amerikanische Medicare-System geliefert. Nozick, frei von Interessenkonflikten und in seiner Jugend sogar ein

Sozialist, war von der Richtigkeit seiner Theorie überzeugt. Er ist bedauerlicherweise sogar selbst relativ früh an Krebs verstorben. Den Liberalismus verteidigen heute nur noch sehr wenige politische Philosophen, weil er zu radikalen Schlüssen kommt und wenig plausibel ist.[44]

Der Utilitarismus besagt, dass die Verteilung von Gesundheitsgütern dann gerecht sei, wenn sie den größtmöglichen Nutzen für die Gesellschaft bringe. Wie man diesen Nutzen definiert – ob über Wohlstand oder über Glück –, ist dabei strittig. John Stuart Mill und Jeremy Bentham waren die Erfinder dieser Theorie, und sie ist auch in der zeitgenössischen Ökonomie noch weit verbreitet. Letztlich überzeugen kann sie nicht, denn wie kann man es moralisch rechtfertigen, den Nutzen für die Bevölkerung zu maximieren, wenn dies zu Lasten vieler Menschen geht, deren Schicksal wir intuitiv als ungerecht betrachten?

Der Kommunitarismus ist ebenfalls nicht unumstritten, obgleich er in den Vereinigten Staaten auch unter Philosophen wie z. B. Michael Sandel sehr weit verbreitet ist, einem der bekanntesten zeitgenössischen politischen Philosophen überhaupt. Er besagt, dass die Verteilung von wichtigen Gütern und somit auch von Ressourcen im Gesundheitssystem den jeweiligen Werten der Gesellschaft entsprechen müsse. Dabei könne es je nach Gesellschaft unterschiedliche Werte für die Verteilung etwa von Bildung oder Chancen auf Reichtum geben. Die größte Schwäche dieser Theorie besteht aber in der Illusion, Werte wären innerhalb einer Gesellschaft homogen und nicht vom Status anhängig. Die Gerechtigkeitsfrage kommt ja gerade da ins Spiel, wo arme und reiche Menschen, gesunde und kranke, begabte und benachteiligte, sich in ihren Werten stark unterscheiden. Auch kann eine solche Theorie nicht klar sagen, was zu tun wäre, wenn die Werte einer Gesellschaft bestimmte Gruppen von der Teilhabe ausschlössen – z. B. Migranten.

Am plausibelsten scheinen mir egalitaristische Theorien, die direkt von der Frage ausgehen, ob eine ungleiche Verteilung überhaupt moralisch gerechtfertigt sein könnte.[45] Mich selbst überzeugt hier nach wie vor die Gleichheits- und Gerechtigkeitstheorie des amerikanischen Sozialphilosophen John Rawls, den ich als Fellow im Ethikprogramm der Harvard-Universität noch selbst habe kennenlernen dürfen und dessen Hauptwerk «A Theory of Justice» im Jahr 1971 erschien.[46] Rawls argumentiert, dass die zentralen Teilhabemöglichkeiten am sozialen Leben unabhängig vom Einkommen der Menschen sein müssten, er nennt dies Equal Opportunities. Wenn wir die Grundsätze einer gerechten Gesellschaft bestimmen würden, ohne unsere eigene Position in einer solchen Gesellschaft zu kennen, wäre dieses Prinzip aus Rawls Sicht unstrittig. Ich teile diese Auffassung. Der gleiche Zugang zur Lotterie der Lebensverlängerung für Krebskranke fiele in jedem Fall unter das Prinzip der Equal Opportunities. Wenn in diesem Bereich zu rationieren wäre, müsste es für alle gelten, und Einkommen oder Vermögen dürften keine Rolle spielen.

Vor allem die zuerst genannte Voraussetzung für die Übernahme der Kosten von neuen gezielten Therapien, die realistische Bewertung des Nutzens für die Patienten, ist heute im Alltag sehr schwer zu erfüllen. Selbst die behandelnden Ärzte können oft nicht einschätzen, wie gut die neuen Medikamente wirken. Sie sind meist ebenfalls auf die sehr eingeschränkten Informationen aus den veröffentlichten Studien angewiesen und wissen nicht, ob sich diese Ergebnisse auch bei ihren Patienten erzielen lassen – aus den bekannten Gründen: früher Studienabbruch bei vorläufigen Erfolgen, kleine Patientengruppen mit geringem statistischem Wert, optimale Studienbedingungen. Aber welchem Arzt fiele es leicht, den Patienten auf all diese Unwägbarkeiten und Unzulänglichkeiten hinzuweisen?

Gleichzeitig ist es so, dass nicht nur die Pharmafirmen von der teuren Behandlung profitieren. Zur Krebsindustrie zählen auch Krankenhäuser, Labore, Facharztpraxen und radiologische Institute. Sie alle machen Gewinn durch den Rat zur Behandlung und nicht durch den Rat zum Abwägen. Der verunsicherte Patient hat daher in der Regel zu dem Zeitpunkt, da er sich für oder gegen die Behandlung entscheidet, keine objektive und finanziell unabhängige Informationsquelle. Der behandelnde Arzt, insbesondere wenn es sich um einen niedergelassenen oder leitenden Arzt im Krankenhaus handelt, kann oft erhebliche Zuwendungen von der Pharmafirma erwarten, deren Produkt er verwendet.

Wie etwa von Peter C. Gøtzsche in seinem sehr kritischen und im Grundsatz zutreffenden Buch über die Pharmaindustrie beschrieben und belegt wird, setzen die pharmazeutischen Unternehmen auch heute noch Anreize, die direkte oder indirekte Formen der Korruption sind.[47] Die überbezahlte Teilnahme an Studien über die behandelten Patienten ist dabei noch immer das am weitesten verbreitete Mittel. Selbst wenn der Patient weiß, dass er an einer Studie teilnimmt, schätzt er deren Wert oft völlig falsch ein. Er glaubt, er könne mit seiner Teilnahme einen Beitrag dazu leisten, dass die Behandlungsmöglichkeiten anderer Krebskranker erforscht werden. Im Vordergrund steht jedoch der Umsatz, den das Medikament zusätzlich einbringen soll, indem der Arzt oder andere Ärzte an dieses Medikament gebunden werden sollen («Seeding Trials»). Ohne die finanziellen Anreize für seinen Arzt oder seine Klinik würde der Patient gar nicht mit diesem Medikament, sondern vielleicht einem ganz anderen behandelt werden. Da solche «Anwendungsbeobachtungen» in der Regel ohne wissenschaftlichen Wert sind, bleibt offen, ob man hier überhaupt von Studien sprechen kann. Überdies hat der Patient eigentlich sogar ein Recht darauf, zu erfahren, ob und in welcher Höhe der behandelnde Arzt von der gewählten Therapie profitiert. Leider beteiligen sich häufig auch die Professoren in den Kliniken an der Vermarktung der Produkte. Da die Firmen vor allem jene Professoren unterstützen, die die eigenen Medikamente besonders unkritisch darstellen, findet quasi eine Selektion durch die Industrie selbst statt. Weil die unkritischeren Kollegen auf Drittmittel aus der Industrie angewiesen sind, um sich in der Universität oder Klinik behaupten zu können, sind sie oft leicht für diese Arbeit zu gewinnen. Das gilt zumindest für solche Studien, die nach der Zulassung durchgeführt werden und bisher des Öfteren leider nur Marketingstudien sind. Nur besonders erfolgreiche Forscher, an denen die Firmen nicht vorbeikommen und deren Urteil hohe Bedeutung hat, werden von solchen Angeboten verschont, weil man dort nicht in schlechtem Licht erscheinen möchte (und weil sich diese Forscher auch nicht für Marketingvorträge hergeben würden).

Die Rolle der Krankenhausindustrie

Die Krebspatienten sind auch für die Krankenhäuser am lukrativsten und für viele Kliniken oft die größte Gruppe der gewinnbringenden Patienten. Das liegt daran, dass aufgrund der Schwere der Erkrankung die Fallpauschalen besonders hoch angesetzt sind und wie eben beschrieben noch viele weitere Möglichkeiten der Gewinnmaximierung bestehen. In Krankenhäusern spricht man vom «positiven Deckungsbeitrag» der Krebspatienten, das bedeutet, dass sie in der Fallpauschale in der Regel mehr einbringen, als sie kosten. Oft ist sogar respektlos von den «Cashcows» der Kliniken die Rede. Leider sind in Deutschland häufig die Gewinne einer Klinik umso geringer, je besser sie sich um ihre Krebspatienten kümmert. Wenn genügend Pflegekräfte eingesetzt und gründliche Untersuchungen vorgenommen werden, wenn der Patient ausführlich informiert und auch psychologisch betreut wird, erwirtschaftet die Klinik zumeist gar keinen Überschuss. Die Fallpauschalen sind statistisch berechnete Durchschnittskosten. Zwei Arten von Krankenhäusern machen daher Verluste: die Häuser, die ineffizient arbeiten, und jene, die einen besonders hohen Aufwand im Sinne des Patienten betreiben.

Da auf einem wirtschaftlich so bedeutenden Feld wie der Onkologie Verluste langfristig nicht zu kompensieren sind, werden Ineffizienz und besonders sorgfältige Arbeit zunehmend durch standardisierte und regulierte Prozesse abgelöst. Die Krankenhausbehandlung von Krebspatienten funktioniert dann wie in der Dienstleistungsindustrie. Über diesen Wandel der Krankenhausarbeit kann man lange diskutieren, denn er hat sowohl Vor- als auch Nachteile. Betrachtet man das Pflegepersonal und die Ärzteschaft, dann dominieren aus subjektiver Sicht oft eindeutig die Nachteile, weil sie sich zunehmend als verplante Räder in einer großen Industriemaschine sehen und nicht als individuell dem Patienten zugewandte Helfer – das Berufsbild, das sie früher fasziniert hat. Für den Patienten ist die Ökonomisierung der Krankenhausbehandlung ambivalent. Niemand will in einer schlecht organisierten Klinik behandelt werden, da die Wahrscheinlichkeit, dass es dort zu Fehlern kommt, sehr hoch ist. Dass aber aufwendige Arbeit nicht belohnt, sondern bestraft wird, bekommen natürlich auch die Patienten zu spüren. Oft fühlen sie sich während der Krebsbehandlung wie ein hilfloses Subjekt, das durch einen langen Tunnel mit vielen, zum Teil schmerzhaften und angsterfüllten Eingriffen gehen muss. Da jeder Arzt und jede Pflegekraft nur für einen sehr kleinen Teil der Behandlung zuständig ist, spricht häufig niemand mit dem

Patienten über die gesamte Therapie. Die Patienten empfinden einen großen Kontrollverlust, und die nach Standards durchgeplanten und von immer anderen Personen durchgeführten Eingriffe können diesen Eindruck noch verstärken. Da den Pflegekräften immer weniger Zeit für Gespräche mit den Patienten bleibt, fühlen sie sich oft einsam und verlassen inmitten all der Menschen, die an ihnen arbeiten.

Diese Belastungen der Patienten sind zwar bekannt, und einige Kliniken versuchen, sie durch eine psychologische Betreuung und durch spezielle Coachs zu unterstützen. Es ändert aber nichts daran, dass die Industrialisierung der Krebsbehandlung in allen Kliniken fortschreitet – sie ist ein bestenfalls gestaltbarer, aber kein verhinderbarer Prozess.[48] Die Behandlung wird immer komplexer, und die Abläufe müssen den klinikinternen sogenannten Behandlungspfaden und gleichzeitig den nationalen und internationalen Leitlinien entsprechen. Das ist bei fünfhunderttausend neuen und schätzungsweise 1,5 Millionen wiederholt behandelten Fällen pro Jahr nur mit industrialisierten Prozessen zu schaffen. Diese Entwicklung wird durch die neuen Krebsmedikamente massiv beschleunigt, da ihr Einsatz viel komplizierter und langwieriger ist als die Behandlung mit einigen wenigen Medikamenten der klassischen Chemotherapie, auch wenn die Behandlung mit Infusionen in der Chemotherapie vom Aufwand oft schwieriger war. Die Krebsindustrie wächst daher schlicht von selbst, weil die riesige Patientenzahl, die extrem hohen Kosten und die Komplexität der Behandlung eine andere Form der Versorgung unbezahlbar machen und die Einhaltung von Qualitätsstandards erschweren. In großen Häusern wie zum Beispiel Universitätskliniken ist mittlerweile ein Drittel bis die Hälfte der Betten mit Krebspatienten belegt. Man kann sagen, dass die Krebsindustrie in unserem Gesundheitssystem so wächst wie ein Krebs im Körper.

Das Versagen des Verbraucherschutzes

Der Verbraucherschutz für Krebspatienten ist gerade in Deutschland leider völlig inakzeptabel, ganz im Gegensatz zu anderen Bereichen, wo er sehr gut ausgebaut ist, oder auch zu anderen Ländern. Wenn sich der Patient selbst ein Bild über seine Behandlungsmöglichkeiten machen will und dazu von der Krebsindustrie unabhängige Informationen sucht, nutzen er oder seine Verwandten und Freunde in der Regel das Internet. Leider geben aber auch die dortigen Informationen häufig keinen sachlichen Aufschluss über Therapie und Hilfeleistungen, sondern sind oft nur ein Marketinginstrument der Krebsindustrie. Zahlreiche Patientenforen werden von den Pharmafirmen gesponsert, kontrolliert und zum Teil auch durch erfundene Patienten manipuliert.[49] Da einige Fachgesellschaften und ihre Vorsitzenden auf die Forschungsmittel der Unternehmen angewiesen sind, fällt die Kritik an deren mitunter aggressiven Marketingmethoden meist eher zurückhaltend aus. Kritische Stellungnahmen selbst zu sehr umstrittenen Arzneimitteln allgemein und zu Krebsmedikamenten im Besonderen findet man auf fast keiner Homepage einer Fachgesellschaft. Oft werden nur die zur Verfügung stehenden Medikamente aufgelistet, aber die tatsächlichen Heilungschancen und Lebensverlängerungen werden, wenn überhaupt, auf Grundlage der Studien der Pharmaindustrie selbst aufgelistet. Manchmal klingt die Kritik der Fachgesellschaften an den Bewertungen des staatlichen IQWIG-Instituts, als würde es sich dabei um Stellungnahmen der betroffenen Firmen selbst handeln, und ganz selten werden die IQWIG-Ergebnisse auf den Homepages der Fachgesellschaften veröffentlicht oder positiv kommuniziert.

Eine Ausnahme ist hier die Arzneimittelkommission der Deutschen Ärzteschaft, die auch im Vergleich zu anderen europäischen Ländern in den letzten Jahren immer eine beispielhafte Unabhängigkeit von der Krebsindustrie gezeigt hat, auch wenn einige ihrer bekanntesten Vertreter ausgewiesene Krebsspezialisten sind.[50]

Eher enttäuschend sind aus meiner Sicht bisher die Initiativen des IQWiG im Bereich der Patientenaufklärung. Während das IQWiG zum Thema Zusatznutzen von neuen Arzneimitteln qualitativ erstklassige, auch international beachtete und genutzte Bewertungen verfasst hat, ist das Angebot an Patienteninformationen speziell für Krebspatienten zu diesen Produkten sehr dürftig. Auch von den Verbraucherschutzorganisationen gibt es wenig Nützliches. Die Informationen sind sehr allgemein und meist viel zu unkritisch. Vielleicht erscheint es ihnen als zu riskant oder zu schwierig, sich in die Krebsbehandlung einzumischen – Tatsache ist, dass der Krebspatient in Deutschland kaum Möglichkeiten hat, eine von der Krebsindustrie unabhängige Bewertung seiner Lage zu bekommen.

Selbst gute Bücher über die Grundlagen der Therapie und die wichtigen Behandlungszentren fehlten bis vor kurzem, sieht man einmal von der durchaus gut gemachten Serie im Magazin «Focus» ab. Das beste Handbuch zu Krebs wurde ausgerechnet von einer Redakteurin der «Bild»-Zeitung in Zusammenarbeit mit der Deutschen Krebshilfe und zahlreichen Experten verfasst.[51] Es ist jedem Patienten zu empfehlen, der einen ersten Einblick gewinnen will und die Adressen von guten Kliniken und Kontakte für Zweitmeinungen benötigt. Auch das 2014 erschienene «Spiegel-Wissen»-Heft zu Krebs soll erwähnt werden, weil es einen guten Überblick über den Forschungsstand und am Beispiel einer Brustkrebspatientin einen sehr guten, natürlich subjektiven Eindruck vom Behandlungsverlauf bietet.[52]

4. Was kann die Politik tun im Kampf gegen den Krebs und die Krebs-Industrie?

Auch die Struktur der Krebsbehandlung selbst muss in den nächsten Jahren den neuen Herausforderungen angepasst werden. In Deutschland stehen wir vor der dreifachen Problematik, dass uns in vielen Regionen immer weniger qualifizierte Ärzte und Pflegekräfte für die Krebsversorgung zur Verfügung stehen werden, dass die Zahl der Fälle steigt und dass gleichzeitig die Behandlung immer komplizierter und dramatisch teurer wird. Bei keiner anderen Krankheit ist diese Entwicklung so stark. So steigt die Zahl der Demenzkranken zwar ebenfalls, und auch dort fehlt es zukünftig an Fachpersonal, aber die Behandlung ist in der Regel bei weitem nicht so komplex. Die Krebstherapie ist oft als Krieg bezeichnet worden, sowohl für das ganze Land als auch für den einzelnen Patienten. US-Präsident Richard Nixon hat 1971 mit der Unterzeichnung des «National Cancer Act» den «War on Cancer» begründet. Auch wenn er selbst sie nie verwendet hat, ist mit dieser Metapher der Charakter der Auseinandersetzung tatsächlich gut getroffen, denn auch der Kampf gegen den Krebs bringt Verluste, Schmerzen, Enttäuschungen, Rückschläge, Erfolge und steigende Kosten mit sich, und die Therapien sind das, was im Krieg die Waffen sind. Während Nixon noch optimistisch war, dass dieser Krieg im nächsten Jahrzehnt zu gewinnen sei, gehen führende Krebsforscher heute davon aus, dass wir dem Sieg noch nicht wesentlich näher gekommen sind.[1] In den Entwicklungs- und auch in vielen Schwellenländern verlieren wir ihn derzeit spektakulär. Dort stehen weder die teuren Behandlungsmethoden der Industrieländer noch gute Schmerztherapien zur Verfügung, während die Zahl der Fälle rasant steigt, weil die Menschen einerseits noch an den krebsverursachenden chronischen Infektionen wie z. B. Hepatitis leiden, die in den Industrieländern relativ unbedeutend sind, und andererseits häufiger als früher die bekannten Risiken eingehen.[2] Besonders die Zunahme des Rauchens und des Übergewichtes sind auch dort die größten Probleme.

Auch in Deutschland wird der Krieg gegen den Krebs zumindest in den nächsten zwanzig Jahren sehr schwer zu führen sein. Die für die steigende Patientenzahl notwendigen Onkologen, Chirurgen und Gynäkologen sind derzeit, von einigen Großstädten und einzelnen Regionen abgesehen, nicht in Sicht. Schon heute ist es vielmehr so, dass sie in ländlichen Gebieten und in ärmeren Stadtteilen Mangelware sind. In beiden Fällen gibt es zu wenig Privatpatienten, als dass leitende Ärzte hier das gleiche Einkommen erzielen könnten wie in den Großstädten insbesondere der alten Bundesländer. Selbst Chefarztpositionen können dann oft nur verzögert und nicht mit Idealbewerbern besetzt werden. An qualifizierten Pflegekräften mangelt es genauso, sodass wichtige Teile eines gut funktionierenden Krebsteams teilweise jetzt schon fehlen. In den ländlichen Regionen werden aber in Zukunft die meisten Patienten leben, denn während junge Menschen häufig fortziehen, bleiben die Älteren zurück. Gerade sie werden am stärksten von Krebs betroffen sein. In vielen Teilen der neuen Bundesländer stammen die Krebsärzte in den Kliniken bereits heute mehrheitlich aus dem Ausland. Als sie ausgebildet wurden, gab es in einigen ihrer Herkunftsländer die hier eingesetzten sehr aufwendigen und teuren Methoden noch gar nicht. Diese Ärzte werden von erfahrenen Kollegen oft nur angelernt, und es könnte schwer für sie sein, die immer komplexer werdenden Verfahren der Krebsbekämpfung vor allem dann anzuwenden, wenn unter Zeitdruck und mit geringer pflegerischer Unterstützung gearbeitet werden muss. Außerdem werden die Originalstudien meist in englischer Sprache publiziert, und sie setzen nicht unerhebliche Kenntnisse der Krebsforschung sowie oft auch der Epidemiologie voraus. Nicht in jeder Arztausbildung werden diese Kenntnisse vermittelt, insbesondere in Osteuropa nicht. Hinzu kommt, dass das Wissen in diesem Bereich mit großer Geschwindigkeit veraltet. So waren viele der hier genannten Krebsmechanismen und Medikamente vor zehn Jahren noch völlig unbekannt. Derzeit explodiert das Wissen über Krebs.

Bei keiner anderen Krankheit wendet es sich so konsequent gegen den Patienten, wenn der Arzt am Anfang der Behandlung auf die falsche Strategie setzt. Überlebt ein kleiner Teil des Tumors, bilden sich von ihm ausgehend die tödlichen Metastasen. Wählt man eine ungeeignete gezielte Therapie, bleibt einerseits die Wirkung aus, andererseits kann eine Resistenz gegen die Therapie entstehen, die gewirkt hätte, wenn sie zuerst zum Einsatz gekommen wäre. Wird der Tumor zu spät erkannt, kann er vom heilbaren zum unheilbaren Stadium fortschreiten. Der amerikanische Krebsforscher Sui Huang aus Seattle veröffentlichte im Oktober 2014 einen interessanten Aufsatz, in dem er den Krieg gegen Krebs mit dem Krieg gegen den Terror vergleicht und zutreffend feststellt, dass Krebs nach dem Satz von Nietzsche vorgeht: «Was mich nicht umbringt, macht mich stärker.»[3] Der Krebs kommt aus jeder Schlacht, die er nicht endgültig verloren hat, gestärkt zurück. Daher sind Behandlungsfehler unverzeihlich und oft tödlich.

Gegen den Würgegriff der Industrie

Die Gesundheitspolitik muss dafür sorgen, dass die neuen Krebsbehandlungen bei den richtigen Patienten in der richtigen Art und Weise eingesetzt werden können. Das ist neben der Preiskontrolle ihre zentrale Aufgabe. Was hat der Patient von einem angemessenen Preis für das neue Medikament, wenn es bei ihm gar nicht (oder anders) zum Einsatz hätte kommen dürfen? Diese Sorge klingt zunächst trivial und theoretisch, sie ist es aber schon heute nicht. In Deutschland gibt es bisher nicht eine einzige Studie, die untersucht, ob und welche der in Kliniken und Praxen eingesetzten Krebsmedikamente tatsächlich den Nutzen für die Patienten bringen, den man laut den Zulassungsstudien erwarten kann. Bei den Pharmaunternehmen erlischt das Interesse in dem Moment, da sie das Medikament zugelassen und auf dem Markt haben, bei den Krankenkassen, da sie es bezahlen müssen und der Preis feststeht. Und für die behandelnden Ärzte gilt, dass sie für weitere Forschungen in der Regel keine finanziellen Mittel haben, weil weder die Industrie noch die Kassen dafür aufkommen wollen. Geld gibt die Industrie meist nur für Marketingstudien, die der Umsatzsteigerung dienen und nicht der Beantwortung einer ernstzunehmenden Forschungsfrage. Von den Kassen gibt es allenfalls Geld für Projekte, die unmittelbar die Kosten senken, die aber ebenfalls meist ohne jeden wissenschaftlichen Wert sind.

Damit der Nutzen der Krebsbehandlung überprüft werden kann, müssen zwei Voraussetzungen geschaffen werden. Die erste ist der Aufbau und die Pflege eines flächendeckenden Krebsregisters, das deutschlandweit die Daten sammelt und zusammenführt – und zwar auch jene zur erfolgten Behandlung im Krankenhaus und in den Praxen. Nur so wären Erfolge messbar und Behandlungen steuerbar. In der Vergangenheit gab es immer

148

große Ängste vor Datenmissbrauch, die ein solches zentrales Register verhindert haben. Sie müssen durch ein transparentes Sicherheitskonzept überwunden werden, das dafür sorgt, dass alle Daten nur ohne Bezug auf die betroffenen Personen ausgewertet werden können. Wissenschaftler müssen die Möglichkeit haben, Einsicht in diese anonymisierten Datensätze zu beantragen und sie für sinnvolle wissenschaftliche Studien zu nutzen.

Schließlich müssen öffentliche Gelder für jene Studien zur Verfügung gestellt werden, die die langfristige Wirkung der Behandlung untersuchen.[4] Anderenfalls können wir kaum beurteilen, ob die enormen Summen, die die Krebsindustrie in den kommenden Jahren verschlingen wird, den Nutzen bringen, den wir mit der Bezahlung voraussetzen. Im Internet kann man sich heute über die Alltagsprobleme und Vorzüge eines jeden Autos informieren, das in Deutschland auf den Markt kommt. Für Krebsmedikamente oder Therapien gibt es dagegen keinerlei Auswertungen, sodass nicht einmal ausgeschlossen werden kann, dass die jetzt im Einsatz befindlichen Tyrosinkinaseinhibitoren bei bestimmten Patientengruppen viel größere Nebenwirkungen haben als bekannt.

Dieses Black-Box-Problem wird in Zukunft noch viel gravierender sein. Die Behandlungen werden komplexer, weil sich die Zahl der Medikamente und der möglichen Kombinationen vervielfacht. Die Patienten werden in immer kleinere Gruppen aufgeteilt, da verschiedene Krebsarten sich immer weiter differenzieren. Zudem werden viele Patienten mehrfach nach unterschiedlichen Konzepten behandelt, sodass eventuelle Nebenwirkungen nicht eindeutig auf bestimmte Behandlungen oder Kombinationen zurückzuführen sind. Gleiches gilt oft sogar für die Wirkung selbst. Um Klarheit zu schaffen, müssen alle Behandlungen registriert und ausgewertet werden, wie dies Anfang 2015 in England für Patienten des NHS beschlossen wurde.

Dort will man auch genetische Daten von 100 000 Patienten sammeln, damit die Erforschung und die Entwicklung neuer Behandlungsverfahren erleichtert werden.[5] Aus meiner Sicht sollte Deutschland eine ähnliche Initiative starten, denn ohne genetische Daten ist Krebsforschung heute leider nicht mehr möglich. Krebs ist eine Erkrankung, bei der schützende Gene versagen und fehlerhafte Wachstumsgene entstehen. Darauf basiert die gesamte Therapie.

Die alten Krebsregister waren nur unvollständige Flickenteppiche; die Daten wurden nicht zusammengeführt, und genetische Daten wurden nicht erfasst. Die Tumoren verglich man miteinander, indem man mikroskopische Bewertungen ihrer Aggressivität und Ausbreitung zugrunde legte. Die eigentlichen Unterschiede der Tumoren erkennt man aber nicht unter dem Mikroskop, sie liegen in den Genen. Die wichtigsten mutierten Onko- und Suppressor-Gene sind heute identifiziert und können ihrer Bedeutung nach für unterschiedliche Krebsarten als Treibergene, die das Wachstum bestimmen, und Passagiergene eingeteilt werden. Es ist aber noch nicht erforscht, wie sich mit diesem Wissen die Behandlung optimieren lässt. Wie wirken die Gene im Zusammenspiel? Welche Kombinationen von gezielten Angriffen sind wirksam? Was zeichnet Tumoren aus, die besonders gut und besonders schlecht reagieren? Für all diese Fragen braucht man epidemiologische und klinische Daten einschließlich der Genanalysen. Anders ist diese Forschung nicht möglich.

Wenn England und die Vereinigten Staaten Krebsfälle in großer Zahl genetisch auswerten und die Daten Wissenschaftlern zur Verfügung stellen, wird dort zudem die Erforschung sowohl von neuen Medikamenten als auch von neuen Behandlungsverfahren stattfinden. Wenn Deutschland ebenfalls diesen Sprung wagen würde, dann könnten auch deutsche

Biotechnologieunternehmen an der bevorstehenden Behandlungsrevolution teilnehmen. Mit ihrer Hilfe wären eine bessere Forschung, Behandlung und auch Kostenkontrolle möglich. Es ist nicht so, dass es diese Forschung in Deutschland bisher nicht gäbe, sie existiert nicht nur im Krebsforschungszentrum Heidelberg oder in Berlin, Köln, Mainz und anderswo. Es gibt auch einige Gründerfirmen, besonders hervorzuheben sind hier die privaten Investitionen in diesem Sektor durch den SAP-Mitbegründer Dietmar Hopp.[6] Aber ohne eine gänzlich andere Datengrundlage und eine gezielte Förderungspolitik ist es sehr unwahrscheinlich, dass Deutschland mit den globalen Entwicklungen Schritt halten kann. Bisher sind wir, was Krebsbehandlungen und die klinische Krebsforschung betrifft, eine für andere lukrative Importnation.

Die flächendeckende und umfassende Registrierung der Krebsdaten würde es auch den deutschen Universitätskliniken und Forschungseinrichtungen ermöglichen, sich aus dem Würgegriff der Industrie und im Besonderen einiger weniger großer Pharmakonzerne zu befreien. Wenn heute ein Forschungsprojekt nicht in die Pläne dieser Unternehmen passt, ist es nicht finanzierbar. Mittlerweile konkurrieren die Wissenschaftler in der Krebsforschung um die Gunst der Pharmakonzerne – und nicht umgekehrt. Das wiederum behindert die Forschung insgesamt, weil die Unternehmen nicht die wichtige Grundlagenforschung fördern, sondern im Wesentlichen nur das, womit die eigenen Produkte weiterentwickelt werden können.

Eine solide bezahlte Grundlagenforschung, gute Forschungsbedingungen, Zugriff auf die Daten der Krebsregister und eine nationale Strategie zur Förderung der Krebsforschung sind notwendig, um der Herausforderung Krebs überhaupt begegnen zu können. Jetzt ist der richtige Zeitpunkt, um mit dieser Initiative zu beginnen. Wenn man einmal von einigen Leukämien und

Lymphomen, dem Hodenkrebs und von den Immunbehandlungen und den kleinen Patientengruppen absieht, denen sie helfen können, sind fast alle bisherigen neuen Behandlungen der fortgeschrittenen Krebse gescheitert, sie führen nicht zur Heilung, sondern nur zur Lebensverlängerung. Die Gründe dafür wurden oben erläutert. Daher steht auch die Krebsforschung vor einem Neuanfang, auf den Deutschland bislang sehr viel schlechter vorbereitet ist als die Vereinigten Staaten, England, Kanada und – zumindest was die notwendigen Daten für diese Forschung betrifft – die skandinavischen Länder. Wenn nicht schnell gehandelt wird, kann es passieren, dass für industrieunabhängige Forschung das Geld fehlt und für Forschungsprojekte der Industrie die Daten. Dann wäre Deutschland vom Neubeginn der Krebsforschung abgehängt.

Zweiklassenmedizin – gerade bei Krebs nicht tolerierbar

Leider ist auch die Trennung zwischen privat und gesetzlich Versicherten ein großes Problem der Krebsbehandlung. Während man nicht behaupten kann, dass privat Versicherte generell im Vorteil sind (weil sie von einigen Ärzten mit überflüssigen Untersuchungen und Behandlungen regelrecht «gemolken» werden), sind sie es bei Krebserkrankungen tatsächlich, und die Unterschiede werden in Zukunft noch größer werden. Viele der besonders aufwendigen gezielten Therapien sind nur bei Spezialisten möglich, die über die notwendigen Kenntnisse, Medikamente und interdisziplinären Teams verfügen. Längst nicht jede Therapie kann überhaupt außerhalb von Studien angewandt werden. Oft hat die besonders aufwendige Behandlung für die Klinik wirtschaftlich keinen Sinn und kommt daher nur wenigen Patienten zugute. Dass dabei die Privatpatienten bevorzugt werden, kann niemand ernsthaft bestreiten, und ich habe es selbst oft genug erlebt. Zum Glück gibt es einige Spezialisten, die keine solchen Unterschiede machen, und sie habe ich schon vielen Patienten empfohlen, die um einen Rat baten. Aber der gesetzlich Versicherte hat es in der Regel immer noch viel zu schwer, an solche Spezialisten heranzukommen, auch deshalb, weil er selbst niemals erfährt, wie groß die Unterschiede in der Behandlung sein können. Ein führender Funktionär der privaten Krankenversicherung hat mir gegenüber einmal zugegeben, dass der Außendienst der Privaten Krankenversicherungen (PKV) mit genau solchen Äußerungen von mir die Versicherungspolicen vermarkten würde. Ich habe ihm zugesichert, dass ich politisch alles tun werde, um dieses Geschäftsmodell durch die Einführung der Bürgerversicherung zu zerstören.

Je komplexer die Behandlung einer Krankheit wird, desto häufiger werden sich in nicht optimal vorbereiteten Kliniken Fehler ereignen. Derzeit fallen große Behandlungsdefizite in der Krebsmedizin überhaupt nicht auf, weil, wie oben ausgeführt, keinerlei Erkenntnisse dazu vorliegen, wo in Deutschland Krebs mit welchem Erfolg behandelt wird. Für die geplante qualitätsorientierte Vergütung, die ab 2016 für alle Krankenhäuser eingeführt werden soll, fehlt es leider ausgerechnet in diesem Bereich an den notwendigen Daten, sowohl was die genaue Beschreibung der Erkrankung angeht als auch in Bezug auf die Behandlungsformen und ihre Ergebnisse. So werden wir zwar auswerten können, welche Krankenhäuser gute Hüftgelenksoperationen durchführen, aber voraussichtlich nicht, wo Darmkrebspatienten kompetent behandelt werden.

Allerdings könnte man den Einrichtungen mit schlechterer Qualität bisher auch nur bedingt einen Vorwurf machen. Wenn nicht ausreichend qualifiziertes Personal zur Verfügung steht, kann die Leistung nicht optimal sein. Auch werden hier eher finanziell schlechter gestellte und bildungsschwächere Patienten behandelt, die nicht so gut an der Behandlung mitwirken können. Und schließlich fehlt es oft an Geld und Infrastruktur für moderne Geräte und besonders teure Medikamente. Die Pharmaindustrie trägt ein Übriges zu diesem Gefälle bei, indem sie ihre Studien und damit die Nutzung der neuesten Krebsmedikamente häufig auf die bekannten Kliniken in den Groß- und Universitätsstädten beschränkt, sodass der Patient in der Regel schon wohnsitzbedingt von der Teilnahme an wichtigen Studien ausgeschlossen ist.

Das wird dazu führen, dass mobilere, einkommensstärkere und gebildetere Krebspatienten sich zunehmend in den bekannten Zentren behandeln lassen werden und die anderen «vor Ort bleiben». Daraus ergibt sich eine neue Form der Zweiklassenmedizin, von der erneut insbesondere Privatversicherte profitieren werden. Da die Onkologiezentren schon jetzt überlaufen sind und in vielen Universitätskliniken buchstäblich aus den Nähten platzen, werden nur die Privatpatienten einen mehr oder weniger gesicherten Zugang zu diesen Zentren haben. In vielen Fällen wird nicht die Schwere der Erkrankung zählen, sondern das Einkommen, die Bildung und die Krankenversicherung – eindeutig eine unethische Form der Rationierung von Spezialisten und Ressourcen.

Diejenigen Personen, die freiwillig gesetzlich versichert sind und auf dem Land oder in Kleinstädten leben, werden mit ihren hohen Beitragssätzen eine Versorgungsqualität und Struktur finanzieren, die sie vor Ort oft gar nicht in Anspruch nehmen können. Der Höchstsatz für die gesetzliche Krankenversicherung ist selbst für den Gutverdiener überall gleich, das Versorgungsangebot aber, das er lokal dafür bekommt, kann weit von Durchschnitts- oder erst recht Spitzenqualität entfernt sein.

Auf Dauer dürfen diese Unterschiede jedoch nicht bestehen bleiben. Das liegt zum einen daran, dass immer mehr gesetzlich Versicherte diese Form der Zweiklassenmedizin zu Recht grundsätzlich ablehnen. Die Mehrheit der Bevölkerung befürwortet schon heute eine Bürgerversicherung. Diese wird im Bundestag mittlerweile nur noch von der Unionsfraktion abgelehnt, allerdings beginnt auch deren Widerstand zu bröckeln. Genauso wichtig ist die finanzielle Entwicklung bei der PKV selbst. Schon seit drei Jahren verlieren sie Mitglieder, weil immer weniger junge Leute, die sich privat versichern könnten, dies tun.[7] Sie haben Angst davor, im Alter die steigenden Prämien nicht mehr bezahlen zu können, die schon jetzt teilweise deutlich über tausend Euro im Monat betragen. In einer Zeit, in der man mit sinkenden Renten rechnen muss, schreckt das viele ab. Neben den zurückgehenden Mitgliederzahlen ist die Kostenexplosion ein großes Problem der PKV. Ihre Mitglieder werden im Durchschnitt deutlich älter als die der gesetzlichen Krankenkassen, und die Behandlung eines Privatpatienten ist auch bei gleicher Leistung oft doppelt so teuer wie die eines Kassenpatienten. Daher steigen die Kosten viel rasanter als bei den gesetzlichen Krankenkassen, und die Prämien werden stetig höher. Und schließlich bringen die Kapitalrücklagen der PKV, genau wie die der Lebensversicherungen, immer weniger Rendite, sodass sich die Kapitalanlage nicht mehr lohnt. Die Behandlungskosten steigen auf jeden Fall deutlich schneller als die Kapitalrendite.

Man kann also davon ausgehen, dass das Geschäftsmodell der PKV nicht dauerhaft zu halten sein wird. Die einzige Gruppe, für die es bezahlbar bleiben wird, sind die Beamten, weil dort der Steuerzahler in der Regel bis zu siebzig Prozent der Behandlungskosten in Form der Beihilfe übernimmt. In gewisser Weise genießen damit die Beamten die Vorzüge der Zweiklassenmedizin, ohne dafür bezahlen zu müssen. Aber auch hier gibt es Probleme, da die Bezüge, die Pensionen und die Beihilfekosten die Haushalte immer schwerer belasten – und das in Zeiten der Schuldenbremse. Unlängst war zu beobachten, wie in Nordrhein-Westfalen der Versuch unternommen wurde, Teile der Besoldungserhöhungen der Beamten nicht an die höheren Besoldungsgruppen weiterzugeben. Das Vorhaben wurde aber durch das Landesverfassungsgericht gestoppt. Sehr viel sinnvoller könnte es mittelfristig sein, von der Beihilfe für Beamte auf gesetzliche Krankenversicherung umzustellen, weil damit langfristig nicht nur die Haushalte geschont würden. Würden Beamte wie jeder andere Steuerzahler behandelt, wäre das nur gerecht. Auch wäre vielen Beamten der Wechsel in die gesetzliche Krankenversicherung lieber als die Kürzung ihrer Pensionsbezüge, die langfristig unumgänglich werden könnte.

Um den verschiedenen Formen der Zweiklassenmedizin bei Krebs entgegenzuwirken, muss die Politik Sofortmaßnahmen ergreifen. Zuerst ist dafür Sorge zu tragen, dass unabhängig von der Versicherung die gleiche Behandlung auch gleich bezahlt wird, sodass es keine Anreize für Ärzte und Kliniken gibt, bestimmte Patienten zu bevorzugen, nur weil deren Behandlung besser vergütet wird. Heute ist die Gefahr groß, dass besonders schwere Fälle nicht von den besten Spezialisten behandelt werden, weil sich diese auf Privatpatienten oder Zusatzversicherte konzentrieren. Eine einheitliche Vergütung würde auch zu einer besseren Verteilung der Spezialisten im Land beitragen. Niemand kann wollen, dass Spezialisten mehr Zeit als nötig mit relativ einfachen Fällen verbringen, nur weil es sich bei diesen Patienten um Privatversicherte handelt. All dies ist weder gerecht noch effizient und könnte kurzfristig durch eine gemeinsame Honorarordnung und andere angeglichene Vergütungssysteme verhindert werden. Damit ließen sich auch die bestehenden wirtschaftlichen Probleme der Pensionskassen und der PKV zumindest teilweise relativ schnell lösen. Für jeden, der es wünscht, sollte zusätzlich eine Bürgerversicherung geschaffen werden, in der nicht nur alle gleich gut behandelt würden, sondern auch alle gemäß ihrem Einkommen Beitrag zahlen. Für alle Neuversicherten sollte die Bürgerversicherung Pflicht sein.

Damit allein aber können die regionalen Ungleichheiten und auch die Kapazitätsprobleme leider nicht gelöst werden. Die Arbeitsbedingungen für Pflegekräfte nicht nur in der Onkologie müssen ebenfalls deutlich verbessert werden, damit zusätzliches Fachpersonal gewonnen werden kann. Schon jetzt machen wie gesagt in vielen Kliniken die Krebskranken zwischen einem Drittel und der Hälfte der stationären Patienten aus, und ihre Zahl wird weiter steigen. Gleichzeitig nimmt die Zahl der jungen Menschen, die in den Beruf eintreten, allein aus demographischen Gründen stetig ab. Die meisten Pflegekräfte in den Kliniken gehören zur Babyboomer-Generation, und diese wird quasi im gleitenden Prozess aus dem Erwerbsalter in das Alter der Krebserkrankungen übergehen. Der durchschnittliche Krebskranke ist zum Zeitpunkt der Erkrankung etwas jünger als siebzig. Dieses Alter haben die ersten Babyboomer-Jahrgänge in nur zehn Jahren erreicht. Wenig später scheiden aber schon die letzten Babyboomer aus dem Beruf aus. Bei den Ärzten ist die Situation nicht viel anders. Hinzu kommt, dass die Fachrichtungen, die für die Krebsbehandlung relevant sind, in der Pflege und unter Ärzten im Vergleich eher an Beliebtheit verlieren. So bevorzugen viele Pflegekräfte heute die sogenannte Funktionspflege in den Fachabteilungen und Ambulatorien. Dort sind sie bei Eingriffen und Untersuchungen unterstützend tätig, aber arbeiten nicht direkt am Krankenbett. Viele junge Ärzte wählen die Orthopädie oder Radiologie und wollen ihr Arbeitsleben nicht mit der Operation oder Chemotherapie von Krebspatienten verbringen. Erst recht nicht in Städten, Stadtteilen oder Regionen, die kein attraktives Lebensumfeld bieten.

Es ist daher dringend notwendig, die Zahl der Medizinstudenten deutlich zu erhöhen. Zurzeit bekommt nicht einmal jeder zehnte Bewerber einen Studienplatz. Wir können froh sein, dass sich das Medizinstudium im Moment bei jungen Menschen einer so großen Beliebtheit erfreut, und sollten jetzt die Ärzte ausbilden, die später die Babyboomer behandeln müssen. Von Studienbeginn bis zum Ende der Facharztausbildung vergehen fast fünfzehn Jahre, daher wäre jetzt der späteste Zeitpunkt gekommen, um eine Wende herbeizuführen. Es hat keinen Sinn, dass eine Bewerberin trotz einer Abiturnote von 1,5 in Deutschland keinen Studienplatz für Medizin bekommt, wenn statt ihrer später eine Ärztin eingestellt werden muss, die in einem Land ausgebildet wurde, in dem man ein schlechteres Studium ohne vergleichbare Hürde aufnehmen konnte und die erst hier die deutsche Sprache lernen muss. Dies ist schon heute oft der Fall und wird in der Onkologie in vielen Teilen Deutschlands die Regel werden, wenn sich die Zulassungsbestimmungen für Medizinstudenten nicht ändern. Bewerber aus Ländern, in denen die Ausbildung gleich gut oder besser ist als in Deutschland, kommen fast nie dauerhaft als Ärzte nach Deutschland. Sie verbringen hier allenfalls eine gewisse Zeit in der Forschung. Langfristig in Deutschland tätige Ärzte aus den USA, Kanada, den skandinavischen Ländern oder aus England sind eine Ausnahme, während nicht wenige der hier ausgebildeten Ärzte ins Ausland gehen oder in die Industrie und die Forschung wechseln.

In der Pflege kann nur eine höhere Bezahlung bei gleichzeitiger Verbesserung der Arbeitsbedingungen helfen. Hier wäre es sinnvoll, familiengerechte Arbeitszeiten, etwa die 32-Stunden-Woche für Eltern, und gute flächendeckende Kinderbetreuungsangebote zu schaffen. All diese Maßnahmen kosten zwar Geld und könnten zu steigenden Beitragssätzen der Sozialkassen führen, sind aber notwendig, wenn wir zukünftig eine gute Krebsversorgung sicherstellen wollen. Viele Mitglieder der Babyboomer-Generation wären bereit, diese Beiträge auch im Rentenalter zu bezahlen, wenn sie im Falle einer Krebserkrankung gut behandelt und gepflegt würden. Die Sichtweise hier auf höhere Lohnnebenkosten zu verengen wäre unklug und auch unethisch, zumindest solange nicht für alle Bürger eine qualitativ gleiche Versorgung gewährleistet ist. Einkommensstarke Arbeitgeber und Politiker sind zwar privilegiert genug, um von den zu erwartenden Einschränkungen nicht betroffen zu sein, doch sie sollten so entscheiden, als wären sie es. Schon jetzt tragen die Patienten und ihre Familien einen hohen Anteil der Kosten, die eine Krebserkrankung mit sich bringt, selbst – die Produktivitätsverluste sind in Deutschland derzeit noch doppelt so hoch wie die Behandlungskosten. Deswegen würde auch nicht vorhandenes Pflegepersonal weitere Belastungen verursachen, denn dessen Arbeit müsste vermehrt von Angehörigen übernommen werden.

Deutschland braucht mehr Krebszentren und eine bessere Vernetzung

Auch die Organisation der Krebsbehandlung muss den neuen Herausforderungen angepasst werden. Die wichtigen Entscheidungen sollten zwar vom Patienten selbst getroffen werden, aber bei der Krebsbehandlung ist es realistischerweise so, dass die Patienten letztlich jene Therapie wählen, zu der ihnen der behandelnde Arzt rät. Dies gilt auch für Patienten, die sich über ihre Krankheit und die neuen Therapien informiert haben. So konnte z.B. in einer neueren Studie gezeigt werden, dass selbst in den Vereinigten Staaten nur ein Prozent der Patienten für eine unangemessene Behandlung selbst verantwortlich ist und dass diese fast immer der Empfehlung ihrer Ärzte folgen.[8] Dabei dürften die US-amerikanischen Patienten als besonders gut informiert gelten, denn sie nutzen das Internet für medizinische Informationen schon sehr viel länger und intensiver als die deutschen. Auch wirkt dort die Industrie zum Beispiel durch Werbung für Medikamente oder Kliniken sehr viel direkter auf die Patienten ein. Dies alles spielt bei der Krebsbehandlung jedoch eine geringere Rolle als bei anderen Krankheiten, weil der Patient die Vielzahl und die genaue Wirkung der für seinen Krebs vorhandenen Therapieoptionen kaum bewerten kann und sich zum Schluss auf den Rat des Arztes verlassen muss. Oft ist es so, dass der Patient im Internet über neue Therapien liest und dann seine behandelnden Ärzte gezielt darauf anspricht. Raten diese von der Therapie ab, ist das letztlich entscheidend.

Damit kommt den Ärzten die Schlüsselrolle im Kampf gegen den Krebs zu – für den einzelnen Patienten und für die Gesellschaft. Bei keiner anderen Krankheit ist seine Rolle so entscheidend für das Schicksal des Patienten. Auf die Entwicklung einer Demenz haben Ärzte zum Beispiel wenig Einfluss, das Gleiche gilt für viele neurologische Erkrankungen. Bei Diabetes oder Herzkrankheiten verantwortet der Patient selbst einen großen Teil des Behandlungserfolges, weil dieser nicht zuletzt davon abhängt, wie der Patient sein Leben umstellt und die Behandlung unterstützt. Im Vergleich dazu sind Krebspatienten eher machtlos. Umso wichtiger ist es, dass die bedeutendsten Entscheidungen von den besten Ärzten getroffen werden. Dafür aber müssen die Strukturen verändert werden.

Es wäre sinnvoll, wenn jeder Patient nach der Erstdiagnose oder bei Rückfällen mit seinen Befunden einem erfahrenen

Team von Krebsspezialisten vorgestellt würde, das dann für ihn und seinen behandelnden Arzt eine Therapieempfehlung ausspräche. Wenn diese Empfehlung eine Spezialbehandlung oder die Teilnahme an einer Studie vorsähe, die in der lokalen Klinik nicht angeboten werden kann, sollte der Patient verlegt werden. Nur so lässt sich sicherstellen, dass alle Patienten eine Chance auf bestmögliche Behandlung haben. Vereinzelt besteht ein solches Angebot in Deutschland, dort wo Spezialkliniken Tumorsprechstunden auch für Patienten anbieten, die nicht in ihrer Klinik behandelt werden. Dies ist aus meiner Sicht in vorbildlicher Weise etwa bei der Charité in Berlin der Fall, wo viele Fälle auch aus anderen Krankenhäusern besprochen werden. Andere Universitätskliniken tun dies ebenso, aber oft nur für die Patienten ihrer eigenen Klinik oder ihrer Lehrkrankenhäuser. Obgleich es dazu keine Daten gibt, ist mein Eindruck der, dass in Deutschland nur ein kleiner Teil der Krebsfälle von Spezialisten der verschiedenen Disziplinen erörtert wird. Auf jeden Fall ist es eine Seltenheit, dass man einem Patienten eine zweite Klinik empfiehlt, weil die für ihn beste Behandlung in der ersten nicht möglich ist.

Damit sich solche Krebssprechstunden von Spezialisten durchsetzen können, müssen die Politik und die Selbstverwaltung von Krankenkassen, Ärzten und Kliniken die Telemedizin ausbauen, also die Möglichkeit, dass sich Ärzte, denen alle Labordaten sowie Röntgen- und Mikroskopbilder des Patienten zur Verfügung stehen, per Videokonferenz besprechen. Das gibt es nach wie vor viel zu selten, und die Kosten werden nicht von den Krankenkassen erstattet. Eine technisch optimal vorbereitete Sprechstunde zwischen Spezialisten und behandelnden Ärzten einzuführen ist sehr viel billiger und sinnvoller als die milliardenteure Entwicklung der elektronischen Patientenkarte allein, die bisher nur ein paar persönliche Daten des

Patienten speichert und noch keinen Beitrag zur Verbesserung der Behandlung leisten konnte. Krebskonferenzen, die mit Hilfe der Telemedizin zwischen Spezialisten großer Zentren und kleineren Krankenhäusern stattfinden, sollten auch durch den neu geschaffenen und ab 2016 verfügbaren Innovationsfonds der Krankenkassen finanziert werden, zumindest ein Teil der jährlich bis zu dreihundert Millionen Euro sollte dafür zur Verfügung gestellt werden. Die Projekte, die Erfolg haben, können dann in die Routineversorgung übergehen. Ein Gesetz zur Förderung der Telemedizin ist auch auf dem Weg.

Außerdem müssen wir die Frage diskutieren, ob es überhaupt sinnvoll ist, dass in jeder kleinen Klinik Krebspatienten behandelt werden können, wie es heute der Fall ist. In vielen ländlichen Krankenhäusern in Deutschland ist das Fachpersonal für die optimale Operation und Behandlung von Krebs schon lange nicht mehr vorhanden, und es wird realistisch betrachtet nie mehr zurückkommen. In Zukunft werden die Kliniken miteinander um gut ausgebildete Ärzte konkurrieren. Diejenigen, die bereits zu wenig Fachpersonal haben, schlecht ausgerüstet sind und in Sachen Standortattraktivität nicht viel zu bieten haben, werden weiter zurückfallen. Hier wäre es richtig, die stationäre Krebsbehandlung ganz einzustellen und die Patienten für die akuten stationären Behandlungsphasen in weiter entfernte Spezialkliniken zu bringen. Insbesondere die betroffenen Kliniken selbst behaupten oft, die Patienten wollten sich nicht ortsfern behandeln lassen. Das ist aber nicht wirklich glaubhaft, wenn man bedenkt, dass die gleichen Patienten nach der teils nur zweiwöchigen Behandlung bereit sind, sich für viel längere Zeit in eine ebenso weit entfernte Rehaklinik zu begeben. Sie wären sicher auch zu einer Akutbehandlung in einer Spezialklinik bereit gewesen, wenn sie die Möglichkeit gehabt hätten und über die Qualitätsunterschiede und die eigene Prognose informiert gewesen wären. Die sich oft über viele Wochen hinziehende Therapie mit Chemotherapie, Antikörpern oder Tyrosinkinaseinhibitoren muss nicht einmal in Krankenhäusern, sondern kann in onkologischen Praxen durchgeführt werden. Das Gleiche gilt für eventuell notwendige Bestrahlungen, die in radiologischen Praxen stattfinden können.

Politisch kann hier auch der geplante und voraussichtlich ab 2016 zur Verfügung stehende Umstrukturierungsfonds für Krankenhäuser eine Rolle spielen, mit dem nicht mehr benötigte Kliniken sich beispielsweise in ambulante Behandlungszentren umwandeln ließen. Diese Zentren könnten dann die ambulante und teilweise stationär durchgeführte Krebsbehandlung der Patienten fortführen, deren Erstbehandlung in Spezialkliniken stattfand und deren Therapie durch eine interdisziplinäre Krebssprechstunde vorbereitet wurde. Damit würden Behandlungskosten reduziert und gleichzeitig die Qualität verbessert. Grundsätzlich müssen wir die Strukturen den neuen medizinischen Möglichkeiten und Notwendigkeiten anpassen – und nicht umgekehrt. Die Krebsbehandlung wird immer komplizierter und der Einsatz von Spezialisten immer dringlicher. Es hat keinen Sinn, Medikamente für mehr als hunderttausend Euro pro Patient so einzusetzen, dass sie diesem nicht nutzen oder durch die Bildung einer Resistenz sogar schaden. Dass jede Klinik jedes dieser Medikamente auch einsetzen darf, ist der Wunsch der Krebsindustrie, aber nicht im Sinne der Patienten.

Eine verbesserte Behandlung durch Krebssprechstunden von Spezialisten mit oder ohne Telemedizin setzt aber auch voraus, dass diese Beratung und Mitbehandlung für die Spezialkliniken angemessen vergütet wird. Das gibt es bisher nur in Ausnahmefällen. Somit bieten die Spezialkliniken diese Leistung vielfach auf eigene Kosten an und unterstützen damit häufig nur die Kliniken, mit denen sie um andere Patienten konkurrieren.

Auch dies ist einer der Gründe dafür, dass Krebssprechstunden bisher nicht weit genug verbreitet sind. Bis heute werden zum Beispiel die Vorbereitungen und Durchführungen von kollegialen Zweitmeinungen nicht kostendeckend vergütet. Daher sind die oft überbelasteten Spezialisten an dieser Zusatzarbeit nicht interessiert. Für den Patienten kann sie aber entscheidend sein.

Wirksam oder nicht – Hauptsache, lukrativ? Schluss mit den falschen Anreizen

Es darf nicht verschwiegen werden, dass es auch starke ökonomische Anreize für die Kliniken gibt, unnötige Krebsbehandlungen durchzuführen. In Deutschland liegen zur Über- und Fehlversorgung bei Krebs keine Studien vor, hier besteht dringender Nachholbedarf. In den Vereinigten Staaten hat man festgestellt, dass die Diagnose Prostatakrebs bei über 65-Jährigen nur in zehn Prozent der Fälle keine Behandlung nach sich zieht.[9] Dabei haben viele der Patienten ein Alter erreicht, in dem dieser Krebs oftmals nicht mehr behandelt werden sollte, sondern nur beobachtet werden muss. Außerdem würden die meisten Patienten bestrahlt statt operiert, was die Autoren der Studie damit in Zusammenhang bringen, dass Ersteres besser bezahlt werde. Auch in Deutschland steigt die Zahl der Bestrahlungen von Prostatakrebs rasant. Die Nebenwirkungen sind für viele Männer nicht anders als bei der Operation, viele leiden hinterher unter Impotenz und Problemen beim Wasserlassen.

Wie viele Operationen, Bestrahlungen, Chemotherapien, Hormonbehandlungen und gezielte Therapien in Deutschland durchgeführt werden, allein weil sie den Kliniken und niedergelassenen Ärzten hohe Einnahmen bringen, wurde bislang nie untersucht. Auch fehlen Erkenntnisse darüber, ob der Patient sich für den Eingriff entschieden hätte, wäre er besser aufgeklärt worden. In einer australischen Studie konnte beispielsweise gezeigt werden, dass die meisten Frauen selbst nach eingehender Aufklärung die Vor- und Nachteile des Brustkrebsscreenings nicht wirklich verstanden hatten.[10] Innerhalb der Gruppe aber, die gründlicher informiert worden war, sank die Quote derer, die das Screening anschließend noch wollten. Man kann davon ausgehen, dass dies auch für viele Krebsbehandlungen gilt: Der Patient bleibt über die Chancen und Risiken der geplanten Eingriffe im Unklaren, und in vielen fortgeschrittenen Fällen würde er auf die aggressivere und nebenwirkungsreichere Behandlung verzichten, wenn man ihn besser aufgeklärt hätte. Eine Befragung von 1200 Patienten mit metastasiertem Lungen- oder Darmkrebs ergab, dass die meisten Patienten das palliative Ziel ihrer Chemotherapie nicht verstanden hatten und glaubten, durch die Behandlung noch geheilt werden zu können.[11]

Es ist überaus wahrscheinlich, dass viele Ärzte diese Therapien auch empfehlen, weil sie sehr lukrativ und für das wirtschaftliche Überleben der Klinik oft unverzichtbar sind. Diese Unterstellung klingt zunächst ungeheuerlich, ist aber naheliegend. Falls entsprechende Studien in Zukunft das Gegenteil meiner Vermutung belegen würden, wäre ich froh und der Erste, der seinen Irrtum auch öffentlich eingestehen würde. Ich befürchte allerdings, dass ich richtigliege. Der stetig steigende wirtschaftliche Druck auf die Kliniken, die wirtschaftlichen Anreize für mehr Behandlungen für die leitenden Ärzte, die von Patienten und Ärzten überschätzten Behandlungseffekte – all dies macht es sehr unwahrscheinlich, dass die Überversorgung von Krebs nur eine abstrakte Bedrohung ist. So konnte gezeigt werden, dass Patienten die Wahrscheinlichkeit, ihre Krebserkrankung in fortgeschrittenen Stadien für weitere sechs Monate zu überleben, systematisch überschätzen, während Ärzte die Prognose viel besser einschätzen konnten. Auch konnte in einer Umfrage in den USA für Ärzte gezeigt werden, dass sie selbst im Falle einer unheilbaren und tödlich verlaufenden Krankheit zu 90 Prozent auf aggressive Therapien verzichten würden. Ihren Patienten bieten sie aber oft genau diese Therapien an, und die genaue und eingeschränkte Prognose teilen sie ihren Patienten oft nicht mit.[12] Wenn man bedenkt, dass in Zukunft jeder Zweite an Krebs erkranken wird, ist es fahrlässig, dass wir in Deutschland bisher keine einzige qualitativ brauchbare Studie haben, die sich mit genau diesem Problem der Überbehandlung auseinandersetzt. Ob etwa in privaten Kliniken anders behandelt wird als in öffentlichen oder in Spezialkliniken anders als in Stadtkrankenhäusern, inwiefern die Gewinne eine Rolle spielen, das alles sind relevante Fragen, über die wir nichts wissen. Auch über regionale Unterschiede wurde nicht geforscht, obwohl diese nicht nur in Deutschland für andere Erkrankungen sehr gut belegt sind.

Häufig wird die Über- und Fehlversorgung von Krebs und auch anderen schweren Erkrankungen mit den 2003 in Deutschland eingeführten Fallpauschalen «Diagnosis Related Groups» (DRGs) in Zusammenhang gebracht. Die Krankenkassen zahlen je nach Schwere der Erkrankung höhere oder niedrigere Behandlungspauschalen an die Kliniken, die berechnet werden, indem man die durchschnittlichen Behandlungskosten in ausgewählten Häusern als Grundlage nimmt. Bevor dieses System entwickelt wurde, an dessen wissenschaftlicher Bewertung und politischer Einführung ich damals selbst mitgewirkt habe, wurden die Kliniken nach Tagessätzen bezahlt. Zusätzlich gab es ein paar sogenannte Pauschalen und Sonderentgelte, aber den größten Teil des Budgets der Krankenhäuser machten die Tagessätze aus. Mittlerweile werden fast nur noch in Schwellen- und Entwicklungsländern feste Budgets oder Tagessätze verwendet.

Der Ansatz der DRGs ist es, dass es keinen Sinn ergibt, für vollkommen unterschiedliche Fälle die gleiche Summe zu bezahlen. Der tatsächliche Behandlungsaufwand sollte sich in den Preisen widerspiegeln, und genau das versuchen die DRGs. Ihr zentraler Vorteil ist also der, dass die Sätze für schwere und komplizierte Fälle sehr hoch sind. Jedoch hat die Medaille eine Kehrseite: Weil die komplizierte Behandlung jetzt so viel Umsatz und oft auch Gewinn bringt, ist die Tendenz stark, sie auch dann durchzuführen, wenn der Patient gar nicht davon profitiert. Von dieser Nebenwirkung der DRGs sind Krebspatienten leider besonders stark betroffen, da sie eine stetig und stark anwachsende Patientengruppe mit potenziell sehr hohen Umsätzen darstellen.

Diese Tendenz zur Überbehandlung von Krebs wird durch einige andere Faktoren begünstigt. Medizinstudenten und jungen Ärzten wird beigebracht, stets allein die Bekämpfung der Krankheit in den Blick zu nehmen. Das Gesamtwohl des Patienten darüber hinaus spielt kaum eine Rolle. Im Medizinstudium kam mir selbst nie der Gedanke, ob der monatelange Krankenhausaufenthalt, der das Leben des Patienten nur minimal verlängert hat, ihn nicht von anderen, wichtigeren Dingen fernhielt und vielleicht um die letzten Tage im Kreise seiner Familie brachte. Es wurde *gegen die Krankheit* und nicht *für den Patienten* behandelt. Dass der Kampf letztlich oft hoffnungslos und der Preis sehr hoch war, klammerte man in der Regel einfach aus.

Und schließlich empfinden wir Ärzte es als Niederlage, dem Patienten und seinen Angehörigen eingestehen zu müssen, dass wir mit unserem Latein am Ende sind. Es verletzt unseren Stolz und verunsichert uns. Ärzte müssen lernen, den Abbruch der Behandlung oder den Übergang in eine palliative, also lindernde und unterstützende und nicht mehr auf Heilung ausgerichtete Therapie nicht als persönliche Niederlage zu erleben. Viele, vor allem junge Ärzte sind ehrgeizig und kompetitiv. Ich war selbst nicht anders und bin schon beim Sport so erzogen worden, dass ich den zweiten Platz als einen Platz unter Verlierern empfand. Das wird heute nicht anders sein, allenfalls die große Anzahl von Frauen, die mit dem Medizinstudium in den letzten Jahren begonnen haben, macht in dieser Hinsicht vielleicht Hoffnung. Aber die ehrgeizigen Studenten von damals, die immer die Besten sein wollten und wenig Rücksicht auf Verluste nahmen – Studenten wie ich und die vielen anderen, die ich als Stipendiat ausgerechnet der Konrad-Adenauer-Stiftung gut kannte –, diese Studenten sind heute die Chef- und Oberärzte und bestimmen die Linie der Therapieempfehlungen. Wir müssen uns selbstkritisch die Frage stellen, ob dem Patienten die Behandlung bis zum Tod zugemutet werden sollte, auch wenn viele Ärzte diesen Weg selbst niemals gehen würden.

Die Krebsindustrie macht sich diese psychologischen und ökonomischen Anreize zunutze und weckt ihrerseits überzogene Hoffnungen, indem sie ihre Produkte als Heilsbringer vermarktet. Die Konsequenz kann aber nicht die Abschaffung der Fallpauschalen sein. Genauso wenig wie ihre Herabsetzung: Veranschlagte man weniger Geld für die Behandlung von Krebspatienten, dann würden auch jene Patienten nicht versorgt werden, die von der Behandlung profitierten. Im schlimmsten Fall stürben Patienten, weil sie aufgrund mangelnder Vergütung nicht behandelt würden. Auch das will niemand. Daher ist es mit den DRGs so ähnlich wie mit Demokratien: unmöglich schlechte Systeme – wenn man von allen Alternativen, die noch viel schlechter sind, einmal absieht.

In Zukunft müssen wir die Patienten sehr viel eingehender über ihre Überlebenschancen und Behandlungsalternativen aufklären. Das setzt aber voraus, dass auch die Ärzte besser ausgebildet werden und dass ihre Expertise auf eine wissenschaftlich fundierte Basis gestellt wird. Eine Grundlage, auf der sie die Chancen ihrer Patienten bewerten könnten, wären die tatsächlichen Überlebens- und Komplikationsraten der häufigsten Krebstherapien im Alltagseinsatz in Deutschland. Diese Daten könnten wir jetzt bereits auswerten, tun es aber nicht. Die Empfehlungen der Ärzte gehen hingegen oft selbst von den Best-Case-Szenarien aus Studien in Spitzenkliniken mit ausgewählten Teilnehmern aus, ohne zu bedenken, was ein Patient realistischerweise in seiner Klinik und seinem Behandlungsumfeld zu erwarten hat. So wurden z. B. in einer amerikanischen Auswertung die Überlebensraten von Nierenkrebspatienten, die die Kriterien für die Teilnahme an der Studie erfüllten, mit solchen verglichen, die sie nicht ganz erfüllten. Die Patienten, die für die Studie nicht optimal geeignet waren – immerhin 35 Prozent –, hatten eine viel höhere Sterblichkeit und lebten nur noch etwa zwölf Monate. Das weist darauf hin, dass die Überlebenszeiten in den veröffentlichten Studien viel zu hoch angesetzt sind.[13]

Prämien, die die Krankenhäuser für besonders viele behandelte Fälle oder besonders hohe Umsätze an ihre leitenden Ärzte zahlen, müssen in der Krebsmedizin ganz verboten werden. Da das Risiko der Überbehandlung aus den genannten Gründen ohnehin sehr hoch ist, ist es ethisch und ökonomisch nicht sinnvoll und nicht tragbar, dass das persönliche Einkommen eines Arztes auch noch davon abhängt, wie viele Krebspatienten er möglichst aufwendig behandelt. Dies gilt natürlich in noch größerem Umfang für die niedergelassenen Onkologen, die in Deutschland oft zusätzlich sehr undurchsichtige Verbindungen zur pharmazeutischen Industrie haben und deren Anteil an der Behandlung immer stärker steigt. Insbesondere deshalb, weil die gezielten Therapien vom Patienten auch häufig zu Hause eingenommen werden können und somit eine Behandlung durch den niedergelassenen Arzt einfacher und üblicher wird.

Krebsärzte sollten ein hohes und der besonderen Verantwortung angemessenes Einkommen beziehen, das unabhängig von der wirtschaftlichen Entwicklung ihrer Abteilung ist. Sonst besteht die Gefahr, dass sie die Krebspatienten mit bestimmten Therapien zu den Cashcows der Abteilung machen und ihnen somit oftmals die Möglichkeiten nehmen, ihr Leben würdevoll zu Ende zu bringen.

Das Honorarsystem belohnt aufwendige Behandlungen für den Arzt, z. B. das Anhängen und Kontrollieren von Antikörperinfusionen in der Praxis. Stattdessen sollte aber die Beratung der Patienten besser bezahlt werden. Ärzte, die Patienten von einer sinnlosen Behandlung abraten, brauchen dafür Zeit und das Vertrauen der Patienten. Viele Krebspatienten haben kaum die Chance, ihre Möglichkeiten und Alternativen in der kurzen Zeit zu begreifen, die für die Beratung bleibt. Krebsärzte müssen für solche Gespräche vergütet werden. Auch die von der Pharmaindustrie unabhängige Fort- und Weiterbildung muss gestärkt werden, denn bislang ist dieser Komplex zu eng an die Industrie gebunden. Bei den Referenten auf Weiterbildungen und Kongressen zu den Therapien handelt es sich fast immer um Professoren, die mit den anbietenden Firmen eng zusammenarbeiten. Zwar gibt es solche, die dabei trotzdem unabhängig bleiben, aber es sind längst nicht alle.

Schließlich muss die Gesundheitspolitik auch Alternativen aufzeigen zur akuten Krebsbehandlung. Oft fahren die Patienten mit der Therapie fort, weil sich ihnen keine anderen Möglichkeiten bieten. Diese können nur durch den Aufbau einer flächendeckenden und gut erreichbaren Palliativmedizin geschaffen werden. Schmerz- und Symptombehandlung zu Hause oder in der Nähe des Wohnortes und eine gute psychologische Betreuung können die Lebensqualität der Patienten erheblich verbessern und ihnen helfen, ihrem Leben in dieser schwierigen Phase einen Sinn zu geben. Häufig ist es der einzig mögliche Sieg über den Krebs, sich nicht permanent mit ihm zu beschäftigen. Anstatt sich auf einen verzweifelten Kampf zu konzentrieren, der doch längst verloren ist, wäre es gewinnbringender, sich um das zu kümmern, was im Leben sinn- und wertvoll ist und was man selbst noch beeinflussen kann. Dabei darf der Krebs den Patienten nicht mit Symptomen und Einschränkungen ablenken. Das zu ermöglichen ist die Aufgabe einer gut funktionierenden Palliativmedizin. Im Vergleich zu den kaum wirksamen und das Leben oft nur um Wochen verlängernden Therapien mit komplizierten Operationen und teuren modernen Medikamenten geben wir für die Palliativmedizin viel zu wenig Geld aus. Die Lebenserwartung von Patienten in der Palliativmedizin ist sogar höher als die derjenigen, die darauf verzichten.[14] So konnte gezeigt werden, dass Patienten, die frühzeitig in die Palliativmedizin aufgenommen werden, eine höhere Lebenserwartung haben als diejenigen, bei denen dieses Angebot später gemacht wurde. Auch der Hospizaufenthalt verlängert die Lebenserwartung.[15] Die flächendeckende Versorgung von Krebspatienten im Endstadium mit Palliativ- und Hospizangeboten würde somit die Lebensqualität und -erwartung dieser Patienten verbessern und gleichzeitig die Kosten für nicht wirksame teure neue Therapien und unnötige Krankenhausaufenthalte deutlich senken. Bei der Forschungsförderung und Bedarfsplanung fallen Palliativmedizin und Hospizversorgung meist hintenüber. So geben wir z.B. für die 2009 eingeführte Spezialisierte Ambulante Palliativversorgung (SAPV) nur sieben Prozent der Summe aus, die wir allein für die Medikamente der gezielten Therapien aufwenden.[16]

In der Krebsmedizin wird zwar unentwegt über Ökonomie und falsche Anreize gesprochen, aber in Deutschland gibt es dazu kaum Studien. Die Kosten-Nutzen-Relation besserer

171

Strukturen in der Palliativmedizin, die unterschiedlichen Kosten und Ergebnisse der Behandlung in Krankenhäusern unterschiedlicher Größe und Spezialisierung, die Differenzen der Behandlung in gewinnorientierten und nicht gewinnorientierten Krankenhäusern, die Erfolge der niedergelassenen Onkologen im Vergleich zur ambulanten Behandlung im Krankenhaus im Verhältnis zu den jeweiligen Kosten – all diese Fragen stehen im Raum und sind Grundlage für Spekulationen. Sie werden aber nicht systematisch untersucht. Angesichts von fünfhunderttausend neuen Krebspatienten pro Jahr ist dies insbesondere deswegen nicht akzeptabel, weil viele dieser Fragen gut untersucht werden könnten und mindestens so wichtig sind wie die Weiterentwicklung bereits bekannter Therapiepfade.

Leider ist dies auch ein Versäumnis meines eigenen Forschungsbereiches, der Gesundheitsökonomie. Kein einziger der Lehrstühle und keines der Institute für Gesundheitsökonomie in Deutschland veröffentlicht regelmäßig in der internationalen Fachliteratur Studien zur Über- und Fehlversorgung bei Krebs – dafür aber solche im Auftrag der Pharmaindustrie über den zukünftigen Bedarf an finanziellen Mitteln oder zur Kosteneffektivität von neuen gezielten Therapien.[17] Eine kritische Auseinandersetzung mit der Krebsindustrie wird von den Instituten für Gesundheitsökonomie, vorsichtig ausgedrückt, noch nicht im notwendigen Umfang geleistet.

Wie lassen sich Preise regulieren?

Die Gesundheitspolitik wird auch auf dem Sektor der Preisregulierung der neuen Therapien stärker gefordert sein als bisher. Dabei müssen die Kostenkontrolle und die Qualitätsverbesserung die beiden Schwerpunkte sein. Die in diesem Buch prophezeite

Kostenexplosion bei der Krebsbehandlung kann wesentlich von der Gesundheitspolitik gedämpft werden, aber dazu bedarf es neuer Instrumente. Mit dem 2011 in Kraft getretenen Gesetz zur Kostenkontrolle neuer Arzneimittel, dem Gesetz zur Neuordnung des Arzneimittelmarktes (AMNOG), wurde ein wichtiger Schritt in die richtige Richtung gemacht. Das muss ich eingestehen, obwohl eine solche Gesetzgebung nicht zu erwarten war, denn das Gesundheitsressort war damals von der FDP besetzt. Dennoch zeigt das AMNOG bei neuen und gezielten Therapien auch Schwächen, die bereits von Anfang an erwartbar waren.

Basierend auf einer Bewertung des IQWiG wird mit dem AMNOG der zusätzliche Nutzen eines neuen Medikamentes zur Krebsbehandlung eingeschätzt, nachdem dieses in Deutschland zugelassen wurde. In der Phase nach der Zulassung kann der Hersteller zunächst den Preis verlangen, den er auf dem hiesigen Markt durchsetzen zu können glaubt. Dieser Preis ist in der Regel aufgrund der deutschen Kaufkraft bei fast allen Krebsmedikamenten deutlich höher als in vielen anderen Ländern. Die Ausnahme sind die Vereinigten Staaten, weil es dort keine funktionierenden Preiskontrollen für Krebsmedikamente mehr gibt und die letzten Regeln von der Politik abgeschafft worden sind. Aber innerhalb Europas sind in Deutschland die Preise für neue Krebsmedikamente zumindest überdurchschnittlich hoch. Wenn die Bewertung des IQWiG vorliegt und der Gemeinsame Bundesausschuss mit Vertretern von Krankenkassen, Ärzten und Krankenhäusern den zusätzlichen Nutzen zum Beispiel als geringfügig oder erheblich eingestuft hat, verhandeln der Spitzenverband der Krankenkassen und der Hersteller über den Preis. Sollten die Verhandlungen scheitern, wird ein Schlichtungsversuch unternommen. Professor Wolf-Dieter Ludwig, der Vorsitzende der Arzneimittelkommission der deutschen Ärzteschaft, hat die 36 AMNOG-Beschlüsse zu Krebsmedikamenten seit 2011 bis 2015 ausgewertet. Bei keinem einzigen Medikament konnte ein erheblicher Zusatznutzen festgestellt werden, nur bei vierzehn Medikamenten war der Zusatznutzen beträchtlich.[18] Beim Rest, der Mehrheit der Produkte also, war er gering, nicht quantifizierbar oder gar nicht belegt. Daher wurde ein nicht unerheblicher Teil der Medikamente sehr kritisch bewertet, und es wurden Abschläge vereinbart durch die Verhandlungen zwischen Hersteller und GKV-Spitzenverband.[19] Trotzdem wird durch ein solches Vorgehen nicht viel Geld gespart.

Die Schwächen des Verfahrens liegen auf der Hand. Zum einen lohnt es sich für den Hersteller, das Arzneimittel sehr teuer auf den Markt zu drücken, da die Kassen zu Anfang wie gesagt jeden Preis bezahlen müssen. Gleichzeitig können die Hersteller die eigentliche Bewertung und die dann folgende Preisverhandlung mit Verzögerungstaktiken und Widersprüchen in die Länge ziehen. Und wenn der ursprünglich verlangte Preis sehr hoch war, kann er auch nach der Einigung noch enorm sein, denn letztlich ist er ein Kompromiss zwischen Hersteller und Kassen. Schon bei der Einführung des AMNOG habe ich dieses Procedere als Teppichhändlersystem bezeichnet: Zunächst verlangt man einen absurd hohen Preis und lässt sich dann auf einen immer noch zu hohen Preis herunterhandeln. Da sich mancher Teppichhändler gegen solche Verallgemeinerungen seines Geschäftsgebarens verwehrt hat, weise ich vorsorglich darauf hin, dass dies natürlich nicht für alle Teppichhändler gilt. Aber im Großen und Ganzen ist es so gekommen, wie ich befürchtet habe. Das AMNOG ist zwar kein schlechtes Gesetz, es hat aber die jährlichen Arzneimittelkosten nach Schätzungen der Krankenkassen nur um rund zweihundert Millionen Euro reduziert.[20] Das ist bei Gesamtkosten von mehr als dreißig Milliarden weniger als ein Prozent. Sollte der Kostendämpfungseffekt bei dieser Größenordnung verharren, wird das AMNOG die Kostenexplosion bei Krebs natürlich nicht beherrschen können.

Hinzu kommt, dass das Verfahren sehr aufwendig, langsam und wenig transparent ist. Immer wieder legen die Hersteller unvollständige Daten und Studienberichte vor, mittels deren der Nutzen des Medikamentes bewertet werden soll. Die Auswahl der Vergleichsmedikation ist regelmäßig strittig und der Vergleich mit einer Therapie ohne Arzneimittel unüblich. Spezielle Probleme entstehen durch den Vergleich von gezielten Therapien. Diese werden oft für sehr kleine Patientengruppen mit zuvor bestimmten genetischen Tumoreigenschaften zugelassen. Somit ergibt sich für jedes neue Krebsmedikament ein riesiges Spektrum seines relativen Zusatznutzens. Dieser hängt davon ab, wie genau die genetischen Marker im Tumor und in den Metastasen verteilt sind, welche anderen Merkmale der Tumor aufweist und ob er bereits vorbehandelt wurde. Des Weiteren ist wichtig, ob eine Kombinationsbehandlung vorgesehen ist und wie es sonst um den Gesundheitszustand des Patienten bestellt ist, um nur ein paar Faktoren zu nennen. Wenn demnächst die Vergleichsbehandlung keine klassische und häufig sehr viel billigere Chemotherapie mehr sein wird, dann kann das AMNOG kaum noch funktionieren. Schon eine leichte Veränderung bei einem der vielen Faktoren sowohl bei der Vergleichstherapie als auch bei der neuen gezielten Therapie würde auch das Gesamtergebnis verändern, und der Nutzen des neuen Medikamentes ließe sich schlechter abschätzen. Je nach optimistischer oder pessimistischer Betrachtungsweise fiele er ganz unterschiedlich aus – unter anderem auch deshalb, weil die bei der Zulassung vorgelegten Studien zu klein, zu positiv und zu vorläufig sind. Die statistischen Unsicherheiten sind gigantisch, da die meisten dieser Krebsmedikamente auf der Grundlage von nur einer einzigen Studie (!) zugelassen wurden.[21]

Hinsichtlich der Checkpoint-Inhibitoren muss außerdem das Sonderproblem gelöst werden, wie man den (vermeintlich) *gesicherten* Gewinn von wenigen Lebensmonaten durch die Behandlung mit Tyrosinkinaseinhibitoren und Antikörpern mit dem *wahrscheinlichen* Gewinn von mehreren Lebensjahren vergleichen kann. Während jeder Mensch vielleicht eine individuelle Idee davon hat, was er bevorzugen würde, kann die Gesellschaft sich in dieser Frage nur schwer festlegen. Was zählt mehr? Mit großer Wahrscheinlichkeit zusätzliche sechs Monate oder mit sehr geringer Wahrscheinlichkeit zusätzliche sechs Jahre? Das zu beantworten wäre aber eine Voraussetzung, damit der GBA den Zusatznutzen der Checkpoint-Inhibitoren vergleichend bewerten kann.

In den Vereinigten Staaten hat man die Kostenkontrolle von Krebsmedikamenten schon aufgegeben und das Medicare-System verpflichtet, jedes neue Krebsmedikament zu erstatten. In England berechnet das zuständige Institut (NICE) die Kosten-Nutzen-Relation neuer Medikamente. Ein Krebsmedikament, das deutlich mehr als 40 000 Euro pro Lebensjahr kostet, wird, wie im vorigen Kapitel erläutert, nicht erstattet. In diesem Fall kann es der Patient dann über einen staatlich geförderten Sondertopf beantragen. Dessen Mittelvergabe ist sehr intransparent, und es sind immer jene Patienten im Vorteil, die überhaupt in der Lage sind, einen solchen Antrag zu stellen, also in der Regel die Gebildeteren. Da das Geld in diesem Topf in anderen wichtigen Budgets im System fehlt, steht das Verfahren unter starkem politischem Druck.[22] Auch in den übrigen Ländern Europas sind die Erstattungsverfahren von neuen Krebsmedikamenten wenig erfolgreich und in Politik und Bevölkerung umstritten. Im Folgenden sollen einige Vorschläge für Deutschland diskutiert werden.

Zunächst könnte auch in Deutschland anstelle des AMNOGs

mit Kosten-Nutzen-Relationen gearbeitet werden, indem zum Beispiel Kosten pro Lebensjahr mit guter Lebensqualität (QA-LYS) berechnet würden. Der Vorteil eines solchen Verfahrens ist die bessere Vergleichbarkeit von Medikamenten, die sich bei der Lebensverlängerung, den Nebenwirkungen und der zu erwartenden Lebensqualität stark unterscheiden.[23] Da zumindest im Prinzip alle Behandlungsergebnisse in QALYS umgerechnet werden können, wäre das ein klarer Gewinn an Transparenz. Das Problem läge aber darin, dass die Selbstverwaltung von Kassen und Ärzten und letztlich die Politik eine Summe benennen müssten, ab der nicht mehr bezahlt werden darf. Ein solcher Schwellenbetrag, zum Beispiel 150 000 Euro pro gewonnenes Lebensjahr, wäre in Deutschland politisch nicht durchsetzbar, weil man dadurch den Wert des Lebens in Geld umrechnen würde, obgleich er dann mehr als dreimal so hoch läge wie in England. Die Transparenz des Verfahrens wäre gleichzeitig sein Vorteil und sein Todesurteil. Hinzu kämen viele technische Probleme, die hier nur angedeutet werden können. So ist die Umrechnung von Lebensverlängerung in Lebensqualität weder trivial noch unstrittig. Auch sind die Ergebnisse der Kosten-Nutzen-Analysen stark davon abhängig, ob man von optimistischen oder pessimistischen Annahmen ausgeht. Dieses Verfahren wird daher kaum zum Einsatz kommen, obwohl es auch außerhalb des offiziellen Erstattungsverfahrens die gewünschte Transparenz herstellt.

Stattdessen könnte man die frühe Nutzenbewertung der neuen Krebsmedikamente ergänzen und die Therapie im Alltag prüfen, durch eine sogenannte Nachzulassungsstudie. Nachzulassungsstudien sind Studien, die im klinischen Routineeinsatz prüfen, welche Krebsmedikamente in welcher Dosierung und in welcher Kombination wirksam sind. Sie können dabei grundsätzlich die Wirkung im Alltag prüfen und die Behandlungsprotokolle, also Dosierungen und Kombinationen der Medikamente, optimieren. Solche Studien haben in Deutschland Tradition, insbesondere bei den Lymphomen und Leukämien, wo sie weltweite Beachtung gefunden haben. Bei den soliden Tumoren fehlen solche von der Industrie unabhängigen Studien fast vollständig. Wenn sie mit öffentlichen Geldern gefördert würden, könnte man sie verwenden, um den Nutzen der zugelassenen neuen Medikamente nach der frühen Nutzenbewertung durch das AMNOG erneut zu bewerten. Dann könnten die nach der frühen Nutzenbewertung verhandelten Preise nach unten oder nach oben korrigiert werden. Der Vorteil wäre eine deutlich bessere Verwendung der Ressourcen der Krankenkassen und eine Verbesserung der evidenzbasierten Behandlungsleitlinien. Erstmalig würde die Wirkung der neuen gezielten Therapie bei den tatsächlichen Patienten überhaupt geprüft und nicht nur bei den wenigen vorausgewählten der Zulassungsstudien. Die Prüfung im Alltag bestünden nur die wirklich hilfreichen Therapien, die anderen Medikamente würden nicht mehr erstattet und verschwänden somit vom Markt, weil sie nicht mehr in die medizinischen Standards aufgenommen würden oder sogar die Zulassung für bestimmte Indikationen verlieren könnten. Nach einiger Zeit würde der Nutzen neu bewertet, zum Beispiel, wenn vergleichbare Alternativen entwickelt wurden.

Obwohl dieses Verfahren wichtig wäre und von führenden deutschen Krebsärzten in jeweils leicht unterschiedlicher Form auch vorgeschlagen wird, so überzeugt es bei näherer Betrachtung nicht. Zunächst müssten unter Routinebedingungen aufwendige Studien mit Patienten durchgeführt werden, die das neue Medikament bekämen bzw. die mit Alternativen behandelt würden. Unter Routinebedingungen sind aber die Auswahl der Patienten, die Erfassung der Behandlungsergebnisse sowie die Behandlungsdokumentation und -auswertung so komplex, dass es sehr schwierig sein kann, zuverlässige Ergebnisse ermitteln zu können. Die Zulassungsstudien sind zwar klein, sie müssen aber höchsten Qualitätsanforderungen entsprechen. Wenn sie über einen längeren Zeitraum angelegt wären und ein breiteres und somit repräsentativeres Patientenspektrum erfassen würden, dann wären sie einer Studie unter Routinebedingungen qualitativ klar überlegen. Aus meiner Sicht ist es daher zusätzlich unerlässlich, die Auflagen und Anforderungen der Zulassungsstudien deutlich zu erhöhen. Weshalb sollte ein Versagen der Zulassungspraxis nachträglich durch sehr schwer zu organisierende und teure, von den Krankenkassen zu bezahlende Routinestudien kompensiert werden? Es gibt mittlerweile eine sehr gute wissenschaftliche Grundlage für höhere und bessere Anforderungen an die Zulassungsstudien, übrigens federführend in den Vereinigten Staaten entwickelt von Top-Krebsspezialisten der amerikanischen Krebsgesellschaft ASCO.[24] Therapieoptimierungsstudien im Alltag sind eine sinvolle und wichtige Ergänzung, wenn die Zulassungsverfahren noch verbessert werden.

Auch in anderen Bereichen ist die schnelle und daher wenig zuverlässige Zulassung neuer Medikamente mittlerweile die Regel, zumindest in den Vereinigten Staaten, und gefährdet die Sicherheit der neuen Arzneimittel.[25] Die Europäische Zulassungsbehörde EMA muss wieder unabhängiger von der Industrie arbeiten können. Sie wird heute sogar wesentlich von der Pharmaindustrie finanziert, und ihr liegt viel daran, gut mit den Unternehmen zusammenzuarbeiten und die Medikamente schnell zuzulassen. Den Schwerpunkt ihrer Arbeit sollte aber vielmehr die Prüfung von Sicherheit und Wirksamkeit der Medikamente bilden. Entschleunigung und bessere Qualität der Studien, eine repräsentative Auswahl von Patienten, insbesondere auch älteren Patienten mit Nebenerkrankungen, Erfassung von Daten zur Lebensqualität und Komplikationen jeder Art, größere Patientenkollektive und andere Verbesserungen der Zulassungsstudien – darauf kommt es bei der Reform der EMA an. Ein Wettbewerb von FDA und EMA um die schnellste Zulassung letztlich oft tödlicher Wirkstoffe ist vollkommen unsinnig und vor allem gefährlich. Leider waren die EMA-Reformen bisher sehr intransparent und oft von Lobbyisten vorbereitet worden.[26]

Daher sind in allen Bereichen Studien unter Routinebedingungen unbedingt notwendig. Gerade bei neuen Medikamenten kann man kaum einschätzen, inwieweit die Ergebnisse aus den Zulassungsstudien auf den Alltag übertragbar sind. Dafür könnten sinnigerweise auch Mittel aus dem neuen Innovationsfonds der Krankenkassen eingesetzt werden, da es auch eine ihrer Aufgaben ist, die Wirksamkeit der eigenen Versorgungskonzepte nach dem Erstattungsbeschluss zu kontrollieren. Selbst wenn ein Medikament bei höheren Zulassungsstandards als wirksam bewertet wurde, ist die Frage offen, wie es in Deutschland in der Routineversorgung wirkt und wie man seinen Einsatz optimieren kann. Mit solchen Studien könnte Deutschland einen wichtigen Beitrag zur internationalen Krebsforschung leisten. Die Studien der Universität zu Köln zur Optimierung der Behandlung von Hodgkin-Lymphomen haben beispielsweise selbst die Praxis der Harvard-Onkologen beeinflusst und verbessert.[27] Wir sollten uns mehr auf die kontrollierte Analyse von neuen Krebstherapien unter Routinebedingungen konzentrieren und diese Therapien optimieren. Die Krankenkassen sollten solche Studien bezahlen, nicht nur weil sich mittelfristig so sehr viel Geld sparen ließe, sondern auch weil es den Patienten helfen würde, fundiertere Entscheidungen zu treffen. Ein Ersatz für die verbesserte Nutzenbewertung vor der Zulassung scheint mir das jedoch nicht zu sein.

Aus Kreisen der Industrie selbst wird vorgeschlagen, mit umsatzabhängigen Rabatten zu arbeiten. So bot Roche den Kassen an, den Angiogeneseblocker Bevacizumab (Avastin), ein Antikörpermedikament, ab einer bestimmten Umsatzhöhe umsonst zur Verfügung zu stellen. Das würde für die Firma de facto eine Umsatzgarantie bedeuten und den Markt für Konkurrenzprodukte teilweise blockieren. Der Vorschlag ist aus meiner Sicht unmoralisch, weil er den Anreiz setzt, möglichst viele Patienten mit dem gleichen Medikament zu behandeln. Ähnlich hat ihn auch der Vorsitzende der Deutschen Arzneimittelkommission Professor Ludwig aus Berlin eingestuft.[28] Im schlimmsten Fall würden Patienten wegen des Rabatts das falsche Krebsmedikament bekommen. Die Gewinner wären das Pharmaunternehmen und vielleicht die Krankenkasse, der Verlierer wäre der Patient. Er wäre den Verträgen zwischen Krankenkassen, Kliniken und Pharmafirmen ausgeliefert, eine undenkbare Situation.

Die Pharmafirmen setzen sich unermüdlich dafür ein, dass sie mit einzelnen Kassen Verträge zu einzelnen Krebsmedikamenten abschließen dürfen. Fast jede Woche treffe ich auf Lobbyisten, die genau das den Mitgliedern des Gesundheitsausschusses als eine «sinnvolle Weiterentwicklung des Krankenkassenwettbewerbs» verkaufen wollen. Dabei geht es allein darum, die Verhandlungsmacht des Verbandes aller Krankenkassen zu schwächen. Der Vorschlag bedient dabei die Eitelkeit und Naivität einzelner Spitzenfunktionäre der Kassen, die ernsthaft glauben, solche Medikamente besser bewerten zu können als z. B. das IQWiG oder NICE, oder sie erhoffen sich dafür einen Werbeeffekt für ihre Kasse. Aber würde der Vorschlag umgesetzt, würde das die Kostenexplosion beschleunigen und die Versorgung nicht besser machen.

Ein ähnlicher Vorschlag ist die erfolgsabhängige Vergütung. Dabei zahlt die Kasse nur dann, wenn der Patient auf die Behandlung anspricht, wenn etwa der Tumor schrumpft oder zumindest nicht weiterwächst. Obwohl ich in der Vergangenheit selbst dieses Erstattungsmodell wenigstens zur Erprobung vorgeschlagen habe, bin ich mittlerweile sehr skeptisch. Meist führen neue Krebsmedikamente kurzfristig dazu, dass der Krebs zurückgeht oder sich zumindest nicht weiter ausbreitet. Die entscheidende Frage wäre also nicht, ob überhaupt eine Wirkung eintritt, sondern wie stark und nachhaltig sie ist. Zum Zweiten hätten die Patienten, die nicht unmittelbar in den Genuss der Medikamente kämen, vielleicht den Eindruck, für die Pharmaunternehmen nicht lohnenswert zu sein. Bekommt man vielleicht ein bestimmtes Medikament nicht, weil die Gefahr besteht, dass es anschließend nicht bezahlt wird? Diese extreme Ökonomisierung der einzelnen Therapieentscheidung wäre sehr problematisch für das Vertrauensverhältnis von Arzt und Patient. Und schließlich müsste auch bei einem solchen Verfahren der Preis für jenes Medikament bestimmt werden, das nachgewiesenermaßen beim Patienten wirkt. Somit ist das wichtigste Problem nicht gelöst, obgleich die Pharmafirmen natürlich davon ausgehen, unter diesen Umständen den Preis allein festlegen zu können.

Eine befriedigende Antwort auf die Frage, wie die Masse der gezielten Krebstherapien in Zukunft erstattet werden soll, ist daher noch nicht in Sicht. Kein Industrieland hat dieses Problem bisher lösen können. Die Krankenkassen schlagen vor, das jetzige AMNOG-Verfahren so weiterzuentwickeln, dass das Pharmaunternehmen den ersten, selbst gesetzten Preis nur vorläufig bekäme und Rückstellungen bilden müsste für den Fall, dass der Nutzen später als deutlich geringer bewertet würde. Dann müssten die Unternehmen den Kassen Teile der Kosten zurückzahlen. Dieser Vorschlag löst zwar nicht die grundsätzlichen Probleme der vergleichenden Nutzenbewertung, sollte aber auch nicht endgültig verworfen werden.

Was politisch auf jeden Fall zu tun ist, liegt auf der Hand: Es müssen höhere Anforderungen an die Zulassung von gezielten Therapien gestellt werden. Da ihre Verwendung später nur schwer überprüft und reguliert werden kann, ist die in den letzten Jahren auch politisch betriebene schnelle oder gar beschleunigte Zulassung dringend zu überdenken. Die Zulassungsstudien müssen größer sein, die Patientenauswahl repräsentativer und die Ergebnisse aussagekräftiger. Es könnte auch vorläufige Zulassungen aufgrund von kurzfristigen Erfolgen geben, die an die Auflage gekoppelt wären, die Studien im Hinblick auf einen sich einstellenden Überlebensvorteil weiterzuführen. Alle Zulassungsstudien sollten verpflichtend auch Daten zur Lebensqualität enthalten, über die man bei der Nutzenbewertung bislang nichts weiß. Die führenden amerikanischen Krebsforscher fordern mittlerweile höhere Standards für die Forschung und Zulassung.[29]

Ein sehr großes Problem bei den Zulassungen ist es, dass die Pharmaunternehmen eine Art Windhundrennen veranstalten, bei dem der sogenannte «First to Market»-Gewinner einen großen Teil des Profits davonträgt, der sich durch eine neue Gruppe von Medikamenten erwirtschaften lässt. Da nur sehr wenige Pharmaunternehmen über ausreichend Ärzte- und Klinikkontakte sowie die Logistik und das Geld verfügen, um solche Studien in extrem kurzer Zeit durchzuführen, haben kleinere Firmen mit innovativen Produkten keine Chance, das Patent zur schnellen Zulassung zu bringen. Sie werden daher mitsamt allen Patenten an die großen Firmen verkauft. Das führt wie erwähnt dazu, dass eine sehr kleine Gruppe von Pharmakonzernen alle neuen Produkte auf den Markt wirft und den Krankenkassen mangels Wettbewerb extrem hohe Preise diktiert. Die vielen deutschen Mittelstandsunternehmen spielen daher bei den Krebsmedikamenten kaum eine Rolle. Wäre dies anders, wäre es gut für die hiesige Wirtschaft und auch für die Patienten und Krankenkassen. Eine Möglichkeit für diese Firmen bestünde darin, Forschungsnetzwerke aufzubauen (etwa in Zusammenarbeit mit der Fachgesellschaft für Onkologie und Hämatologie), die neue Wirkstoffe schnell und gründlich erproben könnten. Für Unternehmen, die mit der Zulassungsbehörde und dem GBA kooperieren, könnte es gesicherte Zulassungs- und Erstattungsverfahren geben, auch dann, wenn das Medikament nicht das erste seiner Art auf dem Markt wäre. Der Vorschlag kann hier nur umrissen werden, aber auch so ist klar: Das Preisbildungsmonopol der Pharmariesen lässt sich nur durchbrechen, wenn die Bedingungen für die Entwicklung und Zulassung von Krebsmedikamenten für deutsche Unternehmen mittlerer Größe deutlich verbessert werden.

Eine weitere politische Maßnahme, um die Kostenexplosion der Krebsmedikamente wenigstens zu begrenzen, liegt auf europäischer Ebene, denn die Mitgliedsländer der Europäischen Union könnten auch bei der Erstattung von neuen Krebsmedikamenten viel besser zusammenarbeiten. Die extrem hohen Gewinne der Pharmaunternehmen sind auch deshalb möglich, weil diese nach einer schnellen Zulassung durch die EMA in jedem Land einzeln maximale Preise durchsetzen können. Dabei erfolgt die nationale Erstattungsentscheidung oft zu schnell, und die Preise sind zu hoch, weil kein Land es sich leisten kann, dass das neue Medikament auf dem eigenen Markt wegen fehlender Erstattungsregeln nicht zu bekommen ist. Ein Pharmaunternehmen wird lieber auf einen Absatzmarkt verzichten, als mit dem Preis nachzugeben. Ein einziges Land macht oft nur wenige Prozentpunkte des Gesamtumsatzes aus, und dafür will man nicht das globale Preisniveau in Frage stellen.

Wenn aber die EU-Staaten geschlossen über die Erstattungsform und -höhe entscheiden würden, dann hätten sie gegenüber den internationalen Pharmakonzernen eine ganz andere Verhandlungsposition, und sie könnten auch nicht gegeneinander ausgespielt werden. Außerdem müssten nicht in jedem einzelnen Land die gleichen Zulassungs- und Nutzenstudien aufwendig ausgewertet werden; die Verfahren könnten verbessert und transparenter gestaltet werden. In einem vereinten Europa ist es ohnedies fragwürdig, dass die gleichen Arzneimittel von Land zu Land unterschiedlich erstattet werden. Rabattregeln in den jeweiligen Ländern könnten einen europäischen Preis ergänzen. Bei Hunderten von teuren gezielten Krebsmedikamenten, die in der Entwicklung sind, hat es keinen Sinn, dass alle Länder Europas durch die gleichen Mühlen der Preisfindung gehen und dass eine weder den Unternehmen noch den Versicherten zumutbare Parallelbürokratie entsteht. Würde man auch hier die Kräfte bündeln, wie es bei der Medikamentenzulassung schon weitgehend geschehen ist, gäbe es die realistische Chance auf günstigere Preise.

5. Vorbeugung und Früherkennung – was hilft, was schadet

Im Folgenden soll es um die verschiedenen Möglichkeiten gehen, einer Krebserkrankung vorzubeugen. Kennt man die Mechanismen von Krebs, versteht man viel besser, weshalb einige Wundermittel niemals wirken werden. Manche Vorbeugemaßnahmen haben sich in fünfzig Jahren Forschung als hilfreich erwiesen, andere nicht. Im Gegensatz zur Behandlung von Krebs sind die Möglichkeiten der Vorbeugung im Grunde viel besser erforscht, und man weiß, was auf welche Krebserkrankung welchen Einfluss hat. Zwar gibt es auch hier immer wieder neue Erkenntnisse und offene Fragen; So liegen die Ursachen für den häufigsten Krebs bei Männern, Prostatakrebs, noch völlig im Dunkeln, und es existiert gegen ihn derzeit keine wissenschaftlich gesicherte Prävention. Viele Risiken für andere Krebsarten jedoch sind mittlerweile bekannt und durch große Studien wiederholt belegt worden. Doch welche sind die wirklich gefährlichen Risikofaktoren, welche sind verschwindend gering? Welche Vorbeugemaßnahmen helfen nachweislich gegen die wichtigsten Krebsarten, welche resultieren aus weitverbreitetem Unwissen?

Grundsätzlich können Vorbeugemaßnahmen wie Sport und gesunde Ernährung auf der einen Seite und Risikofaktoren wie Rauchen oder Übergewicht auf der anderen Seite nur über die

Mechanismen wirken, die Krebs verursachen und die im ersten Kapitel beschrieben wurden, aber deren positive Wirkung wird erstaunlicherweise bisher wenig verstanden. Man weiß oft recht genau, was vorbeugt, aber nicht, warum. Das wahrscheinlich größte Problem ist dabei die Zellteilung selbst. Da bei jeder Zellteilung das Risiko besteht, dass es zu einem Fehler kommt, den die Zelle nicht beheben kann und bei dem ein Onkogen mutiert oder ein Suppressor-Gen zerstört wird, stellt eine erhöhte Anzahl von Zellteilungen immer ein erhöhtes Risiko dar.

Wenn zum Beispiel eine Frau früh in die Pubertät kommt und spät in die Menopause, wirkt das Hormon Östrogen länger auf die Brustdrüsenzellen ein; es kommt dort zu mehr Zellteilungen, und statistisch steigt das Risiko eines Brustkrebses.[1] Während Schwangerschaft und Stillzeit wird diese Wirkung ausgesetzt. Daher sinkt das Risiko, je mehr Kinder eine Frau bekommt und je länger sie stillt. Bekommt sie ihre Kinder in jüngeren Jahren, ist die vorbeugende Wirkung stärker, als wenn sie später geboren werden.[2] Daraus folgt, dass für eine Frau, die früh in die Pubertät kam, die nie schwanger war und spät die letzte Blutung bekommt, das Risiko am höchsten ist. Setzt sie die Hormonwirkung künstlich fort, indem sie bestimmte Ersatzpräparate einnimmt, erhöht sie das Risiko zusätzlich.

Dieser Mechanismus ist keine echte Überraschung, wenn man weiß, wie Krebs entsteht. Durch die Einwirkung des Östrogens und die damit einhergehenden Zellteilungen erhöht sich das Risiko. Insgesamt ist der Effekt der frühen ersten Blutung und der Kinderlosigkeit deshalb nicht sonderlich groß, weil es sich um eine lineare Verlängerung eines ohnehin bestehenden Risikos handelt. Die betreffenden Frauen sind dem Risiko gewissermaßen nur etwas länger ausgesetzt. Da es für Brustkrebs, die häufigste Krebserkrankung bei Frauen, aber noch viele andere Risikofaktoren gibt, von denen einige erst nach der letzten Blutung verstärkt wirksam werden, ist der Effekt der längeren Östrogeneinwirkung im Vergleich eher schwach. Dazu später mehr beim Thema Brustkrebs.

Ganz anders verhält es sich, wenn der Risikofaktor die Anzahl der Zellteilungen stark erhöht und auch die Zellteilung selbst gestört wird und dabei noch chronische Entzündungen verursacht, die dann Zellteilungen stimulieren oder andere Mechanismen der Krebsentstehung begünstigen, wie dies beim Rauchen in der Lunge geschieht. Es handelt sich um eine besonders gut untersuchte und einfach zu verstehende Folge des Rauchens. Im Tabakrauch sind 7000 Substanzen enthalten, etwa 250 davon verursachen bekanntermaßen Krankheiten, und etwa 70 verursachen Krebs, bei Tieren und bei Menschen.[3] Durch viele dieser Stoffe wird das Lungengewebe gereizt, und es kommt zu einer Art chronischen Entzündung. Damit ist nicht der sogenannte Raucherhusten gemeint, sondern eine spezielle Reizung des Gewebes, die eine erhöhte Zellteilung bewirkt. Mit jeder dieser Teilungen vergrößert sich das Risiko der Krebsentstehung. Man kann sich das so vorstellen, als würde die Lunge im Zeitraffer altern. Die Lunge eines fünfzigjährigen Rauchers ist durch die vielen Zellteilungen so gealtert, als wäre er weit über hundert Jahre alt. Während dieser Zeit ist an vielen Stellen des Lungengewebes längst Krebs entstanden, der durch den Prozess der Immunantwort jedoch wieder eingefangen werden konnte. Es ist nur eine Frage der Zeit, dass dies nicht mehr gelingt und ein Zellhaufen es schafft, den Tumor schnell genug lokal wachsen zu lassen oder in die Blutbahn zu bringen, sodass er sich als Metastase festsetzen kann.

Eine ähnliche, wenn auch etwas schwächere Wirkung hat Fleischkonsum auf die Entstehung von Darmkrebs, denn rotes Fleisch wie Rind, Schwein oder Kalb erhöht erwiesenermaßen das Risiko, an Dickdarmkrebs zu erkranken.[4] Fisch und Geflügel, sogenanntes weißes Fleisch, hingegen nicht. Man geht davon aus, dass der Darm während der Verdauung vom Blutfarbstoff Häm, der nur in rotem Fleisch vorhanden ist, zur vermehrten Zellteilung angeregt wird. Auch hier scheinen lokale entzündliche Prozesse eine Rolle zu spielen. Für diese Theorie spricht, dass das rote Fleisch bei keiner anderen Krebserkrankung per se eine große Rolle zu spielen scheint. Nur beim Dickdarmkrebs ist es bedeutsam, und nur dort wird es während des Verdauungsprozesses so lange abgebaut, dass es zu mehr Zellteilungen kommen muss.

Man kann also erwarten, dass Menschen, die sehr viel rotes Fleisch essen, öfter an Dickdarmkrebs erkranken. Zusätzlich erhöht sich das Risiko für diejenigen, die ohnehin an chronischen Darmentzündungen leiden.[5] Das Gleiche gilt für Fleischesser, die wenige Ballaststoffe zu sich nehmen, weil das Fleisch durch den verminderten Stuhlgang länger im Darm verbleibt und so das Wachstum länger anheizen kann. All dies ist der Fall und wissenschaftlich eindeutig belegt.[6]

Umgekehrt kann man erwarten, dass Medikamente, die entzündungshemmend im Darm wirken, das Risiko senken, weil es so zu weniger Zellteilungen kommt und entstehende Krebszellen besser abgewehrt werden können, der Einfluss von rotem Fleisch also etwas kompensiert wird. Auch das ist belegt, und es ist wahrscheinlich der Grund dafür, dass die regelmäßige Einnahme von Aspirin das Darmkrebsrisiko geringfügig mindert.[7] Die Wirkung ist allerdings so schwach belegt, dass Aspirin nicht als Vorbeugung generell empfohlen wird. Rotes Fleisch ist jedoch nicht der einzige Risikofaktor für Darmkrebs; wie unten gezeigt wird, ist etwa der Wurstverzehr ein noch größerer. Am Beispiel des roten Fleisches lässt sich das Prinzip der Risikofaktoren und ihrer Bekämpfung jedoch besonders gut erklären:

Es wirkt wahrscheinlich lokal, indem es die Zellteilung anregt, lokale entzündliche Prozesse anregt und die Entstehung von aktiven mutierten Onkogenen und abgeschalteten Suppressor-Genen befördert.

Der Genuss von rotem Fleisch führt somit zu einer beschleunigten Alterung des Darmes, ähnlich wie der Zigarettenrauch in der Lunge. Der Unterschied liegt aber darin, dass Rauch so viele Schadstoffe enthält, dass seine Wirkung die des Fleisches um ein Vielfaches übertrifft. Außerdem kann rotes Fleisch fast nur mit Dickdarmkrebs in Verbindung gebracht werden, während Zigarettenrauch ein Risikofaktor für nahezu alle Krebsarten ist. Rotes Fleisch wirkt lokal, Zigarettenrauch wirkt darüber hinaus im ganzen Körper. Zudem hat der Zigarettenrauch weitaus mehr zu bieten als nur die Anregung der Zellteilung. An ihm kann man fast jeden Mechanismus der Krebsentstehung erklären. Dazu später mehr.

Der zweite Mechanismus der Risikofaktorenwirkung ist die sogenannte Mutagenität, was man mit genetischer Veränderungskraft übersetzen könnte. Mutagene Stoffe erhöhen also die Wahrscheinlichkeit, dass bei der Zellteilung ein Gen verändert wird, und damit steigt natürlich das Risiko, dass ein Onkogen mutiert oder ein Suppressor-Gen zerstört wird. Das Krebsrisiko wächst also, ohne dass gleichzeitig die Zellteilung beschleunigt sein müsste. Oft ist es so, dass Giftstoffe, die die Zellteilungsrate erhöhen, gleichzeitig auch mutagen sind. Dies gilt für keinen Risikofaktor so sehr wie für den Tabakrauch.[8] Er treibt die Zellen geradezu ins Verderben, indem er sie zur Zellteilung reizt und sie zugleich derart dabei stört, dass permanent Fehler passieren. Mutagene Stoffe sind von größter Bedeutung für die Krebsentstehung, da sie auch dort wirken, wo es zu sehr wenigen oder gar keinen Zellteilungen kommt.

Ein klassisches Mutagen sind Röntgenstrahlen. Kurzfristig

zerstören sie unter anderem jene Gene, die zur Zellteilung notwendig sind, weshalb man sie zur Bekämpfung von Krebs einsetzt. Im umliegenden Gewebe werden aber auch Gene gesunder Zellen getroffen, die sich gar nicht vermehrt geteilt haben und deren Wachstumsgene unter Umständen später aktiviert werden. Langfristig können Strahlen also auch Krebs entstehen lassen, nämlich dann, wenn in einer gesunden Zelle zufällig genau die Gene beeinträchtigt werden, die die ungebremste Zellteilung vermeiden. So kann Jahre nach der erfolgreichen Bestrahlung des einen Tumors an der gleichen Stelle ein anderer entstehen.[9] Auch bei normalen medizinischen Untersuchungen eingesetzte Röntgenstrahlen können diese Wirkung haben. Sie spielen aber bei der Krebsentstehung keine große Rolle, weil die Strahlendosierungen mit der modernen Technik nicht mehr sonderlich hoch sind. Wichtigste Ausnahme sind hier allenfalls überflüssige Computertomographien bei denen z. T. sehr hohe Strahlendosen erreicht werden.

Ein weiteres gutes Beispiel für Mutagenität sind UVB-Strahlen. Diese sind neben UVA- und UVC-Strahlen Teil des normalen Sonnenlichtes. Während die besonders gefährlichen UVC-Strahlen durch die Ozonschicht gefiltert werden und UVA-Strahlen in tiefere Gewebeschichten der Haut eindringen und deswegen nicht ganz so problematisch sind, wirken UVB-Strahlen genau dort, wo es ohnehin zu vielen Zellteilungen der Haut kommt. Beide beschriebene Mechanismen kommen zum Einsatz: erhöhte Zellteilung und Mutagenität. Die Haut erneuert sich so regelmäßig wie kein anderes Gewebe (vergleichbar sind allenfalls Haarzellen, wenn noch ausreichend vorhanden) und ist daher sehr anfällig für mutagene Strahlen. Der mit Abstand häufigste Krebs ist daher eigentlich der weiße Hautkrebs. Jedes Jahr werden in Deutschland etwa 200 000 neue Fälle entdeckt.[10] Da er aber im Gegensatz zu fast allen anderen Krebsarten keine Metastasen setzt und nicht sehr tief in andere Gewebe eindringt, wird er nicht als klassischer Krebs gezählt. Am weißen Hautkrebs stirbt man nicht, aber auch er entsteht in der Regel durch die Einwirkung der Sonnenstrahlen.

Besonders bösartig hingegen ist der schwarze Hautkrebs, das Melanom, das zu mehr als neunzig Prozent auf Sonnenstrahlung zurückgeht.[11] Wenn der schwarze Hautkrebs nicht im frühen Stadium entdeckt wird, ist er meist tödlich, und man überlebt ihn in weniger als fünf Prozent der Fälle länger als fünf Jahre. Dies ändert sich, wie gesagt, momentan für eine Untergruppe der Betroffenen, bei denen die körpereigene Abwehr mit gezielten Therapien angeregt werden kann. Bei allen anderen ist ein fortgeschrittener schwarzer Hautkrebs fast immer tödlich. Dass der schwarze Hautkrebs so aggressiv verläuft, lässt sich aus den Mechanismen der Krebsentstehung gut ableiten. Da das Hautgewebe sich ohnehin oft teilt, sind weitere gefährliche Veränderungen der Krebszelle quasi natürlich beschleunigt, und man muss früh mit Metastasen in fernen Geweben rechnen. Auch daran wird geforscht.[12] Außerdem wirken alle Risikofaktoren außer dem UV-Licht fernab der Haut, nämlich etwa in der Lunge, dem Verdauungstrakt oder in den zentralen Organen und Gefäßen, so dass sie beim schwarzen Hautkrebs keine große Rolle spielen können. Daher sollte man vermuten, dass die einzige belegte Vorbeugemaßnahme der Sonnenschutz ist und dass es darüber hinaus keine wichtigen Risikofaktoren gibt. Im Großen und Ganzen ist auch genau das der Fall – insgesamt eine gute Ausgangslage für einen Krebs: Ein einziger wichtiger Risikofaktor, der, wenn er vollständig vermieden wird, den Krebs mehr oder weniger ausschließt. Einen solch direkten Zusammenhang gibt es nur bei sehr wenigen Krebserkrankungen. Die mit großem Abstand wichtigsten Beispiele sind der Lungenkrebs, der in mehr als neunzig Prozent der Fälle durch das

Rauchen verursacht wird,[13] oder der Gebärmutterhalskrebs, der zu fast hundert Prozent auf ein Virus zurückzuführen ist.[14]

Neben mutagenen Strahlen gibt es auch unzählige mutagene Chemikalien, die Krebs auslösen können. Viele von ihnen spielen in der Realität keine große Rolle, da die Konzentration, mit der sie in den Körper gelangen, nicht hoch genug ist. Ein gutes Beispiel ist das Schmerzmittel und entzündungshemmende Medikament Ibuprofen, das im Labor in hoher Dosierung krebserregend wirkt.[15] In der geringeren Dosierung, in der es als Schmerzmittel verwendet wird, könnte es aber sogar lebensverlängernd wirken, da es unter anderem bestimmte Entzündungsprozesse hemmt.[16] Wie viele mutagene Stoffe aktiviert Ibuprofen im Körper sehr selten Krebsmechanismen – im Vergleich zu dem, was sich spontan im Körper abspielt und was durch wichtigere und bekannte Risikofaktoren verursacht wird. Er ist daher kein wirklich bedeutsamer Risikofaktor. Das Gleiche gilt für sehr viele chemische Stoffe oder auch Arzneimittel.

Diese Erkenntnis ist vor allem deswegen wichtig, weil man immer Gefahr läuft, von den wirklich großen Bedrohungen abgelenkt zu werden, wenn man die kleinen überschätzt. Die Tabakindustrie hat das gezielt getan, um vom Schaden der eigenen Produkte abzulenken.[17] Nicht alles, was in Tier- und Zellversuchen mutagen ist, verursacht beim Menschen Krebs in ernstzunehmender Größenordnung. Deswegen hat eine reine Auflistung der Risikofaktoren, ohne sie mit den tatsächlichen Krebsfällen in Relation zu setzen, wenig Sinn: Im Folgenden möchte ich daher für die wichtigsten Krebsarten darlegen, wie viele der Fälle der jeweiligen Krebsart auf den jeweiligen Risikofaktor zurückzuführen sind. Nur so kann man gezielt vorbeugen, es relativieren sich viele unbegründete Ängste, und man kann sich auf die Faktoren konzentrieren, die wirklich relevant sind.

Folgendes Beispiel zeigt dies besonders deutlich. Es ist richtig, dass Pestizide und Kunstdünger im Tierversuch und im Labor Krebs verursachen können.[18] Gefährdet sind zum Beispiel Menschen, die – in vielen Entwicklungsländern gang und gäbe – diesen Mitteln in der Landwirtschaft in sehr hoher Dosierung ausgesetzt sind.[19] Jedoch gibt es keine überzeugenden Studien, die ein Risiko für Menschen aufzeigen, die regelmäßig unter Pestizideinsatz produziertes Obst und Gemüse konsumiert haben. Da Obst und Gemüse insbesondere bei Mundhöhlen-, Darm- und Lungenkrebs eine zwar kleine, aber klar belegte vorbeugende Wirkung haben, wäre es ein großer Fehler, aus Angst vor Pestiziden darauf zu verzichten.[20] Das gilt auch für Herz- und Kreislauferkrankungen, bei denen der Obst- und Gemüseverzehr noch deutlich sinnvoller ist als bei Krebs. Kauft man ohne Pestizide angebautes Biogemüse nur, weil man Angst vor Krebs hat, kann man sich das Geld eigentlich sparen. Das in der Regel teurere Bioprodukt mag aus anderen Gründen das bessere sein, bei Krebs spielt der biologische Anbau keine bewiesene Rolle. Der Nutzen von mit Pestiziden angebautem Gemüse und Obst ist größer als das Risiko – obwohl Pestizide im Laborversuch in hoher Dosierung krebserregend sind.

Doch wie genau schützen Obst und Gemüse bei der Entstehung von Krebs? Es sind drei Mechanismen, die zu der krebsvorbeugenden Wirkung beitragen. Der erste ist das Abfangen von sogenannten freien Radikalen in der Zelle. Freie Radikale sind chemische Reaktionsprodukte, die beim normalen Stoffwechsel entstehen und in höherer Dosierung anfallen, wenn mutagene Substanzen auf die Zelle einwirken. Ihnen gemeinsam ist eine sehr hohe Reaktionsfreudigkeit in der Zelle, die dazu führen kann, dass Gene beschädigt, Onkogene mutiert sind oder Suppressor-Gene zerstört werden, wenn sie mit diesen freien Radikalen chemisch reagieren. Obst und Gemüse haben eine sogenannte antioxidative Wirkung, das heißt, sie

194

fangen freie Radikale ein und verhindern so, dass diese in der Zelle Gene zerstören.[21]

Der zweite Mechanismus von Obst und Gemüse ist die sogenannte epigenetische Wirkung. Sowohl in Krebszellen als auch in gesunden Zellen können Gene abgeschaltet sein, wenn man sie eigentlich braucht, oder angeschaltet, wenn man sie nicht braucht – obwohl das Gen selbst intakt ist und es keine Veränderung in den Basenpaaren der DNA gegeben hat. Das geschieht aufgrund eines Prozesses, den man Methylierung nennt und in dem es zu kleinen Veränderungen des Gens durch das Anhängen einer Methylgruppe kommt. Dieser Prozess in der Zelle ist ganz normal. Nur so weiß die Zelle, welche Proteine sie herstellen muss, wie sie funktionieren soll, zu welcher Zellgruppe sie gehört, ob sie sich teilen soll usw. Bei der Krebsentstehung werden viele Suppressor-Gene durch Methylierung abgeschaltet, obwohl sie nicht defekt sind. Intakte Gene kommen nicht zu Hilfe, weil sie durch den Prozess der Krebsentstehung deaktiviert sind. Obst und Gemüse wirken hier, indem sie ganz gezielt Gene anschalten, die Krebs abwehren, und indem sie verhindern, dass solche Gene abgeschaltet werden.[22]

Die Epigenetik der Krebsvermeidung ist ein neues und ungemein wichtiges Forschungsfeld. Langfristig lassen sich hier vielleicht Möglichkeiten entwickeln, die wichtigsten Abwehrgene gegen Krebs zu schützen bzw. zu aktivieren. Das Deutsche Krebsforschungszentrum Heidelberg hat hier einen seiner Forschungsschwerpunkte und gehört in diesem Feld weltweit zu den besten Einrichtungen. Obst und Gemüse sind somit Gegenstand der Grundlagenforschung und erweisen sich als wichtige Helfer bei der Krebsabwehr. Der dritte Wirkmechanismus von Obst- und Gemüse ist die entzündungshemmende Wirkung, die im Vergleich aber weniger stark ist.

Die drei Mechanismen sind vor allem in Geweben wichtig,

in denen die Konzentration von freien Radikalen besonders hoch ist und es zu vielen Veränderungen der Onko- und Suppressor-Gene kommt. Aus den geschilderten Gründen ist dies besonders beim Raucher in der Lunge und im Dickdarm der Fall, wo durch die häufige Zellteilung bei gleichzeitiger Einwirkung mutagener Stoffe eine hohe Konzentration von freien Radikalen anfällt. Das Gleiche gilt für die Mundhöhle und die Speiseröhre des Rauchers, wo die Tabakgifte ebenfalls hochkonzentriert sind. Bei Rauchern reduzieren Obst und Gemüse den Krebs in der Lunge, in der Mundhöhle, in der Speiseröhre und im Dickdarm. Letzteres insbesondere bei denjenigen, die dem Darm zusätzlich hohe Schadstoffe zuführen, weil sie etwa viel Fleisch und Wurst essen oder viel Alkohol trinken. Bei anderen Krebserkrankungen haben Obst und Gemüse keine derartige Bedeutung, da sich bei ihnen die freien Radikalen nicht in dieser Konzentration bündeln.

Sport wirkt ebenfalls präventiv, indem er die gleichen drei Wirkmechanismen wie Obst und Gemüse nutzt. Sport hilft, freie Radikale einzufangen, und er methyliert Gene so, dass Onko- und Suppressor-Gene nicht aus dem Ruder laufen.[23] Zusätzlich aber beugt körperliche Aktivität Krebs vor, in dem sie die Immunreaktion des Körpers gegen Krebszellen verbessert.[24] Wie im ersten Kapitel gezeigt, ist es ein Merkmal der Krebszelle, dass sie die körpereigene Immunantwort umgehen oder ausschalten kann. Sport hilft offenbar den Immunzellen, den Killerzellen und den die Antikörper bereitstellenden B-Zellen, den Krebs zu erkennen und zu bekämpfen. Außerdem beschleunigt Bewegung die Verdauung, womit sich der Verbleib und somit die Wirkung von Giftstoffen im Darm verringert. Deshalb wirkt Sport vor allem vorbeugend gegen Darmkrebs.

Obwohl Sport diese beeindruckende Palette von positiven Eigenschaften hat, ist er bei der Krebsvorbeugung insgesamt rein quantitativ leider eine herbe Enttäuschung. Ein starker Raucher hat so ziemlich das gleiche Risiko eines Krebstodes, ob er nun viel Sport treibt oder nicht. Sport wirkt bei Herz-Kreislauf-Erkrankungen quantitativ sehr viel stärker als bei Krebserkrankungen, und die Gefäßalterung kann durch regelmäßigen intensiven Sport zum Teil aufgehalten werden. Wäre Sport bei Krebs auch nur annähernd so wirksam, wäre er das Wundermittel schlechthin. Ein weiteres Beispiel dafür, dass es auf die Größenordnungen ankommt und nicht auf die Anzahl der Wirkmechanismen. Allerdings muss man dem Sport zugutehalten, dass er die Prognose verbessert, wenn man bereits Krebs hat. Sport lohnt sich daher paradoxerweise oft besonders, wenn man bereits an Krebs erkrankt ist. Das gilt für fast jede Form von Krebs.

Das alles zeigt, wie wichtig es ist, zusammenhängende Risikofaktoren getrennt zu analysieren. Quantitativ ist Übergewicht z. B. ein größerer Risikofaktor als der Verzicht auf Sport. Da aber Sportler in der Regel weniger übergewichtig sind, hat man früher die Wirkung von Bewegung überschätzt. Tatsächlich aber haben schlanke Menschen, die keinen Sport treiben, oft das gleiche Risiko. So erhöht Übergewicht beispielsweise sehr deutlich das Brustkrebsrisiko, schon zehn Kilogramm machen viel aus. Viel weniger wird es von Sport beeinflusst, doch dieser trägt wesentlich dazu bei, dass man nicht zunimmt.

Während bei Krebs Übergewicht gefährlicher ist als Bewegungsmangel, ist es bei Herz-Kreislauf-Erkrankungen genau umgekehrt. Auch verstärken sich Risikofaktoren lokal oft durch ihr Zusammenwirken. Das beste Beispiel sind Alkohol und Rauchen. Der Alkohol verursacht, ähnlich wie rotes Fleisch in der Darmwand oder Tabakrauch in der Lunge, eine schnellere und fehlerhafte Zellteilung sowie Entzündungen, weshalb er selbst in geringer Dosierung Dickdarmkrebs verursachen kann.

Viel schädlicher ist jedoch die gleiche Menge Alkohol beim Raucher. Bei ihm führt die lokale Reaktion insbesondere in der Mundhöhle und in der Speiseröhre dazu, dass die Giftstoffe viel besser in die Zellen eindringen können.[25] Während jeder weiß, dass viele Raucher an Lungenkrebs sterben, ist weitaus weniger bekannt, dass Speiseröhren- und Mundhöhlenkrebs ebenso Folgen des Rauchens sind. Der Spiegel-Redakteur Jürgen Leinemann war Pfeifenraucher und hat oft offen über seine überwundenen Alkoholprobleme gesprochen.[26] Mit dieser Kombination von Risikofaktoren war er ein klassischer Kandidat für Mundhöhlen- oder Zungenkrebs, woran er letztlich gestorben ist. Sehr viele Patienten mit Speiseröhrenkrebs sterben an dieser Risikokombination, die sich noch verschärft, wenn wenig Obst und Gemüse konsumiert werden. Von der lokalen Krebsabwehr werden dann Höchstleistungen verlangt, für die hohe Konzentrationen antioxidativer Substanzen und epigenetischer Schutzreflexe notwendig sind. Selbst wenn man viel Obst und Gemüse isst, ist es jedoch nur eine Frage der Zeit, bis sich ein Verbund von Krebszellen der Abwehr entziehen kann. Hier bleibt nur derjenige gesund, der großes Glück hat oder von Natur aus mit einer besonderen Portion aktiver Suppressor-Gene ausgestattet ist.

Von allen Risikofaktoren für Krebs ist mit großem Abstand das Rauchen der wichtigste. Vor genau fünfzig Jahren begann man in den Vereinigten Staaten und etwas später auch in Europa, die Rolle des Rauchens bei der Krebsentstehung zu erforschen.[27] Trotzdem werden noch heute neue Krebserkrankungen auf das Rauchen zurückgeführt, von denen man dies früher nicht wusste. Mit der Zahl der Raucher geht auch die Zahl der Lungenkrebsfälle zurück – in Deutschland seit etwa 1980. Trotzdem sterben mehr Krebspatienten infolge des Rauchens als an allen anderen bekannten und vermeidbaren Risikofaktoren zusammen. In den Vereinigten Staaten sind im letzten Jahrhundert schätzungsweise zwanzigmal mehr Menschen durch das Rauchen gestorben als durch alle Kriege zusammen.[28] Im Vietnamkrieg starben langfristig viel mehr Soldaten durch die zur Verfügung gestellten Zigaretten als durch den Feind.[29]

Weil das Rauchen nicht nur der wichtigste vermeidbare Risikofaktor für Krebs, sondern auch für Herz-Kreislauf-Erkrankungen ist und weil einkommensschwächere Menschen öfter und stärker rauchen als einkommensstärkere, wird deren unterschiedliche Lebenserwartung vor allem durch den unterschiedlichen Tabakkonsum erklärt.[30] In jedem Fall ist das Rauchen mit großem Abstand der Hauptgrund dafür, dass einkommens- und bildungsschwache Menschen häufiger an Krebs sterben. Es ist belegt, dass Menschen mit geringem Einkommen mehr Stress haben, etwa weil sie sich um den Arbeitsplatz sorgen oder in finanzieller Not sind. Stress ist zwar kein Risikofaktor,[31] kann aber dann zu Krebs führen, wenn man raucht, um dem Stress zu begegnen. Die meisten Raucher rauchen umso mehr, je mehr Stress sie haben, und umso schwerer fällt ihnen das Aufhören. Dass chronischer Stress per se zu Krebs führen könnte, gehört zu den vielen Dingen, die bei Krebs plausibel klingen, auch immer wieder von Laien behauptet werden, die aber wissenschaftlich falsch sind.[32] Die Immunantwort auf Stress ist eine andere als die bei Krebs. Es gibt sogar Studien, die nahelegen, dass Stress vor Krebs, z. B. Brustkrebs, schützt. Wahrscheinlich ist aber, dass er wenig Einfluss hat.

Bis zu vierzig Prozent aller Krebsfälle könnten unter optimalen Bedingungen vermieden werden, nämlich wenn alle bekannten Risiken vermieden werden würden. Mehr als die Hälfte dieser Fälle geht allein auf das Rauchen zurück. Selbst Menschen, die nur wenige Zigaretten pro Woche rauchen, erhöhen ihr Krebsrisiko. Zigarren, Schnupf- und Kautabak sowie

Wasserpfeifen schaden genauso wie Zigaretten.[33] Diese aber sind mit großem Abstand am schädlichsten, da sie am weitesten verbreitet sind. Noch lange nach der letzten Zigarette können Lungentumore entstehen – erst nach zehn Jahren sinkt das Risiko deutlich.[34] In den nächsten Jahren wird der Lungenkrebs die bislang häufigste Krebstodesursache bei Frauen, den Brustkrebs, ablösen, weil die Raucherinnen der Babyboomer-Generation jetzt vermehrt an den Folgen des gestiegenen Tabakkonsums unter Frauen in den siebziger und achtziger Jahren erkranken. Das Rauchen aktiviert in der Lunge jedes der acht bekannten Merkmale der Krebsentstehung, und Lungenkrebs ist deshalb so tödlich, weil hier optimale Voraussetzungen für Metastasen und für das Wachsen in benachbarte Gewebe herrschen. Während beim Darmkrebs nach fünf Jahren noch etwa sechzig Prozent der Erkrankten leben, sind es beim Lungenkrebs nur ungefähr zwanzig Prozent.[35] Bis heute ist die Diagnose fortgeschrittener Lungenkrebs fast immer langfristig ein Todesurteil.

Eine funktionierende Früherkennung gibt es nicht. Bei Hochrisikorauchern wird derzeit an CT-Reihenuntersuchungen geforscht, aber bisher ohne aussagekräftige Ergebnisse.[36] Daher sitzt jeder Raucher auf einer tickenden Zeitbombe, die in dreißig Prozent der Fälle explodiert: Jeder dritte Raucher stirbt an den Folgen des Tabakkonsums.[37] Für einen langjährigen Raucher gibt es keine einzige Möglichkeit, sein Risiko zu senken – weder Sport noch Vitaminpillen, noch ein optimales Gewicht haben irgendeinen Einfluss. Isst ein Raucher wenig Obst und Gemüse, steigt zwar sein Risiko für Lungenkrebs, aber selbst Unmengen davon würden es nicht senken.

Der zweithäufigste Raucherkrebs ist der Speiseröhrenkrebs. Auch er ist besonders schwer zu behandeln, und nach fünf Jahren leben ebenfalls noch weniger als zwanzig Prozent der Betroffenen.[38] Neunzig Prozent der Fälle wären vermeidbar, und für die ist zum größten Teil das Rauchen verantwortlich.[39] Sowohl der Tabakrauch als auch die über den Speichel aufgenommenen Schadstoffe wirken direkt auf die empfindliche Speiseröhre. Auch hier gibt es keine Früherkennungsmethode, Metastasen bilden sich schnell, und das Risiko ist noch höher, wenn wenig Obst und Gemüse konsumiert werden. Im Unterschied zur Lunge spielen Alkohol und Übergewicht eine wichtige zusätzliche Rolle.[40]

Durch die doppelte Dosis von Krebsschadstoffen im Tabakrauch und Speichel ist bei Rauchern auch der Mund besonders gefährdet. Glücklicherweise wird Mundhöhlenkrebs im Gegensatz zu Speiseröhrenkrebs häufiger früh entdeckt, seine Prognose ist daher etwas besser. Auch bei diesem Krebs ist das Rauchen der mit Abstand wichtigste Risikofaktor, wichtiger als alle anderen Faktoren zusammen.[41]

Es gibt keine andere krebserregende Substanz, die so gefährlich und vielseitig ist wie das Rauchen. Während fast alle Risikofaktoren nur einzelne Krebsarten verursachen, ist das Rauchen für mindestens zehn unterschiedliche Formen von Krebs verantwortlich. Die meisten sind nur schwer zu behandeln und enden in der Mehrzahl der Fälle tödlich. Für den Prostatakrebs, den neun von zehn Patienten überleben, spielt Rauchen hingegen eine untergeordnete Rolle. Allerdings verläuft auch dieser Krebs bei Rauchern aggressiver als sonst, sodass sich für sie wiederum die Prognose verschlechtert.[42]

Erklärbar sind diese Fakten nur durch den Umstand, dass durch den Tabakrauch besonders zentrale Onkogene mutiert und aktiviert und Suppressor Gene deaktiviert werden.[43] Rauchen wirkt auf die wichtigsten Krebsgene, die Treibergene. Es kann auch lange Zeit nach dem Aufhören noch Krebs verursachen, und die Dauer des Rauchens und der frühe Beginn sind besonders entscheidend.[44] Wenn man zehn Jahre lang vierzig Zigaretten am Tag geraucht hat, ist das Risiko geringer, als wenn man zwanzig Jahre lang zwanzig Zigaretten geraucht hat. Hat man mit fünfzehn angefangen und raucht dann zwanzig Jahre lang, ist das Risiko höher als wenn man mit zwanzig anfängt und dann zwanzig Jahre lang raucht. Für andere Risikofaktoren sind Zusammenhänge dieser Art nicht belegt.

Es ist interessant, dass der Sport außer beim Darmkrebs bei keiner wichtigen durch das Rauchen verursachten Krebsart viel Schutz zu bringen scheint.[45] Das Rauchen kann der Sport auf keinen Fall kompensieren, selbst wenige Zigaretten pro Tag nicht. Deswegen erkranken auch viele rauchende Freizeitsportler an Krebs.

Während Strahlen und Tabak im Wesentlichen die Gene entweder direkt über Mutationen oder über den An- und Abschaltmechanismus der Epigenetik angreifen, wirken Übergewicht und Hormone wahrscheinlich durch ihre Funktion, das allgemeine Zellwachstum anzuregen.[46] Das Übergewicht scheint dazu noch entzündungsfördernd zu wirken. Allgemeine Wachstumshormone und Insulin spielen für die Häufigkeit der Zellteilung eine Rolle, die bekanntermaßen den Krebs befördern kann.

Daher ist gerade das Übergewicht als Risikofaktor für Krebs nach wie vor deutlich unterschätzt. Es ist nach dem Rauchen der zweitwichtigste Risikofaktor für Krebs. Hat man wie gesagt in der Vergangenheit dem Übergewicht für Herz-Kreislauf-Erkrankungen unter Umständen zu große Bedeutung beigemessen, wird mittlerweile immer deutlicher, dass Übergewicht das Risiko von Darmkrebs, Brustkrebs, Gebärmutterkrebs, Nierenkrebs sowie Bauchspeicheldrüsen- und Speiseröhrenkrebs deutlich erhöht. Die Mechanismen sind zum Teil unklar. Belegt ist nur, dass Übergewicht erhöhte Insulinwerte produziert, die zu Krebs führen können. Deshalb besteht auch für Diabetiker ein leicht erhöhtes Krebsrisiko.[47] Das Insulin wirkt einerseits als Zellwachstumsfaktor, während andererseits das Übergewicht selbst die Anzahl der Zellen erhöht – womit statistisch das Krebsrisiko steigt. Aus dem gleichen Grund erkranken große Menschen öfter an Krebs als kleine – sie haben einfach mehr Zellen.[48]

Hormone, insbesondere die Hormonersatztherapie nach der Menopause, erhöhen das Risiko von Brustkrebs, Eierstockkrebs und Gebärmutterkrebs. Auch hier ist der genaue Mechanismus noch nicht erwiesen, man muss aber davon ausgehen, dass auch Hormone Zellteilungen steigern. Ob auch die Antibabypille diese Wirkung hat, ist noch unklar. Eine neue Studie, die eine starke Erhöhung des Gehirntumorrisikos bei Frauen nach Einnahme der Pille zeigte, muss erst noch bestätigt werden.[49] Auch gibt es keinen belegten Zusammenhang zwischen den Testosteronwerten eines Mannes und seinem Risiko, an Prostatakrebs oder einer anderen Krebsart zu erkranken.[50] Erst wenn man Prostatakrebs hat, spielt der Hormonpegel eine Rolle.

Für andere Hormone, die etwa in der Nahrung vorkommen oder bei der Tiermast eingesetzt werden, ist bisher kein erhöhtes Risiko für irgendeine Krebserkrankung nachgewiesen. Dies steht im starken Widerspruch zur öffentlichen Wahrnehmung und klingt zunächst auch nicht plausibel. Dennoch konnten trotz umfangreicher Studien in den letzten vierzig Jahren keine Zusammenhänge beim Menschen abgeleitet werden. Wahrscheinlich sind die Dosierungen einfach zu niedrig, um bei ihm Schaden anzurichten. Bei Tier- und Zellexperimenten findet man solche Nachweise allerdings. Dies zeigt ein weiteres Mal, dass beim Krebs die Dosierung das Gift macht.

Letztlich ist die Hormonersatztherapie das einzige Beispiel für ein in der Praxis bedeutsam und gesichert erhöhtes Krebsrisiko durch Hormone überhaupt. Wenn man bedenkt, wie flächendeckend und unkritisch Gynäkologen weltweit noch vor wenigen Jahren ganze Kohorten von Frauen unter nachweislich falschen medizinischen Versprechungen mit diesen Hormonen versorgt haben, zeigt sich die Bedeutung der wissenschaftlich gesicherten Auswahl von Medikamenten und Nahrungsergänzungen. Erst durch die von JoAnn Manson von der Harvard-Universität geleitete Studie «Women's Health Initiative» konnte gezeigt werden, wie riskant die Hormonersatztherapie ist. Diese Studie war ein Meilenstein auf dem Weg zur sogenannten evidenzbasierten Medizin.[51]

Die Krebsvorbeugung und -behandlung ist auf den weiteren Siegeszug der evidenzbasierten Medizin angewiesen: Statt Expertenmeinungen oder Vermutungen müssen wissenschaftliche Studien von hoher Qualität die medizinischen Entscheidungen prägen. In der Krebsmedizin, viel häufiger als in anderen Bereichen, ist das sich später als sinnvoll Erweisende oft nicht das, was man für plausibel und wahrscheinlich gehalten hätte. Krebsmedizin ist wie eine Klettertour auf glatten Steinen, auf denen man rasch zu Fall kommen kann. Die evidenzbasierte Medizin, die es in Deutschland eigentlich erst seit Ende der neunziger Jahre gibt, weist den Weg durch diese Steinlandschaft. Das erste Symposium zur evidenzbasierten Medizin in Deutschland, an dem ich selbst teilgenommen habe, fand erst 1998 statt. Damals wurde diese Medizin als Kochbuchmedizin beschimpft, unter anderem von den älteren Professoren, deren Weisheit und Autorität durch die Studien in Frage gestellt wurde.

Zum Glück konnte dieses Denken in weniger als einer Generation von Wissenschaftlern in Deutschland überwunden werden, sodass wir mittlerweile nicht nur Anschluss gefunden haben, sondern sogar eine bedeutende Rolle in der evidenzba-

sierten Medizin spielen. Während die Gefahren der Hormonersatztherapie noch völlig ohne die Hilfe deutscher Forscher
entdeckt wurden und sich der Berufsverband der Gynäkologen
2002 noch per Fax fast wie ein Botschafter der Pharmaindustrie gegen die neuveröffentlichten Gefahren stellte,[52] spielt die
deutsche Krebsforschung heute eine beachtliche internationale
Rolle auf dem Gebiet der epigenetischen Faktoren und der Früherkennung – und nicht nur dort.

Wie kompliziert die Zusammenhänge sind und wie oft sie
vom Plausiblen und Erwarteten abweichen, lässt sich am Beispiel von Obst und Gemüse durch neue Studien zeigen. Jeder
denkt, Obst und Gemüse schützten vor Krebs, was zunächst
auch stimmt, wie wir gesehen haben. Da sich in Obst und Gemüse viele Vitamine befinden, die in anderen Lebensmitteln
nicht vorkommen, ging man lange davon aus, dass die Zufuhr
von hochdosierten Vitaminen in künstlicher Form ebenfalls
Krebs vermeidet. Dafür gibt es bis heute keinen einzigen Beleg,
im Gegenteil, bei Rauchern erhöht die Einnahme von Betacarotin sogar das Risiko, an Lungenkrebs zu erkranken.[53] Auch dies
konnte erst durch die Verfahren der evidenzbasierten Medizin
gezeigt werden, indem man in einer sehr großen Studie Rauchern über Jahre entweder Betacarotin oder ein Placebo gegeben
hatte. Im Ergebnis erkrankten die Raucher, die das Vitamin
genommen hatten, häufiger an Krebs. Mittlerweile hat man
solche Ergebnisse auch bei Mäusen mit anderen Antioxidantien
reproduziert.[54] Sie scheinen also ein wichtiger Risikofaktor zu
sein, der nicht nur für Betacarotin oder für Vitamine allgemein,
sondern auch für andere hochdosierte Antioxidantien gilt. Dabei ist noch unklar, ob hochdosierte Antioxidantien nur dann
das Krebsrisiko erhöhen, wenn es zumindest bereits Krebsvorstufen gibt, oder ob dies ab einer gewissen Dosierung ganz
allgemein zutrifft. Auf jeden Fall muss zum jetzigen Zeitpunkt

eher davor gewarnt werden, zum Schutz vor Krebs hochdosierte Vitaminpräparate und Antioxidantien einzunehmen.

Anfang der neunziger Jahre indes wurden sie, insbesondere hochdosiertes Vitamin E und Vitamin C, geradezu als Wunderwaffen gegen den Krebs gesehen. In einigen Beobachtungsstudien, bei denen untersucht wurde, wie sich Menschen ernährt hatten, die später Krebs bekamen, war herausgekommen, dass hoher Vitaminkonsum vor Krebs zu schützen schien. Ich war damals als Masterstudent der Epidemiologie an der Harvard-Universität mit den Forschern im Kontakt, die einen Teil dieser Studien selbst durchgeführt hatten. Auch sie glaubten an die Kraft der Antioxidantien, und mein Betreuer, Walter Willett, der damals bekannteste Epidemiologe und lange Zeit meistzitierte medizinische Wissenschaftler weltweit, nahm selbst täglich eine Vitamin-E-Tablette ein. Es war einfach plausibel, dass höhere Dosierungen einen besseren Schutz vor Krebs bieten würden, zumal wir wussten, dass freie Radikale Krebs verursachen und Antioxidantien diese neutralisieren können. So nahm auch ich jeden Tag brav meine hochdosierte Vitaminpille ein. Sie schien mir eine Art Impfung gegen Krebs zu sein. Auch andere Kollegen von der Harvard-Universität griffen zu, es war ein gigantischer kollektiver Irrtum. In der Krebsforschung wiederholt sich immer wieder, dass nichts so einfach ist, wie es scheint. Wie es einer der dortigen Wissenschaftler einmal formulierte: «Nothing is ever easy.» Nur ungern erinnert man sich heute an die damalige Naivität.

Für Obst und Gemüse gilt hingegen, dass sie zwar erwiesenermaßen vor Krebs schützen, aber weniger gut, als man erwarten konnte. Wenn man von den Raucherkrebsen einmal absieht, werden nur wenige Krebsarten durch Obst und Gemüse beeinflusst. Würden sich alle Deutschen optimal mit Obst und Gemüse versorgen, sänke die Krebsrate wahrscheinlich um vier

Prozent. Das ist deutlich weniger, als Laien vielleicht vermuten würden. Jeder von uns müsste pro Tag mindestens fünf Portionen Obst und Gemüse aufnehmen, das schafft zurzeit nicht einmal die Hälfte der Bevölkerung.[55] Viel ergiebiger wäre es, wenn noch mehr Menschen das Rauchen aufgeben würden, denn der Erfolg des Nichtrauchens bei der Krebsvorbeugung ist im Vergleich zum Obst- und Gemüseverzehr gigantisch: gesamtgesellschaftlich mindestens fünfmal so hoch und mindestens hundertmal so hoch bei den Rauchern.

Ist der Krebs einmal entstanden, könnte es sein, dass sogar die Antioxidantien in Obst und Gemüse mehr schaden als nutzen. Darauf weisen ebenfalls Studien mit Mäusen hin, die zu 99 Prozent die gleichen Gene wie Menschen haben.[56] Wie bei den Mechanismen zur Krebsentstehung erläutert, liegt ein zentraler Abwehrmechanismus gegen Krebs in der Apoptose, der Zerstörung der defekten oder veränderten Zellen. Derzeit wird untersucht, ob der bereits entstandene Krebs die Antioxidantien im Obst und Gemüse quasi missbrauchen kann, um der Apoptose zu entkommen. Dieser Effekt würde erklären, warum in der erwähnten Raucherstudie diejenigen, die Betacarotin bekamen, mehr Krebsfälle aufwiesen als diejenigen, die nur ein Scheinvitamin einnahmen. Die notwendigen Selbstmordgene werden in diesen Fällen durch Antioxidantien abgeschaltet.

Da Obst und Gemüse vor Herz-Kreislauf-Erkrankungen hingegen einen klar belegten Schutz bieten, könnte man meinen, dass die eher enttäuschende Wirkung gegen Krebs keiner Erwähnung wert wäre. Dennoch ist auch hier Aufklärung vonnöten, denn es gibt viele Menschen, die sich auf eine solche vermeintliche Schutzwirkung bei Krebs verlassen und ihr Risiko unterschätzen. Eine übergewichtige Frau etwa, die sehr viel Obst und Gemüse isst, könnte glauben, sie hätte ein niedrigeres Risiko als eine ansonsten vergleichbare schlanke Frau, die nur wenig natürliche Vitamine zu sich nimmt. Das Gegenteil ist aber der Fall. Jemand, der viel Wurst und Fleisch isst, erhöht sein Risiko für Darmkrebs, egal, ob er zusätzlich ausreichend Salat mit auf den Teller packt. Jemand, der vierzig Jahre lang geraucht hat, sollte sich nicht darauf verlassen, dass er das Lungenkrebsrisiko durch Obst und Gemüse noch beeinflussen kann. Im Gegenteil kann es sein, dass er sein Risiko durch die gesunde Ernährung sogar erhöht, nämlich dann, wenn sein kleines Nest von Lungenkrebszellen mit Hilfe der zugeführten Antioxidantien der Zellvernichtung durch Apoptose und Suppressor-Gene entgehen kann.

Den Leser, der nun verunsichert ist, was man überhaupt tun kann und soll, um Krebs vorzubeugen, will ich an dieser Stelle auf das Ende dieses Kapitels verweisen, wo die Empfehlungen zur Vorbeugung zusammengefasst werden. Dabei gilt: Gegen Krebs kann man nicht generell vorbeugen. Es gibt keinen einzigen Risikofaktor, der für alle Krebsarten eine Rolle spielen würde. Die meisten Krebsarten haben ihre eigene kleine Liste von bekannten Risikofaktoren. Es gibt insgesamt mehr als zweihundert verschiedene Krebsarten, daher möchte ich mich hier auf die vier wichtigsten konzentrieren: Lungen-, Brust-, Prostata- und Darmkrebs verursachen mehr als die Hälfte aller Fälle. Die seltenen Krebsarten summieren sich auf nur fünf Prozent aller Fälle, und für sie sind keine Risikofaktoren bekannt.

Die vier wichtigsten Krebserkrankungen

Lungenkrebs: Lungenkrebs ist der häufigste und tödlichste Krebs beim Menschen überhaupt. Gleichzeitig macht er mehr als die Hälfte aller Krebsfälle aus, die man durch die Lebensweise hätte verhindern können. Neuere mathematische Modelle des renommierten und bereits zitierten amerikanischen Krebsforschers Bert Vogelstein und seines Kollegen Tomasetti legen nahe, dass man wahrscheinlich bis zu siebzig Prozent der Krebsfälle auch durch optimale Prävention nicht vermeiden könnte.[57] Sie entstehen im Rahmen der natürlichen und lebensnotwendigen Zellteilungen und sind der Preis für unser langes Leben, den einige sehr frühzeitig bezahlen müssen, weil sie in der genetischen Lotterie ein schlechtes Los gezogen haben. Bei so vielen nicht vermeidbaren Krebsfällen sollte zumindest das große Potenzial beim Lungenkrebs genutzt werden.

Mehr als neunzig Prozent der Lungenkrebsfälle aber wären durch Nichtrauchen vermeidbar.[58] Die übrigen zehn Prozent gehen zurück auf Schadstoffe am Arbeitsplatz, im Wesentlichen Asbest oder Strahlen aus der Umwelt. Wie groß ist das Risiko für den einzelnen Raucher? Etwa sechzehn Prozent aller Männer, die ihr Leben lang geraucht haben, werden bereits bis zum Alter von 75 Jahren an Lungenkrebs verstorben sein. Das Risiko, durch das Rauchen an anderen Krebsarten zu sterben, kommt noch hinzu. Das Risiko sinkt hingegen von sechzehn auf zehn Prozent, wenn der Raucher mit sechzig Jahren aufgehört hat. Es sinkt auf sechs bzw. drei Prozent, wenn er sich mit fünfzig bzw. vierzig Jahren das Rauchen abgewöhnt hat. Dies zeigt deutlich, wie sehr es sich lohnt, auch spät noch aufzuhören. Mehr als 95 Prozent der Raucher, die noch mit vierzig Jahren aufhören, werden nicht an Lungenkrebs erkranken. Von den anderen Gesundheitsgewinnen einmal ganz abgesehen.

Die Strahlen aus der Umwelt, die Lungenkrebs verursachen können, sind in der Regel Radonstrahlen, die aus dem Boden austreten können.[59] Die Belastung ist von der Beschaffenheit des Bodens abhängig, auf dem man lebt. Häuser mit hoher Radonbelastung stellen ein Risiko dar, das sich durch eine Messung im Keller bestimmen und nur durch einen Umzug umgehen lässt.

In Süddeutschland sind die Werte höher als im Norden. Wer ein unterkellertes Haus zu kaufen beabsichtigt, für den kann es sich in Gegenden mit erhöhter Bodenbelastung lohnen, die Radonkonzentration zu messen. Auch haben diejenigen ein höheres Lungenkrebsrisiko, die in ihrer Jugend oder Kindheit etwa wegen eines sogenannten Hodgkin-Lymphoms in der Lunge bestrahlt worden sind.

Was die Umweltgifte betrifft, ist neben Asbest, den es immer weniger gibt, der Dieselstaub von Bedeutung, wobei die Rußfilter in modernen Dieselfahrzeugen die Belastung bereits gemindert haben. Trotzdem funktionieren diese Filter im Alltag oft schlechter als vermutet, und somit ist auch das Risiko für Menschen, die an stark befahrenen Straßen leben, höher.[60] Besonders groß ist es an Straßen, die viel von Lkw und Bussen befahren werden. Da sogar bei 200 Metern Abstand zu einer vielbefahrenen Straße auch das Risiko für Herzkrankheiten noch erhöht ist, wird das Wohnen hier langfristig als Gesundheitsrisiko öffentlich bekannt werden. Selbstverständlich sind dies nur minimale Gefahren im Vergleich zum Rauchen selbst, und sogar der Tabakrauch, der zu Hause oder am Arbeitsplatz auf einen Nichtraucher einwirkt, hat eine größere Bedeutung.

Wie oben ausgeführt, kann man als Raucher wenig gegen Lungenkrebs tun – es sei denn, man hört auf. Nur etwa zehn Prozent der durch das Rauchen verursachten Lungenkrebsfälle ließen sich wahrscheinlich durch optimale Ernährung mit Obst und Gemüse verhindern. Übergewicht, Fleischkonsum, Alkohol, wenig Sport oder Stressfaktoren haben keinerlei Einfluss. Ist man hingegen durch Fälle von Lungenkrebs bei Eltern oder Geschwistern genetisch belastet, verdoppelt sich das Risiko fast noch einmal.[61] Umgekehrt bleibt das Risiko für den Raucher hoch, selbst wenn es in der Familie keine Fälle von Lungenkrebs gegeben hat, denn besondere Schutzgene sind nicht bekannt.

Die Schutzgene, die jeder Mensch hat, haben bei einem langfristig gesunden Dauerraucher schlicht durch eine Kombination glücklicher Umstände lange genug durchgehalten. Etwa so,
als hätte man mehrere Runden russisches Roulette überlebt.
Menschen wie Helmut Schmidt haben daher keine besonderen
Gene, sondern nur besonderes Glück gehabt. Sie erwecken aber
den fatalen und völlig falschen Eindruck, dass derjenige, der
«schlechte Gene» habe, ohnehin Krebs bekomme und derjenige,
der «gute Gene» hat, auch als Raucher nicht erkranke. Dies ist
aber wissenschaftlicher Unsinn und, obwohl plausibel, falsch.
Die Überlebenden haben normale Gene und großes Glück,
es sei ihnen gegönnt. Aber sie sind keine Vorbilder. Im Alltag
spielt dieses Missverständnis eine große Rolle. Viele Raucher,
die keinen Krebs in der Familie haben und nicht erkrankt sind,
glauben, dass sie «gute Gene» hätten, und verschieben daher den
Zeitpunkt des Aufhörens. Wenn sie verstünden, dass es diese
Schutzgene nicht gibt, dass sie bisher einfach nur Glück hatten
und dass wie in der Lotterie früheres Glück keinen Einfluss auf
zukünftiges Glück hat, würden mit Sicherheit viele die Finger
von den Zigaretten lassen. Zumal dann, wenn sie wüssten, dass
schon zehn Jahre früher oder später einen großen Unterschied
machen. Es ist wie beim Glücksspiel: Man muss aufhören, bevor
man verliert.

Da seit den achtziger Jahren der Tabakkonsum in Deutschland zurückgeht und das Lungenkrebsrisiko einigermaßen
schnell nach dem Aufhören sinkt, nimmt die Zahl der Lungenkrebsfälle und -todesfälle insgesamt langsam ab.[62] Dieser Effekt
wird aber zumindest geschwächt durch die steigende Zahl von
Frauen mit Lungenkrebs, die darauf zurückzuführen ist, dass
Frauen später mit dem Rauchen begannen als Männer. Diese
hatten bereits in den späten Sechzigern den Höhepunkt des
Rauchens überschritten. Frauen scheinen darüber hinaus auch

ein etwas höheres Risiko für Raucherlungenkrebs zu haben als Männer. Überdies waren die Zigaretten der achtziger Jahre, die auch von vielen Frauen geraucht wurden, gefährlicher als die der sechziger Jahre, die noch überwiegend von Männern geraucht wurden, wahrscheinlich wegen der vielen Zusätze. Somit steigt die Zahl der Frauen, die an Lungenkrebs sterben, in vielen Ländern weiter an.[63]

Verlangsamt wird der Rückgang der Todesfälle auch durch die Tatsache, dass die Zahl der älteren Menschen, die in der Vergangenheit geraucht haben oder es jetzt noch tun, rein demographisch steigt. Dazu trägt auch die gesunkene Sterblichkeit durch Herz-Kreislauf-Erkrankungen bei. Während der Kardiologe dem Raucher oft nennenswert weiterhelfen kann, hat ihm der Onkologe bisher nichts Vergleichbares anzubieten. Die Sterblichkeit bei Lungenkrebs ist heute noch ungefähr so hoch wie vor vierzig Jahren, während sie für die Herz-Kreislauf-Erkrankungen halbiert werden konnte. Das bedeutet, dass in Zukunft die Mehrzahl der Raucher wahrscheinlich an Krebs oder Demenz erkranken wird. Dies sind die beiden Krankheiten, die durch das Rauchen verursacht werden und gegen die man bisher weder durch Vorbeugung noch durch Behandlung viel unternehmen kann. Einen Effekt, den man nicht unterschätzen darf, obwohl heute noch immer mehr Raucher an Herz-Kreislauf-Erkrankungen sterben als an Krebs. Die große Krebswelle bei den Rauchern ist noch lange nicht überwunden.

Für eine spätere Generation ist davon auszugehen, dass Lungenkrebs vor allem eine Krankheit der weniger Gebildeten, der Armen und der psychisch Kranken sein wird.[64] In Deutschland wie auch in den Vereinigten Staaten ist der Großteil der jungen Raucher in diesen drei Gruppen anzutreffen. Man kann sagen, dass mit den Babyboomern derzeit die letzte Generation alt wird, in der noch alle Schichten gleichermaßen rauchten. Der

Gymnasiast in der Raucherecke gehört aber mehr und mehr der Vergangenheit an.

Mit dieser Entwicklung ist die Gefahr verbunden, dass der Kampf gegen das Rauchen bei Jugendlichen und Kindern nachlassen könnte. Sobald die Kinder der Mittelschicht nicht mehr betroffen sind, verliert das Thema an Bedeutung. Auch politisch ist es deshalb wichtig, hier nicht nachzulassen. Wir müssen weiter gezielt gegen das Rauchen bei Kindern und Jugendlichen vorgehen, auch wenn das im sogenannten Prekariat mitunter aufwendiger und komplizierter ist als bei den Kindern aus der Mittelschicht.

Dass ausgerechnet psychisch kranke Menschen so häufig rauchen, ist in doppelter Hinsicht traurig. Bekommen sie die durch das Rauchen verursachten Krebserkrankungen, werden diese oft sehr spät entdeckt, meist zu spät. Man schätzt, dass 95 Prozent der Menschen mit Schizophrenie rauchen,[65] die Quoten bei der schweren Depression sind ähnlich hoch.[66] Für die dann notwendige schwierige Behandlung fehlt es den Patienten in der Regel an allem. Sie haben größtenteils keinen Zugang zu guten Kliniken und kaum Möglichkeiten, sich medizinisches Wissen anzueignen, oft mangelt es an Motivation zur Behandlung und an wirtschaftlichen Ressourcen. Auch werden die Krebserkrankungen von psychisch Kranken oft spät entdeckt und sind dann schon unheilbar.

Das Problembewusstsein in der deutschen Psychiatrie ist dafür leider noch sehr gering. Es wird auf diesem Gebiet wenig geforscht, und das, obwohl die Raucherraten unter psychisch Kranken deutlich höher sind. Man nimmt an, dass sie durch den oft gestörten Stoffwechsel im Gehirn eine noch stärkere Abhängigkeit entwickeln als Gesunde.[67] Es ist auch möglich, dass die nach dem Rauchen kurzfristig erhöhte Serotonin- und Dopaminausschüttung eine Rolle spielt.[68]

Fünfzehn Prozent der schwer depressiven Menschen sterben an einem Suizid.[69] Die Quote derer, die an den Folgen des Tabakkonsums sterben werden, dürfte mindestens dreimal so hoch sein. In der Psychiatrie wird zu Recht ein vorhersehbarer und krankheitsbedingter Suizid verhindert, aber gegen das viel größere Risiko des langsamen Suizids durch Rauchen wird häufig nichts unternommen.

Die Tabakindustrie spricht die Benachteiligten der Gesellschaft gezielt und geschickt an, um aus ihnen möglichst früh lebenslange Kunden zu machen. Auch im Gesundheitssystem selbst wird zu wenig für langfristige Raucher getan, im Gegensatz zu vielen anderen Erkrankungen. Mit enormem Aufwand wird heute dafür gesorgt, dass wir cholesterinbewusst leben, während sich die Bemühungen für einen langjährigen Raucher im Vergleich dazu deutlich in Grenzen halten, und das, obwohl der Gewinn für die Gesundheit ungleich größer wäre. Wenn ein Fünfzigjähriger etwa an Hepatitis C erkrankt ist, werden im Durchschnitt 70 000 Euro für das neue Medikament Sovaldi (Sofosbuvir) ausgegeben, im Wesentlichen, um sein erhöhtes Leberkrebsrisiko zu senken. Das Risiko eines gleich alten dauerhaften Rauchers, an Lungenkrebs zu erkranken, ist um ein Vielfaches höher. Trotzdem bezahlen die meisten Krankenkassen noch nicht einmal wirkungsvolle Nichtraucherprogramme, die nur einen Bruchteil kosten.

Darmkrebs: Wie beim Lungenkrebs lassen sich auch beim Darmkrebs durch einen bewussten Lebensstil zahlreiche Fälle verhindern,[70] unter optimalen Vorbeugebedingungen wahrscheinlich jeder zweite.[71] Der wichtigste der fünf bedeutsamsten Risikofaktoren sind rotes Fleisch und Wurstprodukte, die sonst bei keiner anderen Krebsart eine Rolle spielen und wahrscheinlich für jeden zehnten Darmkrebs verantwortlich sind.[72] Das Risiko steigt noch etwas, wenn das Fleisch gegrillt oder bei sehr hohen Temperaturen zubereitet wird, weil dabei zusätzlich chemische Verbindungen entstehen, deren Abbau in der Darmwand Krebs verursachen kann.[73] 150 Gramm Wurst am Tag erhöhen das Risiko hier bereits deutlich, und besonders gefährdet sind diejenigen, die regelmäßig überdurchschnittlich viel Fleisch und Wurstprodukte essen.[74]

Evolutionsbiologisch lässt sich sagen, dass der Mensch nicht auf die Ausmaße des heutigen Fleischkonsums vorbereitet ist, obwohl Fleisch schon immer Teil seiner Ernährung war. Die meisten Fälle von Darmkrebs, mehr als 98 Prozent, entstehen im Alter von über fünfzig Jahren, ein Alter, das die Menschen erst seit wenigen Jahrhunderten erreichen, während die Mehrzahl seiner Gene etwa fünf Millionen Jahre alt ist.[75] Der Mensch hat sich zwar offenbar schon damals auch von Fleisch ernährt, aber es stand ihm nicht in der Menge zur Verfügung, wie wir es heute relativ billig im Supermarkt kaufen können.

Der zweite wichtige Risikofaktor für Darmkrebs ist das Übergewicht, das in Deutschland und in der ganzen Welt an Bedeutung gewinnt. Etwa jeder zwölfte Fall von Darmkrebs wird durch Übergewicht verursacht, mit steigender Tendenz.[76] Da Übergewichtige in der Regel mehr essen, steigt die Belastung ihrer Darmwand durch schädliche Substanzen, die abgebaut oder verarbeitet werden müssen. Außerdem steht Übergewicht in Verbindung mit erhöhten Insulin- und Wachstumsfaktoren. Es kommt zu mehr Zellteilungen und Mutationen, die Krebsgefahr steigt.[77] Übergewicht ist in unserer Gesellschaft der meistunterschätzte Risikofaktor, obwohl er bei insgesamt sechs häufigen Krebserkrankungen eine Rolle spielt.

Der dritte Risikofaktor für Darmkrebs ist die geringe Aufnahme von Ballaststoffen in der Nahrung.[78] Ballaststoffe aus Getreide, Gemüse oder Obst senken das Risiko, indem sie die

Stoffe, die die Zellteilung aktivieren, verdünnen und schneller durch den Darm befördern. Es ist nicht leicht, auf die empfohlene tägliche Menge – mehr als 23 Gramm – zu kommen, weil sich in vielen verarbeiteten Gerichten kaum Ballaststoffe befinden.[79] Pommes frites oder Kartoffelchips und selbst Kartoffeln helfen nicht weiter, denn sie enthalten nicht die richtigen Ballaststoffe. Klassische Darmkrebsrisikomahlzeiten sind somit Currywurst mit Pommes oder Döner, während Vollkornnudeln mit Fisch oder Huhn besonders gesund sind. Mehr als die Hälfte der Deutschen liegt bei der Versorgung mit Ballaststoffen unterhalb der Grenze, ab der das Darmkrebsrisiko sinkt.

Der vierte wichtige Risikofaktor für Darmkrebs ist Alkohol.[80] Das Darmkrebsrisiko steigt schon bei einem Glas pro Tag, und das gilt für Rotwein genauso wie für Sekt oder Bier. Es ist der Alkohol selbst, der das Risiko ausmacht, egal in welcher Form er getrunken wird. Seine relativ starke Wirkung auf Darmkrebs schafft ein Dilemma, da er zugleich – in geringen Mengen von bis zu zwei Gläsern pro Tag für Männer und einem Glas pro Tag für Frauen – vor Herz-Kreislauf-Erkrankungen schützt.[81] Mit dieser doppelten Wirkweise ist der Alkohol eine Seltenheit, bei vielen anderen Krebsfaktoren ist das Risiko immer eindeutig.

Das überrascht auch auf zellbiologischer Ebene deshalb, weil Alkohol in den Gefäßen eine antientzündliche Wirkung hat, die ihm lokal im Darm offenbar komplett fehlt. Er treibt dort nur die Zellteilung und die Mutagenese an und verstärkt weitere Risikofaktoren. Trotzdem verlängert sich für jemanden ohne Darmkrebs in der Familie und andere Risikofaktoren durch ein bis zwei Gläser Alkohol pro Tag insgesamt die Lebenserwartung. Der positive Effekt auf Herz und Kreislauf ist, was die Gesamtbilanz der Sterblichkeit betrifft, deutlich größer. Da geringe Mengen von Alkohol zusätzlich vor Diabetes und Demenz schützen, fällt es schwer, allein wegen des Darmkrebsrisikos zum Alkoholverzicht zu raten.[82]

Der fünfte und letzte wichtige bekannte Risikofaktor für Darmkrebs ist erneut das Rauchen.[83] Das Rauchen ist beim Darmkrebs insgesamt so bedeutsam wie der Alkohol oder der Mangel an Ballaststoffen. Viele der 7000 im Tabak enthaltenen Stoffe erreichen über den Speichel und die Nahrung letztlich den Darm.

Eine besondere Erwähnung verdient der Sport als Vorbeugemaßnahme gegen Darmkrebs, denn schon wenig mehr als 150 Minuten pro Woche wirken schützend.[84] Es müssen aber Ausdauersportarten sein, Kraftsport oder Yoga helfen nicht. Im Gegensatz zu Herz-Kreislauf-Erkrankungen spielt die Intensität keine Rolle, offenbar schützen Spaziergänge so gut wie das Joggen oder Laufen. Sport und Bewegung nützen zwar nicht in dem Maße, wie die fünf erwähnten Risikofaktoren schaden, sie senken aber das Risiko um etwa fünf Prozent.[85]

Für die andere Hälfte der Darmkrebsfälle gibt es keine wirksame Prävention. Werden sie früh erkannt, sind die Behandlungsergebnisse sehr viel besser. Da es beim Darmkrebs besonders gute Methoden der Früherkennung gibt, spielt diese eine herausragende Rolle. Der bereits erwähnte Bert Vogelstein war es, der erkannte, dass sich Darmkrebs fast immer aus einer Vorstufe, den Darmpolypen, entwickelt.[86] Die Polypen können bei der Darmspiegelung erkannt und entfernt werden – und mit ihnen die Vorstufe des Krebses. Auf dieser Basis funktioniert das wirksamste Früherkennungsprogramm bei Darmkrebs.

Außerdem gibt es familiäre Fälle von Darmkrebs, die insgesamt aber weniger als fünf Prozent ausmachen und von den hier aufgelisteten Risikofaktoren kaum beeinflusst werden. Bei diesen Erkrankungen liegen genetische Mutationen vor, die von Kindheit an den Prozess der Krebsentstehung im Darm massiv beschleunigen. In diesem Fall ist oft die Entfernung des Dickdarms die einzige wirksame Prävention.

Während spezielle Vitamine, Inhaltsstoffe von etwa grünem Tee, Soja oder Fisch und Omega-3-Fettsäuren in ihrer vorbeugenden Wirkung auf Darmkrebs bisher kein klares Bild ergeben haben, gibt es zwei Hoffnungsträger, die derzeit intensiv untersucht werden. Dabei handelt es sich zum einen um Calcium, was plausibel wäre, da Calcium positive Auswirkungen auf Darmpolypen hat, die gutartige Vorstufe des Darmkrebses.[87] Ob dazu Calcium in Form von Milchprodukten oder als Tablette aufgenommen werden müsste, ist ebenfalls unklar, aber auf Grundlage der jetzt vorliegenden Studien ist Ersteres wahrscheinlicher.[88] Ebenso unklar sind die notwendige Höhe der Dosis und die Dauer der Zufuhr.

Problematisch ist, dass eine höhere Zufuhr von Calcium derzeit im Verdacht steht, das Risiko für Prostatakrebs zu heben.[89] Auch dies wird momentan in großen Studien untersucht. Das macht wiederum deutlich, wie wichtig es ist, bei der Vorbeugemedizin die Spreu vom Weizen zu trennen und sich einen Gesamtüberblick zu verschaffen. Was vor einer Krankheit schützt, kann bei einer anderen schädlich sein, und selten ist es sogar so, dass es eine gegenläufige Schutzwirkung zwischen zwei unterschiedlichen Krebserkrankungen gibt.

Der zweite Hoffnungsträger der Darmkrebsprävention, der jedoch ebenfalls noch nicht endgültig gesichert ist, ist Vitamin D.[90] Laut der im Moment bedeutsamsten Langzeitstudie über die Risikofaktoren von Krebs, der sogenannten EPIC-Studie, in der mehr als 500 000 Teilnehmer bereits 15 Jahre beobachtet wurden, hatten diejenigen, die den höchsten Vitamin-D-Konsum aufwiesen, ein um vierzig Prozent niedrigeres Darmkrebsrisiko als die im untersten Fünftel der Zufuhr.[91]

Die EPIC-Studie (European Prospective Investigation into Cancer and Nutrition) ist eine der weltweit größten Kohortenstudien mit 521 000 Teilnehmern aus zehn europäischen Ländern. Die Studie untersucht das Verhältnis von Ernährung, Lebensstil und Umwelteinflüssen und dem Auftreten von Krebs und anderen chronischen Erkrankungen.

Bereits 1990 von der International Agency for Research on Cancer (IARC) der Weltgesundheitsorganisation WHO geplant, wurden in den Jahren 1992 bis 1999 von allen Teilnehmern Gesundheitsdaten, Körpermaße, Ess- und Bewegungsgewohnheiten und weitere Daten zum Lebensstil erhoben. Von rund 390 000 Teilnehmern wurden Proben entnommen, die bei der IARC in Lyon lagern. Im Laufe der Jahre ist so eine Biodatenbank entstanden, die über neun Millionen Proben umfasst und von den Forschern für biochemische und genetische Krebsstudien genutzt werden kann. Hunderte von wissenschaftlichen Arbeiten sind seither dadurch ermöglicht worden. Gegenwärtig wird in über zwanzig Arbeitsgruppen zu den verschiedensten Krebsarten auch über andere chronischen Erkrankungen, wie Herz-Kreislauf-Erkrankungen oder Diabetes geforscht. In Deutschland wird die Studie u. a. am Deutschen Krebsforschungszentrum in Heidelberg mit 25 500 Teilnehmern seit 1994 durchgeführt.

Sollte sich dies bestätigen, wäre es ein sehr wichtiger Befund, der aber frühestens in einigen Jahren zu erwarten ist, entsprechende placebokontrollierte Studien zu Vitamin D sind in den USA auf dem Weg.

Da es in der Vergangenheit oft Beobachtungsstudien wie die

EPIC-Studie gab, die zunächst Schutzfaktoren aufgezeigt haben, die sich dann in kontrollierten Studien nicht bestätigen ließen, ist auch hier Vorsicht geboten. Bisher waren alle placebokontrollierten Studien, die zu Vitaminpillen durchgeführt worden sind, eine herbe Enttäuschung und haben gezeigt, dass Vitaminpräparate eher schaden. Da es sich bei Vitamin D gar nicht um ein Vitamin, sondern um die Vorstufe eines körpereigenen Hormons handelt und viele Menschen tatsächlich unterversorgt sind, könnte es sein, dass es die Ausnahme ist. Die erste große Studie, die Ergebnisse verspricht, wird von JoAnn Manson von der Harvard Medical School geleitet und im Jahre 2017 ausgewertet werden. Ihr war es schon gelungen, die Gefahren der Hormonersatztherapie in einer ähnlichen kontrollierten Studie zu beweisen.[92]

Welche Größenordnung haben die oben aufgeführten Risikofaktoren und die Verhaltensweisen der Menschen auf die Häufigkeit von Darmkrebs insgesamt? Der Brustkrebs z. B. ist zwar ähnlich häufig wie Lungen- und Darmkrebs, aber er lässt sich weniger durch Risikofaktoren beeinflussen. Das Melanom z. B. lässt sich zwar durch die Meidung von allzu langen Sonnenbädern relativ gut vermeiden, aber es tritt nicht so häufig auf. Daher bietet die Prävention gegen Lungen- und Darmkrebs in jeder Hinsicht die größten Möglichkeiten, die Krebsrate und die Krebssterblichkeit in der Bevölkerung zu senken.

Wie hoch das Präventionspotenzial für Darmkrebs insgesamt ist, wurde ebenfalls in der oben genannten EPIC-Studie untersucht.[93] Dazu wurde für jeden Teilnehmer ein Gesamtrisikofaktor berechnet, der sehr hoch oder sehr niedrig sein konnte. Diejenigen mit dem höchsten Gesamtrisikofaktor waren stark übergewichtig, ernährten sich ungesund, trieben keinen Sport, rauchten und tranken regelmäßig viel Alkohol. Diejenigen mit dem niedrigsten Risiko waren schlank, trieben viel Sport, tranken keinen Alkohol, waren Nichtraucher und ernährten sich gesund. Im Vergleich zu denjenigen, die alles falsch machten, war das Risiko derjenigen, die alles richtig machten, tatsächlich um etwa vierzig Prozent geringer. Da in den untersuchten europäischen Ländern nicht viele Menschen alles falsch machen, konnte man berechnen, dass etwa 22 Prozent aller Darmkrebsfälle bei Männern und elf Prozent der Darmkrebsfälle bei Frauen hätten vermieden werden können, wenn sich alle optimal verhalten hätten. Anders ausgedrückt, kann man sagen, dass Frauen das Vorbeugungspotenzial bei Darmkrebs, was bei insgesamt bis zu 50 Prozent liegt, zu einem beachtlichen Teil bereits ausschöpfen, Männer aber nur zur Hälfte. Insbesondere spielen der hohe Fleischkonsum, das Gewicht und das Rauchen hier eine Rolle.

Das Ergebnis verdeutlicht erneut den Wert der Früherkennung bei Darmkrebs. Übersetzt bedeutet es, dass der allergrößte Teil der Darmkrebsfälle auch bei optimaler Vorbeugung nicht verhindert werden kann. Wenn dies für Darmkrebs gilt, bei dem man die Risikofaktoren bereits relativ gut kennt und seit dreißig Jahren mit großem Aufwand untersucht, zeigen diese Zahlen auch, dass viele Krebsfälle nicht abgewendet werden können. Umso wichtiger wird dadurch die Früherkennung, der es bislang häufig an geeigneten Methoden mangelt.

Brustkrebs: Brustkrebs ist die häufigste Krebserkrankung bei Frauen. Er gehört zu den sehr wenigen Krebsarten, an denen gebildetere und einkommensstärkere Frauen häufiger erkranken als ärmere und weniger gebildete.[94] Bei Männern gilt das Gleiche für Prostatakrebs.[95] Für beide Krebsarten spielt dabei der bessere Zugang der privilegierten Gruppen zur Früherkennung eine Rolle, sodass insgesamt mehr Krebsfälle entdeckt werden. Das erklärt aber die Unterschiede nicht in Gänze. Sozial Schwächere sterben mit höherer Wahrscheinlichkeit, noch bevor ihr

Prostatakrebs entdeckt ist, an einer anderen Erkrankung, z. B. am Herzinfarkt. Für alle anderen Krebserkrankungen gilt, dass weniger gebildete Menschen stärker betroffen sind. Und obwohl einkommensschwächere Frauen seltener an Brustkrebs erkranken, sterben sie in vielen Ländern häufiger daran.

In Deutschland erkrankt eine von acht Frauen im Laufe ihres Lebens an Brustkrebs.[96] Davon erkrankt wiederum jede fünfte vor dem fünfzigsten Lebensjahr.[97] Bei den jüngeren Patientinnen verläuft die Krankheit aggressiver und mit einer deutlich höheren Sterblichkeit. Es gibt genetisch vererbte Ursachen, sogenannte Brustkrebsgene, die etwa drei Prozent der Fälle ausmachen.[98] Diese treten oft früh auf und bringen meist ein erhöhtes Risiko auch für andere Krebsarten mit sich. Die beiden wichtigsten Gene sind BRCA1 und BRCA2.[99] Im Laufe ihres Lebens erkranken zwischen fünfzig und siebzig Prozent der Trägerinnen dieser Gene.[100] Männer, die diese Gene geerbt haben, haben ein höheres Risiko für Prostatakrebs.[101]

Die BRCA-Gene sind klassische Suppressor-Gene. Bei den BRCA1- und BRCA2-Mutationen sind sie so verändert, dass sie das Wachstum der Krebszelle sogar antreiben, statt zu stoppen. Eine Frau, deren Mutter oder Schwester früh an beidseitigem Brustkrebs erkrankten, ist mit deutlich höherer Wahrscheinlichkeit selbst BRCA-Genträgerin.[102] Das Gleiche gilt für frühen Eierstockkrebs. Viele Frauen denken nicht an ihr möglicherweise genetisch erhöhtes Brustkrebsrisiko, wenn die Mutter früh an Eierstockkrebs erkrankt ist, und noch weniger bringen Männer die frühe Brustkrebserkrankung ihrer Mutter mit dem eigenen Prostatakrebsrisiko in Zusammenhang. Das Brustkrebsrisiko kann aber auch ohne diese klassischen Brustkrebsgene familiär bedingt erhöht sein, wenn Verwandte ersten Grades in der Vergangenheit erkrankt sind. Diese Frauen sind wahrscheinlich von anderen Suppressor-Genen bzw. mutierten Onkogenen betroffen, die weniger stark wirken als die BRCA1- und BRCA2-Gene. Daher ist die Wahrscheinlichkeit zu erkranken auch niedriger, und die Mehrzahl bleibt gesund.

Frauen mit einer frühen ersten oder einer späten letzten Blutung haben wie oben bereits erwähnt ein leicht erhöhtes Brustkrebsrisiko, ebenso wie solche, die keine Kinder bekommen haben oder deren erstes Kind spät geboren wurde.[103] Dies gilt aber nicht für die gefährlichste Form der Krankheit, die sogenannte «Triple Negative»-Form, die man in der Regel schwer oder gar nicht heilen kann und die, wenn sie fortgeschritten ist, eine besonders schlechte Prognose hat.[104] Für diese Variante des Brustkrebses, die bis zu zwanzig Prozent der Fälle ausmacht, gilt wohl sogar das Umgekehrte. Hier erhöht die Anzahl der Geburten das Risiko. Dass Frauen, die nach der Geburt länger stillten, ein reduziertes Risiko für Brustkrebs haben, wurde ebenfalls schon erwähnt.[105] Je länger die Stillzeit, desto geringer das Risiko. Optimal scheinen anderthalb Jahre pro Kind zu sein.

Kaum eine andere Krebserkrankung wurde so gut untersucht wie Brustkrebs, und es ist sehr unwahrscheinlich, dass die bislang bekannten Risikofaktoren noch durch andere von gleicher Bedeutung ergänzt werden müssten. Zum anderen wird in der Brust, einem Gewebe, das sich sehr regelmäßig teilt, vermutlich ein großer Teil der Fälle schlicht durch unglückliche Zufallsmutationen verursacht. Der genaue Anteil konnte bisher nicht ermittelt werden, liegt aber mit Sicherheit bei mehr als der Hälfte. Weitere zu entdeckende Risikofaktoren werden daher, bezogen auf die Mehrheit der Fälle, voraussichtlich eher geringe Bedeutung haben.

Beim Brustkrebs dominieren genau wie beim Darmkrebs fünf Risikofaktoren, die schätzungsweise 25 Prozent der Fälle ausmachen und das Potenzial der Vorbeugung nach jetzigem Stand umreißen. Daher konnten fast doppelt so viele Darmkrebsfälle vermieden werden als Brustkrebsfälle. Der wichtigste gesicherte Risikofaktor ist das Übergewicht.[106] Die Mechanismen, mit denen es Brustkrebs verursacht, sind noch nicht endgültig erforscht. Aber im Verdacht stehen zum einen erneut Insulin und der körpereigene Wachstumsfaktor IGF, zum anderen aber auch Östrogene, die im Fettgewebe produziert werden.[107] IGF (Insulin-like growth factor) ist ein für das Funktionieren aller Organe notwendiger Wachstumsfaktor, der aber, wenn er zu hoch ist, zu Übergewicht und zu Krebswachstum führen kann.[108] Die wichtigsten Studien zur Bedeutung des Übergewichtes für Brustkrebs wurden in den USA und im Verbund mehrerer europäischer Länder durchgeführt.[109] Auch hier gibt es keine abschließende Studienlage alleine für Deutschland. Zieht man die Ergebnisse anderer Industrieländer heran, könnte man vermuten, dass zwischen fünf und zehn Prozent der Fälle von Brustkrebs hierzulande durch Übergewicht verursacht werden.

Der zweite große Risikofaktor ist Alkohol.[110] Genau wie beim Darmkrebs scheint es kein sicheres unteres Limit zu geben. Auch hier spielt offenbar nur die Alkoholkonzentration eine Rolle. Wie der Alkohol das Brustkrebsrisiko erhöht, ist ebenfalls unklar. Da er auf den Hormonhaushalt der Frau einwirkt, ist dies der wahrscheinlichste Mechanismus. Das Risiko verdoppelt sich, wenn eine Frau regelmäßig mehr als zwei Gläser Wein pro Tag trinkt. Auch für Alkohol gilt, wie für Übergewicht, dass er zwischen fünf und zehn Prozent der Brustkrebsfälle in Deutschland verursachen könnte.

Der dritte Risikofaktor ist die Hormonersatztherapie, die leider noch immer für viele Erkrankungen verantwortlich sein dürfte, obwohl sie heutzutage deutlich weniger verschrieben wird.[111] Die Hormonersatztherapie kann aber noch zwanzig Jahre und länger nach dem Absetzen der Präparate Krebs hervorrufen. Daher sind die deutschen Frauen noch nicht vollständig über die große Welle dieser Brustkrebsfälle in den Neunzigern hinweg. Für Frauen, die die Präparate nur kurzfristig eingenommen haben, um Wechseljahrsbeschwerden zu senken, ist das Risiko wahrscheinlich nicht erhöht. Betroffen sind vor allem Frauen, die über mehrere Jahre Hormone eingenommen haben und damit Herzinfarkte, Osteoporose und Demenz verhindern wollten. Was diese Erkrankungen betrifft, haben sich alle Hoffnungen zerschlagen, die in die Hormonersatztherapie gesetzt wurden. Sie verursachen Brust- und Eierstockkrebs genauso wie Herzinfarkte und Schlaganfälle. Wahrscheinlich gibt es nicht viele Arzneimittel, die eine derart negative Bilanz für so viele Menschen hatten. Bei nachträglicher Betrachtung der Studien, die zum Einsatz der Präparate geführt haben, zeigt sich, dass hier große Fehler gemacht wurden. Eigentlich hat die Studienlage zu keinem Zeitpunkt bewiesen, dass die Präparate mehr helfen als schaden. Der flächendeckende Einsatz bei gesunden Frauen war sehr riskant und im Grunde auch damals nicht vertretbar.

Es bleibt abzuwarten, ob den Männern ein ähnliches Schicksal mit Testosteron erspart bleibt. Für sie wird gegenwärtig ebenfalls eine Hormonersatztherapie diskutiert, die dazugehörige Erkrankung, das PADAM-Syndrom (Partielles Androgendefizit beim alternden Mann), musste erst eigens erfunden werden. Es bedeutet letztlich nichts anderes, als dass dem älteren Mann die männlichen Hormone fehlen, die er in jüngeren Jahren hatte. Mit dem Testosteron sollen die Leistungsfähigkeit (vor allem in sexueller Hinsicht), das Denkvermögen, die Knochendichte und die Muskulatur erhalten werden. Für alle diese Heilsversprechungen existieren keine aussagekräftigen Beweise. Dafür gibt es Hinweise, dass mit dieser Therapie Prostatakrebsfälle verursacht werden könnten.[112] Die nächsten Jahre werden zeigen, ob sich die Geschichte hier wiederholt.

Der vierte beeinflussbare Risikofaktor für Brustkrebs ist Bewegungsmangel.[113] Etwa fünf Prozent der Fälle werden durch ihn verursacht. Jede Form von Bewegung hilft, selbst intensivere körperliche Arbeit im Beruf oder Haushalt. Die meisten Studien zeigen, dass etwa 150 Minuten Sport pro Woche einen optimalen Schutz bieten.[114] Die Frage nach der Intensität des Sports ist nicht eindeutig zu beantworten, aber wahrscheinlich hilft auch hier schnelles Gehen ebenso wie Joggen.[115] Die vermuteten Mechanismen sind Entzündungshemmung, die Stärkung der körpereigenen Immunabwehr und die Senkung der Östrogenwerte sowie die IGF-Wachstumshormonkonzentration.

Der fünfte Risikofaktor ist erneut das Rauchen, übrigens besonders dann, wenn die Frau bereits früh mit dem Rauchen begonnen hat. Addiert man die Zahlen der vermeidbaren Fälle von Brustkrebs, scheint man zunächst auf mehr als die angekündigten 25 Prozent zu kommen. Der Eindruck täuscht jedoch, weil die Vorbeugemaßnahmen zum Teil durch den gleichen Mechanismus Brustkrebs verhindern. So trägt Sport dazu bei, dass man kein Übergewicht entwickelt, und beides zusammen senkt die Östrogenwerte. Es ist daher in manchen Fällen unklar, welchem Faktor der Schutz zugerechnet werden soll. Die Größenordnung von 25 Prozent der Brustkrebsfälle, die durch die Vermeidung von Risiken verhindert werden könnten, bleibt daher bestehen. Dass wir für 75 Prozent der Fälle hier noch keine wirksame Vorbeugung haben, zeigt sich ein weiteres Mal, wie wichtig die Früherkennung und eine verbesserte Behandlung sind.

Prostatakrebs: Hinsichtlich Prostatakrebs gibt es eine gute und drei, wenn man ehrlich ist, eher schlechte Nachrichten. Die schlechten Nachrichten, um sie hinter uns zu bringen, sind erstens, dass er sehr häufig vorkommt – etwa einer von sieben Männern erkrankt im Laufe seines Lebens. Damit ist Prostatakrebs der mit Abstand häufigste Krebs bei Männern. Zweitens konnte trotz vierzigjähriger intensivster Forschung bisher kein bedeutsamer Risikofaktor für diesen Krebs ausgemacht werden.[116] Die dritte schlechte Nachricht liegt darin, dass der beste verfügbare Früherkennungstest, das PSA-Screening, die Sterblichkeit bei Prostatakrebs nicht verringert. Er senkt zwar das Risiko, an Prostatakrebs zu versterben, um bis zu zwanzig Prozent, hat aber keinerlei Einfluss auf das Sterberisiko der Männer insgesamt, die an diesem PSA-Screening teilnehmen.[117] Damit bleibt unklar, ob sich dieser Test überhaupt lohnt.

Die gute und eigentlich entscheidende Nachricht ist aber die, dass zwar viele Männer an Prostatakrebs erkranken, aber nur wenige daran sterben – nicht einmal jeder dreißigste. (Die Herz-Kreislauf-Erkrankungen sind unterdessen für jeden zweiten Todesfall verantwortlich.) Im Durchschnitt überleben mehr als 95 Prozent der Patienten mit Prostatakrebs zehn Jahre. Prostatakrebs ist somit in zweierlei Hinsicht eine Besonderheit: Er ist der einzige häufige Krebs, für den man keine bedeutenden Risikofaktoren kennt (außer ein paar genetischen und die Familienhäufigkeit) und der eine so gute Prognose hat.

Erwiesen ist, dass Prostatakrebs sehr viel häufiger in den USA, Kanada, Westeuropa und Australien vorkommt als in Asien und Afrika.[118] Zwar ist der Unterschied nicht so groß wie früher angenommen, weil hier viele Fälle von Prostatakrebs nicht frühzeitig erkannt werden, aber er besteht zweifelsohne. Die Zahlen variieren zwar etwas, aber im Großen und Ganzen ist das Risiko in Asien nur halb so hoch. Die Gründe dafür sind nicht bekannt, obwohl spekuliert wird, dass pflanzliche Östrogene aus Sojaprodukten oder etwa die Farbstoffe des grünen Tees dafür verantwortlich sind. Das würde aber nicht die niedrigen Prostatakrebszahlen in Afrika erklären, wo diese Nahrungsmittel keine wichtige Rolle spielen.

Das vom Brustkrebs bekannte Suppressor-Gen BRCA steigert zugleich das Prostatakrebsrisiko für Männer.[119] Daher sollten sich Männer, deren Mütter früh an Brustkrebs erkrankt sind, mit der möglichen Früherkennung auseinandersetzen. Auch andere Genvarianten bedeuten ein Risiko, die aber eher selten sind. Für die allermeisten Fälle ist kein bekanntes vererbbares Onko- oder Suppressor-Gen verantwortlich. Dennoch ist die Familienanamnese ausgesprochen bedeutend.[120] Das Risiko steigt mit jedem betroffenen Verwandten: Ist nur der Vater erkrankt, verdoppelt es sich; kommt der Bruder hinzu, ist es um bis zu dreihundert Prozent höher. Im Falle des Onkels ist das Risiko immerhin noch um über fünfzig Prozent erhöht. Die Gefahr für einen selbst ist umso größer, je früher der Verwandte an Prostatakrebs erkrankt ist. Das Durchschnittsalter bei der Diagnose liegt heute bei 70 Jahren.[121] Da es vormals keine Früherkennung gab, ist jede Erkrankung, die vor mehr als zehn Jahren vor dem siebzigsten Lebensjahr diagnostiziert wurde, ein eindeutiger Risikofaktor. Die genauen Gründe, warum es beim Prostatakrebs eine große familiäre Belastung gibt, die wir sonst nur von wenigen anderen Krebsarten kennen, sind ebenfalls völlig unbekannt.

Lange Zeit hat man geglaubt, dass Vitamin E und Selen vor Prostatakrebs schützen, was sich jedoch in einer großen kontrollierten Studie als falsch herausgestellt hat.[122] Vitamin E hat in dieser wichtigen Studie das Risiko sogar leicht erhöht. Auch die klassischen Risikofaktoren für andere Krebsarten spielen nur eine geringe Rolle.[123] Wahrscheinlich ist jedoch, dass der Prostatakrebs bei Rauchern aggressiver verläuft und eine schlechtere Prognose hat. Das Gegenteil wäre aber geradezu eine Überraschung, da das Rauchen selbstverständlich auch in der Prostata das ein oder andere Suppressor-Gen beschädigt haben dürfte.

Im Allgemeinen wirken chronische Entzündungen im Körper immer krebsauslösend, zumindest wenn sie lange genug an einer Stelle bestehen. Es ist zwar noch nicht erwiesen, aber so könnte es auch bei der chronischen Prostataentzündung sein. Calcium, insbesondere aus Milchprodukten, erhöht offenbar leicht das Risiko für Prostatakrebs, während die gleichen Produkte das Risiko für Darmkrebs wie oben ausgeführt etwas senken.[124] Zurzeit wird intensiv über die Rolle von Vitamin D sowohl beim Prostatakrebs als auch bei anderen Krebsarten geforscht.[125] Es gibt Ergebnisse, die nahelegen, dass ein hoher Vitamin-D-Gehalt vor Prostatakrebs schützt,[126] doch zugleich zeigt eine neue große Untersuchung aus Australien, dass im Gegenteil besonders niedrige Werte schützen.[127] Insgesamt ist es auf der Basis der vorliegenden Studien eher unwahrscheinlich, dass Vitamin D beim Prostatakrebs überhaupt eine große Rolle spielt. Curcuma, ein indisches Gewürz, das viel in Currygerichten verwendet wird, hemmt im Zellexperiment und in einigen Tierexperimenten definitiv das Wachstum von bereits bestehenden Prostatatumoren und wird derzeit intensiv erforscht.[128] Da Prostatakrebs im Vergleich zu vielen anderen Tumoren ohnehin nicht sehr schnell wächst, ist eine weitere Verlangsamung schon fast so wertvoll wie eine Heilung. Wenn es gelänge, das Wachstum des bösartigen Gehirntumors Glioblastom zu halbieren, würde der Patient häufig vielleicht erst nach einem Jahr sterben anstatt schon nach sechs Monaten. Für den Prostatakrebs bedeutet es, dass der Patient dann dauerhaft überleben würde. Daher werden derzeit in großen Studien pflanzliche Stoffe untersucht, die sich im Tierexperiment als wachstumshemmend gezeigt haben. Dazu zählen neben Curcuma auch die in der asiatischen Küche vorkommenden Pflanzenstoffe, Vitamin D und auch Sulforaphan, ein Bestandteil von Broccoli und Blumenkohl. Im Tierexperiment wirkt Sulforaphan zwar vorbeugend gegen einige Krebsarten, aber für den Menschen traf es bisher in keinem einzigen Fall zu.[129]

Die Prostata ist ein Gewebe, das sich häufig teilt. Daher dürften viele Fälle aus dem unglücklichen Umstand resultieren, dass zufällig ein mutiertes Onkogen entstanden ist und zusätzlich Suppressor-Gene zerstört wurden. Zudem kann man erwarten, dass bestimmte Hormone, die die Zellteilung anheizen, das Risiko erhöhen. Vor allem Testosteron, aber auch andere männliche Geschlechtshormone befeuern das Wachstum dieses Tumors, wenn er einmal entstanden ist. Die Prognose verbessert sich, wenn man die Testosteronproduktion durch Medikamente oder chirurgische Kastration hemmt, weil so deren wachstumsfördernde Wirkung in der Krebszelle blockiert wird. Beim fortgeschrittenen Prostatakrebs ist diese Maßnahme daher fester Teil der Behandlung. Die Rolle von Testosteron bei der Entstehung von Prostatakrebs ist ein weiteres Rätsel. Hier scheinen erhöhte Werte keine eindeutige Wirkung zu haben, obwohl es naheliegt. Noch nicht geklärt ist außerdem, ob weibliche Geschlechtshormone, die jeder Mann in geringer Dosierung im Blut hat, eine Rolle spielen. Es könnte sein, dass gerade sie bedeutsam sind, aber auch das wird noch untersucht.

Man liest häufig von der vorbeugenden Wirkung der Lycopene, einer antioxidativen Substanz in der Tomate, die besonders in Ketchup oder Tomatenmark zu finden ist, da die Konzentration darin höher ist als in der frischen Frucht.[130] Eine schützende Wirkung konnte trotz zehn Jahre langer Forschung nicht nachgewiesen werden, sodass ein nennenswerter Effekt unwahrscheinlich ist. In der Öffentlichkeit wurden auch Studien diskutiert, laut denen Männer, die mehr als zwanzig Geschlechtspartnerinnen hatten oder häufig masturbieren, ein niedrigeres Risiko hätten («toxin flush effect»).[131] Bei genauerer Betrachtung dieser Untersuchungen würde ich mich jedoch nicht darauf verlassen.[132] Es ist mehr als zweifelhaft, dass sich diese Theorie in Zukunft bestätigt, und sie sollte niemanden beruhigen, der eine problematische Familienanamnese hat.

Wie bei jedem anderen häufigen Krebs gilt auch hier, dass das Risiko leicht erhöht ist, wenn in der direkten Verwandtschaft irgendein anderer Krebs vorkam. Während sich lebenslang das Risiko für Prostatakrebs durch Fälle dieses Krebses in der direkten Verwandtschaft, wie oben ausgeführt, auf deutlich insgesamt über dreißig Prozent erhöht, steigt es, wenn der Vater oder die Mutter an Darmkrebs litten, auf etwa zwanzig Prozent. Hier gilt ebenfalls, dass die frühen Erkrankungen besonders riskant sind. Damit wird zunehmend klar, wie wichtig die Familienbelastung bei diesen Krebsarten, insbesondere bei Brust-, Darm- und Prostatakrebs, für das eigene Risiko ist.

Man kann sich fragen, was all diese Wahrscheinlichkeiten für die Praxis bedeuten, solange ohnehin keine Vorbeugung bekannt ist. Gerade hier, wo die Früherkennung so umstritten ist, wäre die Prävention ja sehr hilfreich. Von umso größerem Wert sind aber die Erkenntnisse über das familiäre Risiko. Denn für jemanden mit geringer familiärer Belastung bringt die Früherkennung mit dem PSA-Test wahrscheinlich mehr Schaden als Nutzen. Für jemanden mit hohem Risiko kann sie aber lebensrettend sein, denn für ihn ist auch die Wahrscheinlichkeit, an der aggressiven Variante zu erkranken, deutlich größer.[133] Der PSA-Test wird deshalb derzeit neu überdacht. Möglicherweise wäre es die beste Strategie, den PSA-Wert einmalig im Alter von etwa fünfzig Jahren zu bestimmen. Sehr aggressive Fälle mit starker familiärer Belastung zeigen sich dann, so die Hypothese, oft schon durch einen deutlichen Anstieg des PSA-Wertes. Bei allen Fällen mit nur leichter Erhöhung würde man zunächst abwarten und nach fünf Jahren prüfen, ob die Werte weiter gestiegen sind. Die Patienten mit deutlicher Steigerung würden gezielter untersucht. Alle anderen nicht mehr. Ob dieses oder andere Vorgehen sinnvoll sind, wird derzeit untersucht. PSA-Tests ohne klare Einsatzstrategie führen auf jeden Fall zu vielen unnötigen Operationen mit schweren Nebenwirkungen, ohne dass sie das Leben der Patienten verlängern.[134]

Schließlich muss man feststellen, dass die Prostata als Organ für die heutige Lebenserwartung und unseren Lebensstil eindeutig eine Fehlkonstruktion darstellt. Bei mehr als der Hälfte der Männer ist sie schon mit sechzig Jahren krankhaft vergrößert, und die Betroffenen zeigen oft Symptome wie Inkontinenz oder Erektionsprobleme. Bei mehr als der Hälfte der über 75-Jährigen findet man bei der Autopsie Prostatakrebs, und die Mehrheit hat nichts davon gewusst. Männer über hundert haben nahezu immer Prostatakrebs, auch wenn sie nicht alle Symptome zeigen. Selbst in den asiatischen Niedrigrisikoländern findet man bei sehr vielen Autopsien älterer Männer die Spuren dieses Krebses.[135] Das Beispiel Prostata zeigt, wie schlecht die Evolution einige Organe auf die höhere Lebenserwartung vorbereitet hat.

Risikofaktoren und Prävention im Überblick

Was bedeuten die bekannten Risikofaktoren und die Möglichkeiten der Vorbeugung für die vermeidbaren Krebsfälle insgesamt? Das lebenslange Risiko, die wichtigsten Faktoren sowie die Zahl der vermeidbaren Fälle zeigt die Tabelle auf Seite 234 im Überblick:

Das Gesamtbild ergibt eindeutig, dass das mit Abstand größte Potenzial beim Rauchen liegt. Tabakprodukte verursachen mindestens einen von drei tödlichen Krebsfällen. Alle anderen

Risikofaktoren fallen viel weniger ins Gewicht. Auch seltener Obst- und Gemüsekonsum sowie Alkohol werden eher überschätzt. Wird berücksichtigt, dass Obst und Gemüse besonders bei Rauchern schützend wirken und Alkohol (außer bei Darm- oder Brustkrebs) nur dann problematisch wird, wenn man Raucher ist oder war, sieht man, dass hier der eigentliche Risikofaktor das Rauchen ist. Es wurde bis vor kurzem noch unterschätzt, weil man nicht wusste, dass auch bei jenen Krebserkrankungen, die nicht direkt mit dem Rauchen in Verbindung stehen, der Verlauf schlechter und die Wahrscheinlichkeit, überhaupt daran zu erkranken, höher ist.

Daher gehe ich selbst davon aus, dass in Deutschland etwa 60–75 Prozent der vermeidbaren Krebsfälle – und nicht wie oft geschätzt die Hälfte – auf das Rauchen zurückzuführen sind. Das gilt zumindest für all jene Krebsarten, die mehrheitlich einen tödlichen Verlauf haben. Rauchen ist besonders für die Krebsarten bedeutend, die tödlich verlaufen. Was sie angeht, ist Rauchen somit dreimal wichtiger als alle anderen Risiko- und Schutzfaktoren zusammen. Und man kann auch bei denjenigen noch enorm viel erreichen, die erst sehr spät mit dem Rauchen aufgehört haben. Aus dieser Zahl ergeben sich zwei unmittelbare politische Konsequenzen: Die Auseinandersetzung mit dem Rauchen als Krebsursache muss viel aggressiver geführt werden. In Deutschland geht der mangelhafte Kampf gegen das Rauchen besonders zulasten der sozial schwachen Menschen, weil die politisch wie ethisch gerechtfertigten notwendigen Vorbeugemaßnahmen bei weitem nicht ausgeschöpft werden. Die Diskussion über Risikofaktoren, die in Wahrheit bedeutungslos sind, und über Vorbeugung, die ohnehin nicht wirkt, nützt allenfalls der Tabakindustrie. Sie wiegt den Bürger in falscher Sicherheit, schwächt den Kampf gegen das Rauchen und kostet viel Geld und Mühe, ohne dass es gesellschaftlich irgend-

	Krebsart	Lebenslanges Risiko zu erkranken	% der vermeidbaren Fälle	Wichtigste Risikofaktoren
Männer	Krebs gesamt	1 von 2	30–40 %	1. Tabakrauch 2. Übergewicht 3. Bewegungsmangel 4. Alkohol
Frauen	Krebs gesamt	1 von 2	30–40 %	1. Tabakrauch 2. Übergewicht 3. Bewegungsmangel 4. Alkohol
Frauen	Brust	1 von 8	25 %	1. Übergewicht 2. Alkohol 3. Hormonersatztherapie 4. Bewegungsmangel 5. Rauchen
Männer	Prostata	1 von 8	0%	1. Prostatakrebs in der direkten Verwandtschaft
Männer	Lunge	1 von 14	90%	1. Tabakrauch, aktiv und passiv.
Frauen	Lunge	1 von 31	60%	1. Tabakrauch, aktiv und passiv.
Männer	Darm	1 von 52	40–50%	1. Rotes Fleisch 2. Übergewicht 3. Ballaststoffmangel 4. Alkohol 5. Tabakrauch
Frauen	Darm	1 von 74	40–50%	1. Rotes Fleisch 2. Übergewicht 3. Ballaststoffmangel 4. Alkohol 5. Tabakrauch

Quelle: Robert-Koch-Institut: *Krebs in Deutschland 2009/2010.* Berlin 2013; und eigene Berechnungen.

etwas bringt. Dass die konzertierte Aktion gegen das Rauchen bislang weitgehend ausgeblieben ist, ist aufseiten der Politik oft der Angst vor Wählerverlusten geschuldet. Das ist aber unethisch, denn eine gute Gesundheitspolitik wäre zu solch einer Kampagne verpflichtet.

Die zweite Konsequenz muss darin bestehen, schnellstens neue Methoden der Früherkennung zu erforschen und zu etablieren. Weiter unten werden die wichtigsten Formen der Früherkennung diskutiert. Weil es gegen die meisten Krebsfälle bei Nichtrauchern keine wirksame Vorbeugung gibt, ist eine frühe Diagnose ihre einzige Chance. Die bisher besten Formen der Früherkennung, das Screening für Gebärmutterhalskrebs bzw. Darmkrebs, müssen weiter ausgebaut werden. Für Prostatakrebs wird es in den nächsten Jahren aller Voraussicht nach bessere Screening-Methoden als den PSA-Test geben. Besonders vielversprechend sind auch genetische Untersuchungen, die spezifischer als das PSA sind und seltener Fälle von harmlosen Prostatatumoren identifizieren.[136] Auch beim Lungenkrebs wird derzeit bei langjährigen starken Rauchern (über dreißig Jahre) die Kombination von CT-Untersuchung und genetischer Analyse geprüft.[137] Zeigt das CT-Bild einen verdächtigen Knoten und ist gleichzeitig in den Zellen des Lungengewebes im Sputum ein Hinweis auf typische Genveränderungen zu finden, würde eine Biopsie des Knotens erfolgen. Auch jetzt wird jeder verdächtige Knoten biopsiert. In Kombination mit dem Gentest könnte aber die Trefferquote steigen. Das Mammographie-Screening ist leider bei weitem nicht perfekt und birgt im Vergleich zum Nutzen auch viele Nachteile für die Patientinnen (dazu unten mehr). Hier muss intensiv geforscht werden, denn das Mammographie-Screening reduziert, genau wie das PSA-Screening, nicht die statistische Gesamtsterblichkeit der Frauen, die daran teilnehmen.

235

Auf dem Weg zu besserer Früherkennung lauern viele Unwägbarkeiten. In wenigen Jahren wird es möglich sein, mit Gentests ein sogenanntes globales Krebsrisiko und das Risiko einiger spezifischer Krebsarten statistisch für den Einzelnen zu bestimmen. Vorläufer dieser Tests können schon heute in den USA über das Internet bestellt werden. So kann man auch schon heute im Experiment die Zahl der bekannten mutierten Onko und der veränderten Suppressor-Gene in weißen Blutkörperchen bestimmen. Noch sind diese Tests sehr teuer und können pro Patient mehr als 10 000 Euro kosten. Die Preise werden aber sehr schnell sinken. Zudem sind für viele Krebsarten spezifischere Risikogene bekannt, nach denen man forschen kann. Es ist absehbar, dass hier ein neuer Geschäftszweig entstehen wird, der damit die Vermeidung des Krebstodes durch Früherkennung in Aussicht stellt und diese Tests flächendeckend anbietet. Dabei steht zu befürchten, dass auch diese Tests zunächst deutlich mehr Schaden als Nutzen produzieren, weil sehr häufig falsch positive und falsch negative Ergebnisse vorkommen dürften. Es wird noch mindestens drei Jahrzehnte dauern, bis Tests dieser Art gesichert sind: zehn Jahre, bis man genau weiß, welche Gene in Frage kommen, und bis die Geschwindigkeit der Massentestung durch die entsprechenden DNA-Sequenzierungsverfahren erreicht sein wird; weitere zehn Jahre, bis in kontrollierten Studien der Voraussagewert von positiven und negativen Ergebnissen erfasst werden kann, und nochmals zehn Jahre, bis man sicher sein kann, ob eine auf Grundlage dieser Testergebnisse veränderte Behandlung sinnvoll war, weil sich die Gesamtsterblichkeit der Teilnehmer verbessert hat oder nicht.

Dies ist ein weiteres Beispiel dafür, dass wir derzeit in der Krebsbekämpfung an strategischen Wendepunkten stehen. Die meisten großen Risikofaktoren aus der Umwelt sind bekannt und wurden bis auf das Rauchen in der Tendenz eher überschätzt, während die Bedeutung des Zufalls bei der normalen, in jedem Gewebe notwendigen Zellteilung für die Entstehung von Krebs unterschätzt wurde. Damit schwinden leider auch für den Nichtraucher die Möglichkeiten, Krebserkrankungen vorzubeugen, und die Früherkennung erfährt eine neue Bedeutung. Sie funktioniert aber bisher nur bei sehr wenigen Krebserkrankungen. Hier zeigt die Forschung der letzten drei Jahrzehnte gute Perspektiven auf, indem sie den Krebs als im Kern genetische Erkrankung erkannt hat und somit auch genetische Früherkennungsmethoden in Aussicht stellt. Leider sind diese Verfahren wahrscheinlich erst in weiteren dreißig Jahren wirklich nutzbar. Daher muss heute dafür gesorgt werden, dass unwirksame Vorbeuge- und Früherkennungsstrategien oder neue genetische Verfahren, die zu früh eingesetzt werden, keinen Schaden anrichten – ohne dass es schon viele Alternativen gäbe. Die jetzt 40- bis 60-Jährigen sind somit auch für die Früherkennung eine Art Sandwichgeneration des Krebses. Sie sind im Hinblick auf Vorbeugung und Früherkennung die Ersten, die in großer Zahl die Beschränktheit von bestimmten Strategien am eigenen Leib erfahren müssen, könnten aber die Letzten sein, denen bessere Verfahren noch nicht zur Verfügung stehen.

Die Erkenntnisse zur Vorbeugung sind dabei viel besser abgesichert, als es in der Öffentlichkeit oft den Anschein hat. Viele Menschen sind verunsichert, weil ihnen ständig vermeintliche neue Risikofaktoren begegnen und sie das Gefühl haben, sich auf nichts verlassen zu können. Doch dieser Eindruck ist falsch, und er entsteht, weil oft auch kleine Einzelstudien von geringer methodischer Qualität eine große mediale Aufmerksamkeit bekommen, die weit über ihren wissenschaftlichen Wert hinausgeht. Obwohl der heutige Stand der Forschung nur vorläufig ist und zahlreiche Hypothesen zur Vorbeugung noch untersucht werden, ist es vielmehr so, dass die Wirkung der wichtigen

Risikofaktoren dennoch bekannt ist. An den großen epidemiologischen Studien, zum Beispiel der EPIC-Studie, den Harvard-Kohortenstudien und den Studien der American Cancer Society, nahmen alleine insgesamt über drei Millionen Menschen teil, an denen man die Risikofaktoren für Krebs erforschen konnte. Zehntausende Krebstode wurden im Rahmen dieser Studien ausgewertet. Wissenschaftlerteams aller wichtigen Forschungsuniversitäten waren beteiligt. In den meisten ihrer Studien haben sich immer wieder die gleichen Risikofaktoren gezeigt. Sie waren die Grundlage für dieses Kapitel. Es ist daher schlicht falsch, dass es «heute dies und morgen das» sei, was Krebs verursache. Vielmehr zeigen die großen Kohortenstudien fast immer das Gleiche. Nur ab und zu widerspricht eine kleine und meist methodisch schlechte Studie diesem Kanon. Über diese Einzelstudien wird dann häufig breit berichtet, sie werden aber nie reproduziert. Zum Glück ändert sich die Lage im Moment, weil die führenden Zeitungen und Online-Portale zunehmend auf gut qualifizierte Wissenschaftsjournalisten zurückgreifen, die eine Bewertung der neuen Ergebnisse auch in methodischer Hinsicht vornehmen können.

Zwei weitere spannende Forschungsansätze haben ebenfalls bestätigt, dass die bisher bekannten Risikofaktoren für Krebs tatsächlich die wichtigsten sind und ihre Größenordnung richtig eingeschätzt wurde: Zum einen gibt es Studien, die untersuchten, ob diejenigen, die all diese Risikofaktoren vermieden haben, auch tatsächlich seltener Krebs bekamen. Zum anderen gibt es auch Studien, die zeigen, wie groß der Anteil jener Krebsfälle ist, auf die man durch die Vermeidung dieser Risikofaktoren im Grundsatz keinen Einfluss hat, der also durch Vorbeugung nicht zu verhindern ist. Es ist so, dass die unvermeidbaren Fälle und jene, die von den bekannten Risiken verursacht wurden, zusammen für viele Krebsarten schon fast hundert Prozent der Fälle ergeben. Daraus kann man schließen, dass die meisten Risikofaktoren nach vierzig Jahren Forschung zu diesem Thema bekannt sind. Genau dies legen die neuesten Analysen nahe.

Zieht man die besten Studien heran, in denen nicht einzelne Krebsarten, sondern alle Krebserkrankungen gleichzeitig untersucht wurden und die dabei den Wert der bekannten Vorbeugemaßnahmen untersucht haben – also die «großen Fünf», Rauchverzicht, Vermeidung von Übergewicht, gesunde Ernährung, regelmäßige Bewegung und Verzicht auf Alkohol –, kann man sagen, dass alleine das Rauchen etwa dreißig Prozent der neuen Krebsfälle verursacht. Dies entspricht in etwa meiner eigenen Einschätzung von bis zu 75 Prozent der vermeidbaren tödlichen Krebsfälle in Deutschland. Natürlich sind auch die anderen Faktoren wichtig, aber nicht in dem Umfang. Die großen Fünf verursachen auch noch Herz-Kreislauf-Erkrankungen. Das gilt im besonderen Maße erneut auch für das Rauchen. Und zudem ist das Rauchen auch noch für die dritthäufigste Todesursache in Deutschland und vielen anderen Industrieländern verantwortlich: die chronisch obstruktive Lungenerkrankung, die sogenannte Raucherlunge, an der erst kürzlich Leonard Nimoy, der legendäre Darsteller des «Mr. Spock» aus dem Raumschiff Enterprise, gestorben ist.

Wirksame Präventionsarbeit muss daher in erster Linie eine Politik gegen das Rauchen sein. Alles andere ist nicht einmal ansatzweise von gleicher Bedeutung. Ein Raucher, der aufhört und alle anderen bekannten Risikofaktoren meidet, halbiert sein Krebsrisiko nach fünfzehn Jahren. Sein Gesamtrisiko, vorzeitig zu sterben, sinkt um achtzig Prozent! Da viele Raucher auch alle anderen Risikofaktoren aufweisen, sollten sie als die mit Abstand höchstgefährdete Gruppe, die gleichzeitig die besten Möglichkeiten zur Vorbeugung hat, im Vordergrund der Bemühungen stehen. Da es sich dabei häufig um zugleich weniger gebildete oder einkommensschwache Menschen handelt, würde dieser Ansatz auch die Unterschiede in der Lebenserwartung zwischen den sozialen Schichten massiv verkleinern.

Es waren auch neue genetische Untersuchungen und die darauf basierenden mathematischen Berechnungen, die gezeigt haben, dass die bekannten Risikofaktoren den begrenzten Spielraum der Prävention bereits erfassen. Die in den Medien besonders intensiv diskutierte, bereits erwähnte Vogelstein-Tomasetti-Studie von der Johns-Hopkins-Universität in Baltimore schätzt, dass bis zu siebzig Prozent der Krebsfälle zufällig sind.[138] Der Rest werde durch vermeidbare Risikofaktoren oder durch einzelne besonders gefährliche Krebsgene verursacht. Die Methodik, mit der Vogelstein und sein Kollege Tomasetti dies berechnet haben, ist elegant und neu, aber auch nicht ganz unumstritten. Je mehr sich die Zellen eines bestimmten Gewebes teilen, desto häufiger müsste dort Krebs entstehen, so ihre Hypothese. Die Teilungsraten entnahmen die beiden den Stammzellteilungsraten in den jeweiligen Geweben, nachdem sie alle bekannten Studien ausgewertet hatten. In der Haut zum Beispiel gibt es die meisten Teilungen, sehr viele auch im Darm, im Knochen dagegen nur wenige, was sich in den jeweiligen Krebshäufigkeiten dieser Gewebe und Organe niederschlagen müsste. Genau dieses Ergebnis wurde bestätigt, und aus den beobachteten Unterschieden konnte dann berechnet werden, dass bis zu siebzig Prozent der Krebsfälle auf Zufall basieren.

Natürlich muss auch diese wichtige Studie durch andere mit ähnlicher Methodik bestätigt werden. Kritisiert wurde sie, weil Krebs plötzlich als reines Unfallereignis erschien, gegen das nicht viel zu machen sei. Das ist aber eher eine ethische Kritik, keine wissenschaftliche. Methodisch wurde bemängelt, dass man aus der Korrelation von Zellteilungen und Krebsanfälligkeit eines Gewebes nichts ableiten könne über die Zahl der tatsächlichen Krebsfälle sowie über die Risikofaktoren, die alle Gewebe gleichzeitig betreffen würden. Ich halte die Schlussfolgerungen aus der Studie daher auch für etwas «überzogen», aber im Grundsatz ist der Ansatz richtig und extrem innovativ. Hinzu kommt, dass er trotz allem noch Raum für Vorbeugung lässt und im Kern auch nicht ganz neu und überraschend ist. Es gibt nämlich eine Reihe von Untersuchungen, die in die gleiche Richtung weisen, etwa solche zu Vorstufen von Krebs. Geht man von siebzig Prozent Zufallsereignissen aus, könnte man vermuten, dass sich in häufig teilendem Gewebe ohne bereits diagnostizierten Krebs schon Vorstufen oder Krebsgene finden. Genau das ist der Fall.[139] Das beste Beispiel ist der Prostatakrebs, dessen Spuren bei mehr als der Hälfte der über 75-Jährigen in der Autopsie zu finden sind. Ähnliche Studien gibt es auch für seltene Krebsarten. Bei älteren Menschen wird etwa in siebzig Prozent der weißen Blutkörperchen genetisches Material gefunden, das die Grundlagen für Leukämie enthält.[140] Obwohl natürlich nur wenige dieser Menschen tatsächlich daran erkranken, stiege das Risiko erheblich, wenn sie alle über hundert Jahre alt würden. Da keiner der bekannten Risikofaktoren für Leukämie von Bedeutung ist, zeigt dies die Wichtigkeit des Faktors Zufall.

Somit erweist sich Krebs wohl als der unvermeidliche Preis, den wir für das Funktionieren unseres Stoffwechsels und unserer Organe in einer sich wandelnden Umwelt bezahlen müssen. Ohne häufige Zellteilung und ohne die extrem starke Differenzierung unserer Gewebe könnten wir nicht die komplexen Geschöpfe sein, zu denen uns die Evolution gemacht hat. Der Körper muss genetisch hochflexibel sein, um mit den sich stark verändernden Lebensgrundlagen wie Nahrung, Klima, Paarungsverhalten oder Arbeitsbedingungen zurechtzukommen. Diese Flexibilität macht Fehlfunktionen bei der Zellteilung unvermeidbar und führt so in jenen Geweben, die sich sehr oft teilen müssen, langfristig zu Krebs. Da die meisten dieser zufälligen Krebserkrankungen erst im Alter auftreten, bedeuten sie für den Menschen keinen evolutionären Nachteil, während die Flexibilität der Gene große evolutionäre Vorteile bringt. Die meisten Krebsfälle entstehen lange nach dem Fortpflanzungsalter der Menschen, zumindest war dies in der Vergangenheit so.

Wie sinnvoll ist das Mammographiescreening?

Hier wird in der Fachwelt seit langem eine Kontroverse geführt, die einerseits die Wirksamkeit des Screenings betrifft und andererseits die Frage, ob man es empfehlen sollte, selbst wenn man sich auf die Fakten der Wirksamkeit verständigt hat. Was Ersteres betrifft, ist man leider teils auf Studien angewiesen, die vor mehr als vierzig Jahren begonnen wurden und deren Auswertung daher nur noch bedingt relevant sein kann. Für diese großen kontrollierten Studien in England, den skandinavischen Ländern, Holland und Kanada wurde die Brustkrebssterblichkeit von Frauen verglichen, die entweder am Screening teilgenommen hatten oder nicht. Je nach Art der Auswertung wurde bei den Frauen, die sich der Untersuchung unterzogen hatten, ein Rückgang der Brustkrebssterblichkeit um 20 bis 28 Prozent beobachtet.[141] Die Aussagekraft dieser Studien ist aber mittlerweile sehr eingeschränkt, da heute sowohl die Methoden der Mammographie als auch die der Behandlung viel besser sind. Das bedeutet, dass weniger Krebsfälle übersehen werden und dass weniger Tumore biopsiert werden müssen, um einen bösartigen Krebs zu identifizieren, aber auch, dass die Heilungschancen für die ohne Screening entdeckten Fälle besser geworden sind.

Die Nettobilanz dessen ist unklar. Das deutsche Mammographiescreening weist auf der Grundlage von Zwischenaus-wertungen gute Werte zur Biopsierate auf, viel bessere als in Teilen der USA oder bei den älteren Studien zur Mammogra-phie.[142] Es müssen nicht zu viele überflüssige Biopsien pro ent-decktem Krebsfall gemacht werden. Auch ist die Auffindquote von Brustkrebs eher hoch. So werden schätzungsweise vier von fünf tatsächlichen Krebsfällen auch gefunden, nur einer von fünf wird übersehen oder war noch nicht sichtbar. Am 2002 eingeführten Mammographiescreening nimmt mittelweile etwa jede zweite der eingeladenen Frauen in der Altersgruppe zwischen fünfzig und siebzig Jahren teil. Nur grob abschätzen kann man aber bisher, wie viele Krebsfälle insgesamt vermieden werden und wie viele Krebsfälle man unnötig behandeln muss, um einen Todesfall zu verhindern. Dabei handelt es sich um solche Frauen, bei denen man durch die Mammographie einen Tumor findet und behandelt, an dem die betroffene Frau sonst nie zu leiden gehabt hätte. Entweder weil er sich wieder zurück-gebildet hätte oder er so langsam gewachsen wäre, dass er nie Symptome gezeigt hätte. Beides kommt vor. Man muss davon ausgehen, dass das Verhältnis mindestens eins zu eins ist: auf jeden vermiedenen Brustkrebstod kommt eine überflüssige Be-handlung. Diese Patientin wird in der Regel operiert, bestrahlt und bekommt eine Hormontherapie ohne jeden Nutzen.

Damit einer Frau der Brustkrebstod erspart bleibt, müssen wahrscheinlich irgendwo zwischen 300 und 1200 Frauen zehn Jahre lang am Screening teilnehmen. Die Ergebnisse, wie viele genau es in Deutschland sein müssen, werden wir frühestens zwischen 2017 und 2019 kennen, vorher lässt sich dies statistisch nicht auswerten.[143] Eine Senkung des Sterberisikos insgesamt wird nicht messbar sein, weil dafür die Sterblichkeit bei Brust-krebs in der Gruppe der teilnehmenden Frauen zu niedrig ist. Nur ein Bruchteil der Frauen, die am Screening teilnehmen oder auch nicht, stirbt an Brustkrebs. Andere Krebskrankheiten sowie Herz-Kreislauf-Erkrankungen sind da ausschlaggebender. Auch ohne Screening überleben heute mehr als achtzig Prozent der Frauen den Brustkrebs, weil sich die Behandlung deutlich verbessert hat.

Es ist klar, dass die Entscheidung für oder gegen das Screening von jeder Frau selbst getroffen werden muss und man keinen eindeutigen Ratschlag geben kann. Die Hauptnebenwirkungen, unklare Befunde, unnötige Biopsien und im Extremfall eine unnötige Behandlung – all das muss im Verhältnis gesehen werden zu schätzungsweise zweitausend vermiedenen Brustkrebstodesfällen in Deutschland pro Jahr und der Gewissheit der meisten teilnehmenden Frauen, dass sie keinen Brustkrebs haben oder voraussichtlich (mit neunzigprozentiger Wahrscheinlichkeit) geheilt werden. Politisch muss das Screening dann neu bewertet werden, wenn spätestens im Jahr 2019 die Daten zur Wirksamkeit vorliegen. Bis dahin muss man leider davon ausgehen, dass die eingeladenen Frauen nur unzureichend aufgeklärt werden. Aus meiner Sicht werden die Vorzüge des Screenings zu einseitig und eher zu positiv dargestellt, was den Frauen eine ausgewogene Entscheidung erschwert. Zugleich sollten die Ärzte auch nicht entschieden abraten. Die einflussreiche Studie zum Mammographiescreening des von mir eigentlich geschätzten dänischen Wissenschaftlers Peter C. Gøtzsche, der sich sehr überzeugend mit den Machenschaften der Pharmaindustrie auseinandergesetzt hat, ist methodisch einseitig und problematisch.[144] Sie sei hier erwähnt, weil sie auch Ausgangspunkt eines einflussreichen und kritischen Artikels im «Spiegel» war, in dem vom Screening abgeraten wurde.[145] Die dortige Kritik Gøtzsches am Mammographiescreening teile ich nur bedingt. Insbesondere treffen seine Annahmen zur hohen Zahl von falschen Diagnosen nicht auf das Screening-Programm in Deutschland zu.

Die International Agency for Research on Cancer (IARC), die weltweit beste wissenschaftliche Gruppe zur Bewertung von Früherkennungsverfahren mit Wissenschaftlern aus allen Industrieländern, kam erst im Juni 2015 zu dem Ergebnis, dass der Nutzen die Nebenwirkungen im Durchschnitt überwiege, besonders bei Frauen zwischen 50 und 69.[146]

Prostatascreening – vor allem ein gutes Geschäft?

Beim Prostatascreening mit dem PSA-Test ist die Situation meines Erachtens einfacher zu bewerten als beim Mammographiescreening. Für denjenigen, der kein deutlich erhöhtes Risiko hat, ist es nicht zu empfehlen. Der jährliche PSA-Test wurde ohnedies bisher nur in zwei großen Studien systematisch untersucht, in einer amerikanischen und einer europäischen Studie.[147] Die amerikanische konnte überhaupt keinen Nutzen im Sinne einer Senkung der Sterblichkeit selbst an Prostatakrebs aufzeigen. Die europäische Studie belegt eine Senkung der Sterblichkeit an Prostatakrebs um zwanzig Prozent, ohne jedoch die Gesamtsterblichkeit zu verringern. Dieses Ergebnis entspricht etwa dem der Mammographie. Allerdings zahlen die teilnehmenden Männer dafür einen sehr viel höheren Preis. Nicht nur werden zwanzig Prozent der Krebse übersehen, für einen einzigen vermiedenen Prostatakrebstodesfall müssen zwischen 33 und 48 Männer diagnostiziert und behandelt werden, und die meisten von ihnen werden danach an Formen der Inkontinenz oder Impotenz leiden, von anderen Nebenwirkungen einmal abgesehen. Die Quote der überflüssigerweise behandelten Fälle ist schlicht zu hoch, um diese Untersuchung uneingeschränkt empfehlen zu können. Dieser Einschätzung schließen sich mittlerweile auch führende amerikanische wissenschaftliche Fachverbände an.

Es ist sehr problematisch, dass viele Urologen weiter relativ einseitig zum PSA-Screening raten und dass es zum Teil auch ohne gute vorherige Aufklärung von Hausärzten durchgeführt wird. Da der Test auch noch als sogenannte Individuelle Gesundheitsleistung (IGEL) vom Patienten selbst bezahlt werden muss, ist das Vorgehen in vielen Fällen zudem sogar unethisch. Hier wird ein Geschäft mit dem Patienten gemacht, der von diesem Test im Durchschnitt sehr viel mehr Schaden als Nutzen davontragen dürfte.[148] Da die Kassen den PSA-Test nicht bezahlen, verdient der Arzt zusätzlich, wenn er ihn trotzdem veranlasst. Die von den Kassen übernommenen Leistungen sind in der Regel im Budget für den Patienten schon enthalten. Außerbudgetäre Leistungen sind daher lukrativer. Das führt dazu, dass ein PSA-Test von den Kassen nicht bezahlt wird, weil er nichts nutzt, und von den Ärzten öfter eingesetzt wird, weil er von den Kassen nicht bezahlt wird (und somit über das Budget hinaus Geld einbringt). Dieser Test müsste daher als IGEL-Leistung verboten und von den Kassen bezahlt werden, falls der Patient ihn nach ehrlicher und vollständiger Aufklärung tatsächlich noch wünscht.

Hilfreiche Vorsorgeuntersuchungen – und noch nicht existente

Besonders zu empfehlen ist im Gegensatz dazu die Darmspiegelung gegen Darmkrebs. Sie hat optimale Voraussetzungen und ist daher als flächendeckendes Screening in Deutschland schon eingeführt worden. Ein besonderer Vorteil ist, dass die diagnostische Untersuchung in sehr vielen Fällen bereits Teil der Behandlung ist. Wir wissen, dass der überwiegende Teil der Darmkrebsfälle aus entarteten Polypen des Darmes entsteht. Bei der Darmspiegelung werden diese Polypen entdeckt und entfernt, wodurch das Krebsrisiko deutlich sinkt. Was die Größenordnung angeht, ist die Studienlage noch nicht ganz eindeutig. Es besteht die Gefahr, dass insbesondere jene Darmkrebse übersehen werden, die in der Darmwand entstehen, sowie jene, die im rechten und damit schwerer erreichbaren Teil des Darmes wachsen.

Auch ist die Darmspiegelung selbst nicht risikolos, sie kann Blutungen und Durchbohrungen der Darmwand mit sich bringen. Jedoch kommen diese Komplikationen bei weniger als einer von tausend Untersuchungen vor. In einer qualitativ hochwertigen Bevölkerungsstudie unter Beteiligung des Deutschen Krebsforschungsinstituts Heidelberg (DKFZ) konnte gezeigt werden, dass sich bei Personen, die zehn Jahre lang an einer Koloskopie, also einer Dickdarmspiegelung, teilgenommen hatten, das Darmkrebsrisiko um 77 Prozent reduziert hatte.[149] Andere Verfahren der Darmkrebsvorsorge sind weniger wirksam, wie etwa das alleinige Spiegeln des Enddarms oder die Stuhluntersuchung nach Blut. Derzeit wird intensiv an einer Methode geforscht, bei der der Patient eine Kapsel mit einer Kamera darin schluckt. Das am besten untersuchte Verfahren ist aber klar die Koloskopie. Für weitere Informationen verweise ich auf die Internetseite des DKFZ und auf die anderen weiter unten angegebenen Internetseiten.[150] Die Empfehlungen sind einhellig und sehr viel positiver als beim Mammographiescreening, ganz zu schweigen vom PSA-Test. Die Koloskopie oder die Sigmoidoskopie, die nur Teile des Darmes erreicht, haben den Vorteil, dass sie nicht nur die Prognose bei dem auf diese Weise früh entdeckten Darmkrebs deutlich verbessern, sondern im Gegensatz zur Mammographie und zum PSA-Screening sogar Krebs verhindern, indem Vorstufen beseitigt werden.

Diesen Vorzug teilen sie mit dem Hautkrebsscreening. Auch dabei werden Vorstufen entdeckt und entfernt, sodass sich die Prognose von Hautkrebs verbessert und die Zahl der Erkrankungen sinkt. Seit 2008 wird dieses Screening für Menschen über 35 Jahre als Kassenleistung angeboten. Über den Nutzen liegen bisher keine klaren Studien vor, und man kann noch nicht sagen, ob die Sterblichkeit am schwarzen Hautkrebs tatsächlich sinkt. Da es aber kaum Hinweise auf gravierende Nebenwirkungen im Sinne übersehener Befunde oder überflüssiger Behandlungen gibt, scheint die Teilnahme sinnvoll zu sein. Welche Ärzte das Screening anbieten, erfährt man bei seiner Krankenkasse und auf der Internetseite der Deutschen Krebshilfe (www.hautkrebs-screening.de).

Auch das Gebärmutterhalskrebsscreening durch die Abstrichuntersuchung verbessert die Prognose entdeckter Krebsfälle und verringert zugleich ihre Zahl, indem Vorstufen entfernt werden können. Obwohl es in Deutschland ohne vorherige Studien zu seiner Wirksamkeit schon vor mehr als vierzig Jahren eingeführt wurde, gilt es als großer Erfolg, weil seitdem die Zahl der Gebärmutterhalskrebsfälle um mehr als siebzig Prozent zurückgegangen ist. Natürlich kann man nicht ausschließen, dass auch ohne dieses jährlich angebotene Screening die Quote gesunken wäre, etwa wegen der geringeren Zahl von Raucherinnen. Auch ist weder die Qualität des Screenings in den Frauenarztpraxen gut untersucht, noch weiß man, ob das Screening für sehr junge Frauen sinnvoll ist oder ob sich ähnliche Ergebnisse nicht auch mit einem zwei- oder dreijährigen Screening erzielen ließen.[151] Auch können finanzielle Antriebe aufseiten der beteiligten Gynäkologen nicht ausgeschlossen werden. Aber im Vergleich zum Prostatascreening ist es sehr wahrscheinlich, dass das Zervixscreening tatsächlich die Sterblichkeit deutlich gesenkt hat, eben weil durch einen kleinen

Eingriff ohne sehr gravierende Nebenwirkungen Vorstufen entfernt werden können. Bisher spricht auch nichts dafür, auf das Screening zu verzichten, obgleich in Zukunft mit der HPV-Impfung eine große Zahl der Vorstufen und tatsächlichen Fälle von Gebärmutterhalskrebs vermieden werden kann.

Leider sind damit die wichtigsten Früherkennungsuntersuchungen bereits beschrieben. Auch für den besonders tödlichen Lungenkrebs gibt es bisher kein gutes Screeningverfahren, obwohl, wie bereits erwähnt, sehr intensiv daran gearbeitet wird. Hoffnungsträger ist ein Computertomogramm der Lunge mit niedriger Strahlenbelastung, das von Personen erstellt wird, die dreißig Jahre lang täglich eine Schachtel Zigaretten oder eine ähnliche Gesamtzigarettenmenge geraucht haben. Die einzige große und methodisch gute Studie dazu wurde in den USA durchgeführt.[152] Zuerst waren die Ergebnisse vielversprechend, da das Screening die Zahl der Lungenkrebstodesfälle um zwanzig Prozent senken konnte. Jedoch mussten sich etwa dreihundert Personen der Untersuchung unterziehen, um einen tödlichen Lungenkrebsfall zu vermeiden. Noch wichtiger ist die Zahl jener Personen, bei denen die Untersuchung fälschlicherweise auf Lungenkrebs hingedeutet hatte und die dann unnötigerweise punktiert wurden. Auf jeden richtig diagnostizierten und dann geheilten Lungenkrebs kamen leider über hundert Fälle, die sich als falscher Alarm erwiesen.[153] Das Screening soll jedoch weiter verbessert werden. So wird etwa versucht, es mit sogenannten Sputum-Untersuchungen zu kombinieren, bei denen man nach Zellen sucht, in denen sich lungenkrebstypische Onko- und veränderte Suppressor-Gene befinden.

Im Februar 2015 hat das amerikanische Medicare-System angekündigt, dieses Screening für ältere Hochrisikoraucher zu bezahlen – eine aus meiner Sicht eher problematische Entscheidung.[154] Wenn man die erheblichen Ressourcen für das Screening, die dann folgende Abklärung der falsch positiven Befunde und der übrigen veranlassten Behandlungen dafür einsetzen würde, Langzeitraucher zu entwöhnen, könnten mit diesen Mitteln sicherlich sehr viel mehr Lungenkrebstote vermieden werden.

Für Leukämien, Bauchspeicheldrüsenkrebs, Nierenkrebs, Blasenkrebs und viele andere Krebsarten gibt es bisher keine Früherkennung. Ganzkörpercomputertomographien, die bereits in den Vereinigten Staaten und auch im arabischen Raum als «Körperscreening» angeboten werden, sind ohne jeden medizinischen Wert und wegen der hohen Strahlenbelastung nicht zu empfehlen.[155] Die Zahl der falsch positiven Befunde und der mit den überflüssigen Behandlungen und Untersuchungen verbundenen Nebenwirkungen zeigt, dass die alleinige Durchleuchtung des Körpers nicht die Lösung sein kann. Die Forschung tendiert vielmehr dahin, das Blut mit sehr empfindlichen Methoden auf Zellen zu untersuchen, die die genetischen Merkmale von Krebs in sich tragen. Sollte es gelingen, Krebszellen anhand ihrer Gene zu identifizieren und den entsprechenden Organen eindeutig zuzuordnen, sind neue Formen der Früherkennung möglich. Leider gibt es diese Verfahren bisher nicht, und Gene, die Krebs verursachen und vererbt werden, sind selten. Nach ihnen kann man gezielt suchen – nach entsprechender Aufklärung und wenn sich bestimmte Krebsarten in der Familie des Patienten häufen.

Vor den genetischen Screeningtests, die in den USA ebenfalls angeboten werden, ist nachdrücklich zu warnen, weil bisher nichts über ihre Wirksamkeit bekannt ist und die Verfahren nicht ausgereift sind. Langfristig wird die Früherkennung nur dann wesentlich verbessert werden können, wenn es gelingt, durch Blut- und Zelluntersuchungen die frühen Phasen von Krebs auch dann zu finden, wenn der Tumor zufällig und nicht durch vererbte Krebsgene entstanden ist. Bis heute ist dies nicht möglich, und es steht für die Babyboomer auch kaum zu erwarten. Selbst wenn die Verfahren innerhalb von nur zehn Jahren entwickelt würden, würden weitere zehn Jahre vergehen, bis sie wissenschaftlich ausgewertet wären. Vor allem müsste untersucht werden, wie groß die Zahl der übersehenen Krebse und falschen Alarme ist und wie sich die Sterblichkeit bei jenen Personen verändert, die an den Testungen teilgenommen haben. Erst dann könnten diese Untersuchungen, die zudem wegen der Nutzung von Genanalysen ethisch und politisch sehr heikel sind, der Allgemeinheit empfohlen werden.

In jedem Fall sollte der Einzelne ein deutlich erhöhtes Risiko bedenken, wenn es frühe (und auch häufige späte) Krebserkrankungen in der Familie gibt oder gegeben hat. Wenn Eltern, Geschwister oder auch Tanten und Onkel vermehrt an Krebs erkrankten oder verstarben, ist dies ein Risikofaktor, der oft unterschätzt wird. Diese Menschen sollten auf jeden Fall die fünf wichtigsten Risikofaktoren vermeiden und auf keinen Fall rauchen. Auch dann nicht, wenn die Angehörigen an Krebsarten erkrankten, die nicht offensichtlich mit dem Rauchen in Verbindung stehen. Viele Nichtraucher unterschätzen ihr Risiko, weil sie den Lungen- oder Blasenkrebs des Onkels zu Recht auf dessen Tabakkonsum zurückführen, dann aber zu Unrecht glauben, dass ihr eigenes Risiko als Nichtraucher für tabakunabhängige Krebsarten nicht erhöht sei. Was aber kann der genetisch Krebsbelastete tun?

Ohne hier Ratschläge geben zu wollen, die ohnehin allgemein bleiben müssten, ist es für besonders Krebsgefährdete ratsam, die vorhandenen Screeningverfahren alle zu nutzen. Der PSA-Test mag z. B. als flächendeckende Untersuchung grundsätzlich eher nicht sinnvoll sein. Dennoch ist er sinnvoll für jemanden, dessen Vater oder Bruder früh an Prostatakrebs erkrankt ist. Ähnliches gilt für Brust- und Darmkrebs. Die gute Nachricht für diejenigen Personen, die ein erblich bedingtes Risiko haben, ist die, dass sich die Früherkennungsverfahren vor allem für sie lohnen. Viele Krebsfälle bei Hochrisikopatienten können durch die rechtzeitige Behandlung komplett geheilt werden.

Alternative Medizin und unwirksame Schutzfaktoren

Man könnte diesem Buch bisher den Vorwurf machen, dass es eine sehr einseitige wissenschaftliche oder schulmedizinische Sicht von Krebs habe. Um diesem Vorwurf zu begegnen, möchte ich ein paar Bemerkungen zur Alternativen Medizin machen. Zunächst wird oft zwischen der Alternativen Medizin und der Komplementären Medizin unterschieden. Dies bedeutet, dass die Alternative Medizin die wissenschaftlich gesicherte Behandlung durch ein alternatives Verfahren ersetzt, während es von der Komplementären Medizin nur zusätzlich angewandt wird. Diese Unterscheidung hat wissenschaftlich wenig Sinn, da es sich meist um die gleichen Vorbeuge- und Behandlungsmethoden handelt. Ob ich Krebs nun mit hochdosierten Vitamingaben ohne zusätzliche wissenschaftlich gesicherte Behandlung oder in Ergänzung zu ihr heilen will – es bleibt die Frage, ob die Vitamine überhaupt eine Wirkung haben. Alternative und Komplementäre Medizin werden also durch die Tatsache vereint, dass es für ihre Wirkung trotz Studien keine wissenschaftlichen Belege gibt bzw. dass sie sogar als schädlich bewertet werden mussten. Oft lehnen die Befürworter der Alternativen Medizin allerdings die naturwissenschaftliche Methodik in der Krebsursachenforschung und Behandlung auch grundsätzlich ab, oder sie unterstellen, die notwendige Forschung würde aus Mangel an Gewinnen für die Pharmaindustrie sowie aus ideologischen Gründen unterdrückt und totgeschwiegen. Daher sind die Befürworter der Komplementären Medizin oft weniger radikal als die der Alternativen Medizin, die zur kompletten Ablehnung der schulmedizinischen Standardbehandlung führen kann.

In der modernen Krebsmedizin wird Krebspatienten, die sich alternativ oder komplementär behandeln lassen wollen, in der Regel verständnisvoll zugehört und nur dann abgeraten, wenn sich das Verfahren nicht mit der eigentlichen, wissenschaftlich gesicherten Behandlung verträgt oder der Patient sogar darauf verzichtet. Dieser höflichen und vorsichtigen Herangehensweise liegt die Überzeugung zugrunde, dass man einem Krebskranken nicht unnötig Hoffnungen nehmen sollte, aus denen er Lebensqualität gewinnen kann. Außerdem wird sich kein Patient zum Zeitpunkt seiner Krebserkrankung über die Grundsätze der modernen medizinischen Forschung aufklären lassen oder sich von religiösen oder spirituellen Überzeugungen lösen, die vielleicht für seine Haltung verantwortlich sind.

Obwohl es keine belastbaren Daten dazu gibt, wird geschätzt, dass etwa siebzig Prozent der Krebskranken in Deutschland zusätzlich alternative Methoden anwenden, die Zahl könnte aber auch viel höher sein.[156] Bei Brustkrebspatientinnen sind es sogar bis zu neunzig Prozent.[157] Die Zahl derer, die auf die klassische Behandlung verzichten, ist sehr viel geringer. Wenn Patienten ausführlich darüber aufgeklärt wurden, dass sie ein solcher Verzicht das Leben kosten könnte, aber dennoch bei ihrem Entschluss bleiben, bleibt Ärzten nichts anderes übrig, als das zu akzeptieren. Ein erwachsener und frei entscheidender Mensch muss auch auf die notwendige Behandlung verzichten dürfen, egal welche Konsequenzen das für ihn haben wird. Inakzeptabel hingegen ist es, wenn Ärzte nicht eindeutig auf das hohe Risiko hinweisen oder gar selbst solche Therapien als echte Alternative zur Schulmedizin anbieten. Damit missbrauchen sie die Autorität ihres Berufes und handeln zumindest unethisch, wenn nicht gar kriminell.

Den größten Schaden richten die alternativen Methoden bei der Krebsvorbeugung an, nicht bei der Therapie. Weil wie gesagt nur wenige Patienten auf die schulmedizinische Behandlung verzichten, wird das Problem hier oft überschätzt. Es wird zwar viel Geld für Unwirksames verschwendet, aber der gesundheitliche Schaden hält sich in Grenzen. Viele Patienten, die sich zusätzlich behandeln lassen, schöpfen neue Hoffnung, und zusätzlich verbessern einige dieser Ansätze sogar die Symptome der Therapie und des Leidens. Ein Beispiel ist die weitverbreitete Misteltherapie, durch die einige Patienten die Chemotherapie tatsächlich besser vertragen, obgleich es andere Formen der Chemotherapie gibt, bei der sie die Wirkung behindert.[158] Wird das berücksichtigt, schadet sie nicht und kann einen symptomatischen Beitrag leisten. Ein entspannter Umgang ist also angeraten, solange andere Behandlungen nicht beeinträchtigt werden.

Überraschenderweise liegt der Schaden der Alternativen Medizin eher im Bereich der Vorbeugung, und zwar dann, wenn sich Patienten besser vor Krebs geschützt fühlen, als sie es in Wirklichkeit sind, und daher auf wahre Vorbeugemaßnahmen und Früherkennung verzichten oder sogar Risikofaktoren akzeptieren. Derjenige, der bei laufender Behandlung z. B. zusätzlich homöopathische Präparate nimmt, schadet sich nicht. Derjenige, der auf das Rauchen nicht verzichtet, weil er glaubt, dass Globuli ihn schützen würden, schadet sich massiv. Daher sollen hier einige dieser riskanten Fehlannahmen diskutiert werden.

Grüner Tee: Es gibt zahlreiche Studien, die darauf hindeuten, dass grüner Tee bei Herz-Kreislauf-Erkrankungen schützend wirkt, und auch für einige Krebserkrankungen senkt sich das Risiko leicht, wenn Teetrinker mit Nichtteetrinkern verglichen werden.[159] Besonders im Bereich Magen und Darm sowie bei der Prostata scheint das der Fall zu sein. Leider konnte bisher keine Studie unter kontrollierten Bedingungen und randomisiert durchgeführt werden. Aus den bisher ausgewerteten Kohortenstudien wissen wir aber, dass die Wirkung, wenn sie überhaupt besteht, eher gering ist und nur wenige Krebsarten betrifft.[160] Weder Rauchen noch Bewegungsmangel und Übergewicht können durch grünen Tee kompensiert werden.

Blaubeeren oder andere Beeren mit hoher Konzentration von Polyphenolen: In Blaubeeren, Erdbeeren, Acai-Beeren oder in Granatapfelsaft befinden sich hochkonzentrierte pflanzliche Farbstoffe, die im Körper antioxidativ und auch entzündungshemmend wirken können. Auch hier gibt es keine randomisiert kontrollierte Studie, die eine Wirkung belegt hätte.[161] Rein biologisch ist der Schaden genauso plausibel wie der Nutzen, was häufig übersehen wird. Während die Zahl der mutagen wirkenden freien Radikalen durch die Polyphenole gesenkt werden könnte, ist es genauso denkbar, dass dadurch wichtige Suppressor-Gene abgeschaltet werden – wie dies bei den hochdosierten Vitaminpräparaten der Fall war, die damit sogar die Krebsentstehung begünstigt haben. Auch bei den hochdosierten Vitamingaben sah es in den Kohortenstudien so aus, als schützten sie vor Krebs, und auch bei ihnen führte man das auf die verminderten freien Radikalen zurück.[162] In der Zwischenzeit kam man den molekularen Veränderungen in der Zelle auf die Spur, die erklären könnten, weshalb das Risiko hier sogar steigt. Daher ist zumindest bei sehr hohen Dosierungen und bei besonders konzentrierten «Supersäften» Vorsicht geboten, weil wir hier über Schaden und Nutzen noch nicht genug wissen. Sicher ist hingegen, dass die ausgewogene Ernährung mit täglich fünf bis sieben Portionen Obst und Gemüse das Risiko für Darm-, Speiseröhren- und Lungenkrebs senken kann. Daher darf die einseitige Ernährung mit wenigen hochkonzentrierten Antioxidantien der ausgewogenen Ernährung nicht im Wege stehen. Wenn die Polyphenole in sehr hoher Konzentration, z. B. als Kapseln, eingenommen werden, können sie im Übrigen sogar prooxidativ wirken. Was dies bedeuten würde, ist ebenfalls völlig unklar. Somit sollten Beeren oder Granatapfelsaft Teil einer ausgewogenen gesunden Ernährung sein, aber nicht als Krebsschutzfaktoren gesehen werden.

Vegetarische Ernährung: Auch hier ist die Datenlage noch nicht eindeutig. In einer Auswertung zweier Studien mit insgesamt 61 000 Teilnehmern durch die Universität Oxford in England konnte gezeigt werden, dass Fischesser (also Fisch statt Fleisch) und Vegetarier nach vierzehn Jahren ein zwölf Prozent geringeres Risiko hatten, an Krebs insgesamt zu erkranken.[163] Dieses Ergebnis ist nicht sehr überraschend, weil sich der Fleischkonsum negativ auf das Darmkrebsrisiko auswirkt und Fleischesser mit geringerer Wahrscheinlichkeit genug Obst und Gemüse aufnehmen, um auch diesen Schutzfaktor mitnehmen zu können. Ob sich das Ergebnis in einer randomisierten kontrollierten Studie wiederholen lässt, ist offen. Eine solche Studie läuft derzeit an der Universität South Carolina in den Vereinigten Staaten. In einer ersten Auswertung hat man zumindest herausgefunden, dass die vegetarische bzw. fisch-vegetarische Kost bestimmte Entzündungsfaktoren zurückdrängt, die mit Krebs in Zusammenhang stehen.[164] Aber auch hier ist es wahrscheinlich, dass nicht viel mehr zu sehen sein wird, als dass der regelmäßige Konsum von Obst und Gemüse dabei hilft, einigen wenigen Krebsarten vorzubeugen. Auch der vegan oder vegetarisch ernährte Übergewichtige hat wahrscheinlich ein erhöhtes Krebsrisiko.

Olivenöl versus gesättigte Fette: Während neuere Studien klar den Nutzen von Olivenöl als Ersatz für gesättigte Fette und ungesündere pflanzliche Trans-Fette zur Vermeidung von Herz-Kreislauf-Erkrankungen zeigen, spielt dieses Thema bei Krebs offenbar keine so wichtige Rolle.[165] Wenn man also von Olivenöl oder anderen gesunden Pflanzenfetten übergewichtig wird, hat man ein höheres Krebsrisiko als der Normalgewichtige, der auf Olivenöl verzichtet.[166] Auch gibt es keine Belege dafür, dass Milchprodukte für die Entstehung oder Vorbeugung von Krebs eine Rolle spielen, wenn man von ihrer Bedeutung für die Calciumversorgung absieht, die bei Darmkrebs das Risiko wahrscheinlich leicht senkt und es bei Prostatakrebs leicht erhöht.[167]

Pflanzliche Stoffe und Spezialdiäten: Für keinen einzigen einzelnen Pflanzenstoff wurde bisher eine krebsvorbeugende oder heilende Wirkung belegt. Einen sehr guten Überblick über den Stand der Forschung gibt in für Laien verständlicher englischer Sprache die Internetseite von CAM-Cancer,[168] die von der Europäischen Kommission unterstützt wurde und von ausgewiesenen Wissenschaftlern aus Norwegen, der Schweiz, England und Deutschland betrieben wird. Auch sehr gut, aber weniger umfangreich und genau, ist der Überblick auf der Seite des DKFZ in Heidelberg.[169]

Dass einzelne Pflanzenstoffe wie Kurkuma oder Knoblauch tatsächlich Krebs vorbeugen sollten, wäre allein auf der Grundlage dessen, was wir heute über dessen Entstehung wissen, abwegig. Ein einziger Pflanzenstoff oder eine bestimmte Diät haben weder Einfluss auf die Zahl der stattfindenden Zellteilungen noch auf die Wirkung der vorhandenen mutierten Onko- und Suppressor-Gene. Selbst epigenetische Vorgänge, bei denen die vorhandenen Gene aus- und angeschaltet werden, sind bei einzelnen Pflanzenstoffen und bei einseitigen Diäten sehr unwahrscheinlich. Daher kann es nicht überraschen, dass weder beim Menschen noch im Tierexperiment solche Wunderprävention oder -heilung beobachtet wird. Der einzig denkbare und bereits erwähnte Mechanismus – die Senkung der Mutationen durch antioxidative Wirkung – wird schon bei regelmäßigem Obst- und Gemüsekonsum ausgereizt. Die Kombination von bestimmten Pflanzenstoffen, um damit gezielt epigenetisch bestimmte Krebsmechanismen zu blockieren, ist sehr vielversprechend und bedient sich der Kenntnisse der modernen Krebsgenetik. Leider gibt es hierzu noch keine gesicherten Erkenntnisse.

Biofeedback und Körper-Geist-Methoden: Von Akupunktur bis zum Tai-Chi ist auch gegen Körper-und-Geist-Methoden nichts einzuwenden, sofern sie nicht als Alternativen zur klassischen Behandlung genutzt und mit falschen Versprechungen vermarktet werden. In der Tat ist es so, dass Sport – sowohl Ausdauersport als auch Kraftsport – die Prognose von Krebskranken verbessern und gleichzeitig die Lebensqualität erhöhen kann. Während sich nur Ausdauersport zur Vorbeugung eignet, ist gerade auch der Kraftsport für den bereits Erkrankten sehr sinvoll. Die Ursachen dafür sind nicht bekannt. Ein höherer Immunschutz könnte eine Rolle spielen, aber auch das ist nicht belegt.

Solange Alternative Medizin und Vorbeugekonzepte nicht mit dem bewiesenen Wissen im Konflikt stehen, sollte man aufklärerisch und ehrlich mit diesen Verfahren umgehen, aber ohne Intoleranz oder Hochmut. Auch viele Maßnahmen der klassischen Behandlung haben leider nur einen geringen Nutzen, und oft nicht einmal das. Ebenso verhält es sich mit den allseits anerkannten Vorbeugemaßnahmen. Trotzdem sollte man nicht generell auf sie verzichten, und sie dürfen auf keinen Fall den unbegründeten Versprechungen der Alternativen Medizin geopfert werden.

Was kann man als Patient tun?

Zunächst muss klargestellt werden, dass dieses Buch kein Ratgeber für Menschen mit Krebs ist. Es soll über die Krankheit mit all ihren Herausforderungen und ihre zunehmende Bedeutung für unsere Gesellschaft informieren. Wie bereits erwähnt, gibt als Handbuch für Erkrankte das Buch von Sarah Majorczyk und Experten der Deutschen Krebsgesellschaft einen guten ersten Überblick. Für denjenigen, der sich unabhängig im Netz informieren möchte, gibt es einige Quellen, die ich sehr empfehlen kann und die meines Erachtens die besten und zuverlässigsten Informationen für Krebserkrankte bieten. Dazu zählen zum Beispiel folgende Internetseiten:

Deutsche Gesellschaft für Hämatologie und Onkologie:
   www.dgho.de
Das Deutsche Krebsforschungsinstitut DKFZ in Heidelberg:
   www.dkfz.de
Cancer Research UK: www.cancerresearchuk.org/
National Health Service: www.nhs.uk
American Cancer Society: www.cancer.org
Mayo Clinic: www.mayoclinic.org
Uniklinik Köln, Klinik I für Innere Medizin: http://inneren.
   uk-koeln.de/klinik

Über diese Internetadressen, vor allem die englischen und amerikanischen, bekommt man sehr gute Literaturhinweise. Leider ist fast die gesamte Forschungsliteratur zum Thema in englischer Sprache abgefasst; speziell in den Vereinigten Staaten gibt es jedoch eine Menge sehr gutes Informationsmaterial, das auch für den Laien verständlich ist und den neuesten Stand der Forschung für Patienten zusammenfasst. In Deutschland fehlen diese Angebote im Netz, daher kann es für den einzelnen Patienten sinnvoll sein, sich bestimmte Einträge und Artikel übersetzen zu lassen oder sie dem behandelnden Arzt vorzulegen. Es wäre sehr wünschenswert, dass die Deutsche Gesellschaft für Hämatologie und Onkologie ihre eigene Internetseite so übersichtlich und umfassend aufbaut wie zum Beispiel Cancer Research UK. Die dafür benötigten finanziellen Mittel sollten industrieunabhängig sein. Denkbar wäre hier eine finanzielle Unterstützung durch das neue Institut für Qualität und Transparenz im Gesundheitswesen (IQTiG), das in Zusammenarbeit mit der Fachgesellschaft eine solche Internetseite für Patienten entwickeln könnte.

Für die Wahl der Klinik oder der onkologischen Praxis kann man leider keine allgemeinen Ratschläge geben. Es hat sich in internationalen Studien gezeigt, dass Kliniken, die bestimmte Krebsbehandlungen besonders häufig durchführen, auch bessere Behandlungsergebnisse erzielen. Dies gilt vor allem bei seltenen Krebsarten wie etwa Lymphomen und Leukämien und bei solchen, die größere Operationen notwendig machen, wie Bauchspeicheldrüsenkrebs oder fortgeschrittener Darmkrebs. Es liegt nahe, dass ähnliche Zusammenhänge auch in Deutschland bestehen, aber Daten gibt es dazu nicht. Generell sind wahrscheinlich Kliniken mit einer interdisziplinären Zusammenarbeit der Abteilungen und Tumorkonferenzen eine gute Wahl. Solche Besprechungen wirken für die Beteiligten wie eine kontinuierliche Fortbildung, da der Austausch mit den Kollegen über konkrete Fälle auch auf Grundlage der neuesten Studienlage das Urteilsvermögen der Ärzte schärft.

Mittlerweile kann man sich in Internet-Foren und durch Magazin-Sonderhefte ein Bild darüber machen, in welchen Kliniken die Ärzte ihre Patienten besonders gut informieren, sodass diese selbst Entscheidungen treffen können und den Verlauf der Krankheit verstehen. Laut amerikanischen Studien ist es erwiesen, dass Patienten, die die Mechanismen ihrer Krebserkrankung begreifen, auch bessere Behandlungsergebnisse haben. Auch dazu gibt es für Deutschland keine Daten, es ist aber wahrscheinlich, dass das Gleiche zutrifft.

In vielen Fällen kann es für den Patienten sinnvoll sein, eine Zweitmeinung einzuholen. Die meisten behandelnden Ärzte haben damit kein Problem und sind ihrerseits sogar daran interessiert. Ich vermittle selbst häufig Zweitmeinungen für Krebspatienten und habe es noch nie erlebt, dass der behandelnde Arzt daran Anstoß genommen hätte. Die Zweitmeinung kann für alle Beteiligten sehr wertvoll sein, und sie muss von den Krankenkassen bezahlt werden. Die Bezahlung zur Vorbereitung und Erstellung von Zweitmeinungen wird ab 2016 deutlich verbessert. Sie ersetzt jedoch nicht die interdisziplinäre Zusammenarbeit von Spezialisten in der Krebssprechstunde, sondern kann nur als Ergänzung gesehen werden. Bei den meisten Zweitmeinungen liegen dem Arzt allerdings nur die Befunde in schriftlicher Form vor, er sieht keine Röntgenbilder und trifft den Patienten in der Regel nicht persönlich. Dies schränkt den Wert von Zweitmeinungen noch deutlich ein.

Ausblick: Wann wird Krebs heilbar sein?

Die Behandlung von Krebs steht heute vor einer weiteren Revolution, weil man die Erkenntnisse der letzten Jahrzehnte für neue Strategien nutzen wird. Zwei Richtungen sind dabei bereits klar erkennbar. Zum einen wird man versuchen, mehrere der acht sicheren und von mindestens zwei weiteren wahrscheinlichen Krebsmerkmalen gleichzeitig anzugreifen – übrigens eine Strategie, die man aus dem Kampfsport kennt. Ich habe über mehrere Jahre hinweg mit einem Kampfsportlehrer trainiert, der als Türsteher und im Sicherheitsbereich arbeitete und mir zur folgenden Einsicht verhalf: Selbst der beste Kampfsportler ist chancenlos, wenn mehrere Gegner gleichzeitig angreifen. Tun sie es kurz hintereinander, hat er keine Probleme. Also muss man den gleichzeitigen Angriff vermeiden, zum Beispiel indem man dafür sorgt, dass sich die Gegner kurzfristig selbst im Wege stehen. Diese Strategie ist auch die der Krebsbekämpfung mit gezielten Therapien. Der Krebs muss mit mehreren gezielten Therapien gleichzeitig angegriffen werden anstatt mit einzelnen nacheinander.[1] Dabei ist die Tatsache förderlich, dass die wichtigsten mutierten Onkogene für die meisten Krebsarten zunehmend vollständig entdeckt worden sind und sie sich in ihrer Wirkung auf einige wenige, wahrscheinlich drei wichtige Wirkungswege reduzieren lassen. Selbst wenn es dann Resistenzen gegen einzelne Medikamente geben sollte, kann der Tumor vielleicht besiegt werden, wenn er «redundant» angegriffen wird. Die Details können hier nicht erörtert werden.

Aus der Erkenntnis, dass mit den Möglichkeiten der Vorbeugemedizin sechzig bis siebzig Prozent der Krebsfälle nicht verhinderbar sind, lässt sich nicht ableiten, dass der Krebs niemals besiegt werden könne. Auch Vogelstein, von dem diese Zahlen stammen, glaubt, dass in den nächsten Jahrzehnten die Krebstodesfälle um 75 Prozent zurückgehen könnten, vielleicht sogar mehr. Drei der größten Hoffnungen sollen hier kurz beschrieben werden, wenngleich die Liste nicht vollständig ist.

Erstens ist aus den Mechanismen der Krebsentstehung klargeworden, dass ein Tumor einschließlich seiner Metastasen genetisch keine unbegrenzte Zahl von Genen (Treibergenen) hat, durch die er sein Wachstum antreiben kann. Greift man gezielt mehrere der wichtigsten voneinander unabhängigen Wege an, ist die gleichzeitige Bildung der heute fast unausweichlichen Resistenzen gegen mehrere eingesetzte Medikamente sehr unwahrscheinlich. Die Voraussetzungen für solche Kombi-Angriffe sind aber enorm. Das genetische Wissen über einen einzelnen Krebspatienten muss dafür weit umfangreicher sein, als es heute möglich ist. Auch fehlen für viele der Suppressor-Gene bis heute schlicht die Angriffspunkte. Ein kaputtes Onkogen muss neutralisiert werden, was schwer genug ist. Ein kaputtes Suppressor-Gen aber muss repariert oder ausgetauscht werden, beides bisher unmöglich.[2] Auch liegen Treibergene oft an Stellen des Genoms, an die man rein technisch schwer herankommt. Jedoch sind Ersatzstrategien denkbar und in der Entwicklung.

Der zweite wichtige Hoffnungsträger ist die Nutzung der genetischen Fingerabdrücke von Krebs in weißen Blutkörperchen, Urin, Stuhl, Sputum und anderen Geweben für die Früherkennung. Vielleicht gelingt es auch, diese Fingerabdrücke im Rahmen von bildgebenden Verfahren zu sichern. Dann könnte man die Krebsvorstufen, ähnlich wie heute beim Darmkrebs, operativ entfernen. Krebs wächst im Körper in der Regel über einen Zeitraum von dreißig Jahren heran. Erst in den letzten drei Jahren verursacht er Symptome und ist dann oft nicht mehr heilbar. Könnte man fünfzehn Jahre alte Vorstufen des Krebses durch die neuen Verfahren entdecken und dann entfernen, wäre Krebs fast immer noch heilbar.[3]

Und drittens könnte man die genetischen Veränderungen im Krebs für Impfungen nutzen. Dafür muss der eigene Körper gegen diese Veränderungen «sensibilisiert» werden, in etwa wie bei einer künstlich erzeugten Allergie gegen Krebs. In diese Richtung gehen schon jetzt die Checkpoint-Inhibitoren, aber es sind viel weiter gehende Verfahren denkbar, die das allergene Potenzial der Krebszellen deutlich erhöhen würden. Bei allen drei Wegen zeichnen sich schon jetzt erkennbar große Probleme bei der Umsetzung ab, sie sind aber nicht von grundsätzlicher Natur.

Eine weitere Zwischenlösung könnte darauf hinauslaufen, dass man zunächst Abstand nimmt von dem Ziel, den fortgeschrittenen Krebs komplett aus dem Körper zu entfernen. Ein sehr kluger Grundsatzartikel eines führenden Krebsforschers, Sui Huang, bringt es auf den Punkt: Man müsse erwägen, ob der Tod eines Krebspatienten nicht oft der Strategie geschuldet sei, den Krebs töten zu wollen, anstatt ein Leben mit ihm zu ermöglichen.[4] Für diesen Gedanken sprechen ebenfalls die Erkenntnisse der Immuntherapie mit Checkpoint-Inhibitoren. Viele der Patienten, die jahrelang ohne Symptome leben, haben nach wie vor sichtbare, aber nicht weiterwachsende Metastasen. Offenbar ist es in diesen Fällen zu einem Gleichgewicht von Krebs und Körper gekommen, bei dem der Krebs seine lebensbedrohlichen Angriffe auf den Körper des Patienten eingestellt hat. Ähnliches wird auch für die CART-Therapie vermutet, bei der die sogenannten Killer-Zellen des Patienten im Labor auf den Krebs «abgerichtet» werden. Sie verkleinern ihn dann deutlich, ohne dass er ganz verschwindet.

Für all diese Verfahren gilt, dass sie sehr teuer und erst in einigen Jahren komplett erforscht sein werden. Auf der positiven Seite aber ist zu sehen, dass sich die Krebswissenschaft derzeit überall auf der Welt turbohaft beschleunigt. Immer schneller können neue Moleküle für gezielte Therapien entwickelt und produziert werden. Immer schneller gelingt es, für einzelne Krebsarten und demnächst sogar für einzelne Patienten zu zeigen, welche Gene im Tumor wann verändert sind. Immer klarer erkennt man das Zusammenspiel von Körper und Krebs, sodass man den Blick öffnet für die neuen Behandlungen, die den Körper des Patienten in eine Fabrik von Abwehrstoffen verwandeln können. Gerade dieser holistische Aspekt der neuen Therapien stimmt hoffnungsvoll.

Auf viele andere neue Verfahren in Diagnostik und Therapie, wie z. B. den Einsatz von Nanomolekülen oder Viren zur Markierung von Krebszellen, konnte ich hier nicht eingehen. Auch werden neue Kombinationen von Bestrahlung und gezielte Therapie mit gegenseitiger Verstärkung der Effekte erprobt. Die Krebsmedizin befindet sich auf jeden Fall in einer Phase, in der für viele Patienten die Heilbarkeit in Sichtweite kommt. Meine persönliche Voraussage ist, wie bereits erwähnt, dass die Kinder der Babyboomer besonders von diesen Durchbrüchen profitieren werden. Die Lage erinnert an Nietzsche, der schrieb: «Endlich erscheint uns der Horizont wieder frei, gesetzt selbst, dass er nicht hell ist.» Ich bin daher auf der Grundlage der Entwicklung davon überzeugt, dass die Heilung oder Kontrolle der allermeisten heute tödlich verlaufenden Krebserkrankungen in wenigen Jahrzehnten möglich sein wird. Auch die Vorbeuge-medizin wird eine Renaissance erleben. Durch die Kombination von Nährstoffen werden wir gezielt, vielleicht sogar aufgrund des genetischen Profils des Einzelnen, für jeden eine optimale Ernährungsweise gegen Krebs entwickeln können. Mit solchen Durchbrüchen ist aber nur zu rechnen, wenn viel mehr Geld als heute in die Grundlagenforschung fließt. Die Krebsindustrie mit ihren riesigen Profiten erweckt fälschlicherweise den Eindruck, als ob diese Forschung derzeit sehr gut finanziert wäre und dass sie in den Laboren der Pharmaindustrie stattfinden würde. Beides ist völlig falsch und muss korrigiert werden. Forschung an epigenetischen Vorbeugeverfahren durch Nahrungsmittel z. B. wird bisher kaum gefördert und von der Krebsindustrie gar nicht unterstützt. Wann Krebs heilbar sein wird, ist somit auch eine Frage der Politik der nächsten Jahre.

Anmerkungen

Einleitung: Wie der Krebs Deutschland erobert und eine ganze Industrie schafft

1 Vgl. http://www.destatis.de/DE/ZahlenFakten/Indikatoren/Lange Reihen/Bevoelkerung/lrbev04.html?cms_gtp=151956_list%253D1&https=1 (15.1.2015)

2 R. Luengo-Fernandez, J. Leal, A. Gray, R. Sullivan: *Economic burden of cancer across the European Union: a population-based cost analysis.* The Lancet Oncology 2013 (14), S. 1165–74.

3 T. Fojo, S. Mailankody, A. Lo: *Unintended consequences of expensive cancer therapeutics – the pursuit of marginal indications and a me-too mentality that stifles innovation and creativity: the John Conley Lecture.* JAMA Otolaryngology – Head & Neck Surgery 2014, Dec (140/12), S. 1225–36.

4 Vgl. http://www.dkfz.de/de/krebsatlas/gesamt/anhang.html (16.1.2015)

5 http://www.iarc.fr/en/media-centre/pr/2014/pdfs/pr224_E.pdf (16.1.2015)

6 D. Hanahan, R. A. Weinberg: *The Hallmarks of Cancer.* Cell 2000 (100), S. 57–70.

7 J. Tabin, S. M. Bradley, C. I. Bargmann, R. A. Weinberg et al.: *Mechanism of activation of a human oncogene.* Nature 1982 (300), S. 143–49.

8 Vgl. H. G. Beger, B. Rau et al.: *Bauchspeicheldrüsenkrebs – Heilungschancen minimal.* Deutsches Ärzteblatt 2008 (105/14), S. 255–62.

9 M. Deininger, E. Buchdunger, B. J. Druker: *The development of imatinib as a therapeutic agent for chronic myeloid leukemia.* Blood 2005 (105), S. 2640–53.

10 Vgl. Die ZEIT vom 5. April 2013.

1. Wie Krebs entsteht

1 D. Hanahan., R. A. Weinberg: *The Hallmarks of Cancer.* Cell 2000 (100/1), S. 57–70, und dies.: *The Hallmarks of cancer: the next generation.* Cell 2011 (144/5), S. 646–74.

2 http://www.binfo.ncku.edu.tw/TAG/GeneDoc.php (11.3.2015)

3 Ebd.
4 E. Bianconi et al.: An estimation of the number of cells in the human body. Annals of Human Biology 2013 (40/6), S. 463–71.
5 Robert Koch Institut: *Gesundheitsberichterstattung des Bundes Heft 36. Prostataerkrankungen.* Berlin 2007, S. 8.
6 J. Monge, M. Kricum et al.: *Fibrous Dysplasia in a 120,000+ Year Old Neandertal from Krapina, Croatia.* PlosOne 2013.
7 http://www.cancer.org/cancer/cancerbasics/thehistoryofcancer/the-history-of-cancer-modern-knowledge-and-cancer-causes (23.1.2015)
8 A. L. Murphree, W. F. Benedict: *Retinoblastoma: clues to human oncogenesis.* Science 1984 (223/4640), S. 1028–33.
9 M. Zhao, J. Sun, Z. Zhao: *TSGene: a web resource for tumor suppressor genes.* Nucleic Acids Research 2013 (41), D970-D976 (23.1.2015).
10 M. Jokela, G. D. Batty et al.: *Is personality associated with cancer incidence and mortality? An individual participant metaanalysis of 2156 incident cancer cases among 42 843 men and women.* British Journal of Cancer 2014 (110/7), S. 1820–24.
11 K. Hemminki, X. Li., K. Czene: *Familial risk of cancer: data for clinical counseling and cancer genetics.* International Journal of Cancer 2004 (108/1), S. 109–14.
12 T. Pal, S. T. Vadaparampil: *Genetic Risk Assessments in Individuals at High Risk for Inherited Breast Cancer in the Breast Oncology Care Setting.* Cancer Control 2012 (19/4), S. 255–66.
13 http://www.darmkrebs.de/ueberblick/risiko-fuer-darmkrebs/familiaeres-risiko/ (23.1.2015)
14 E. S. Epel et al.: *Accelerated telomere shortening in response to life stress.* Proceedings of the National Academy of Sciences of the United States of America (101/49), S. 17312–5.
15 D. Ribbatti: *Judah Folkman, a pioneer in the study of angiogenesis.* Angiogenesis 2008 (11/1), S. 3–10.
16 C. G. Willett, Y. Boucher: *Direct evidence that the VEGF-specific antibody bevacizumab has antivascular effects in human rectal cancer.* Nature Medicine 2004 (10/2), S. 145–47.
17 A. D. Wagner, C. Thomssen, J. Haerting, S. Unverzagt: *Vascular-endothelial-growth-factor (VEGF) targeting therapies for endocrine refractory or resistant metastatic breast cancer.* Cochrane Database of Systematic Reviews 2012 (7).
18 E. J. Lipson, C. G. Drake: *Ipilimumab: An Anti-CTLA-4 Antibody for Metastatic Melanoma.* Clinical Cancer Research 2011 (17), S. 6958–62.
19 C. Zielinski, S. Knapp, C. Mascaux, F. Hirsch: *Rationale for targeting the immune system through checkpoint molecule blockade in the treatment of non-small-cell lung cancer.* Annals of Oncology 2013 (24/5), S. 1170–79.
20 http://www.fda.gov/downloads/BiologicsBloodVaccines/CellularGeneTherapyProducts/ApprovedProducts/UCM210031.pdf (22.4.2015)
21 D. Bonnet, J. E. Dick: *Human acute myeloid leukemia is organized as a hierar-*

chy that originates from a primitive hematopoietic cell. Nature Medicine 1997 (3/7), S. 730–37.

2. Neue Therapien: gezielt und teuer

1 D. Hanahan: *Rethinking the war on cancer.* Lancet 2014 (383), S. 558–63.
2 S. Mukherjee: *Der König aller Krankheiten: Krebs – eine Biografie.* Köln 2015, S. 392 f.
3 Ebd., S. 393 ff.
4 E. A. Richter: *Der Fall Bezwoda.* Deutsches Ärzteblatt 2000 (97/12), A-752/ B-614/C-574.
5 V. Zylka-Menhorn: *Forschungsbetrug – Fall Herrmann/Brach: Gutachter bestätigen den dringenden Verdacht der Manipulation.* Deutsches Ärzteblatt 1997 (94/42), A-2716/B-2311/C-2175.
6 P. B. Bach: *Limits on Medicare's ability to control rising spending on cancer drugs.* New England Journal of Medicine 2009 (360/66), S. 626–33.
7 Vgl.: T. Reya: *Stem cells, cancer, and cancer stem cells.* Nature 2001(414/6859), S. 105–11.
8 Vgl. Robert Koch Institut: *Krebs in Deutschland 2009/2010.* Berlin 2013.
9 Vgl.: P. Traxler: *Tyrosine kinases as targets in cancer therapy – successes and failures.* Expert Opinion on Therapeutic Targets 2003 (7/2), S. 215–34.
10 P. C. Nowell, D. A. Hungerford: *Chromosome studies on normal and leukemic human leukocytes.* Journal of the National Cancer Institute 1960 (25), S. 85–109.
11 H. Kantarijan et al.: *Drug evaluation: Nilotinib – a novel Bcr-Abl tyrosine kinase inhibitor for the treatment of chronic myelocytic leukemia and beyond.* IDrugs 2007 (10/7), S. 468–79.
12 Ebd.
13 K. Claiborn: *Brian Druker and Charles Sawyers receive the 2011 ASCI/ Stanley J. Korsmeyer Award.* Journal of Clinical Investigation 2011 (121/4), S. 1227–28.
14 Vgl. Mukherjee 2015, S. 536 f.
15 Vgl. S. G. O'Brien, B. J. Druker et al.: *Imatinib compared with interferon and low-dose cytarabine for newly diagnosed chronic-phase chronic myeloidleukemia.* New England Journal of Medicine 2003 (348/11), S. 994–1004.
16 http://de.statista.com/statistik/daten/studie/302733/umfrage/umsatz von-novartis-mit-dem-medikament-gleevec-glivec/ (13.2.2015)
17 U. Schwabe, D. Paffrath (Hg.): *Arzneiverordnungsreport 2014.* Berlin/Heidelberg 2014, S. 842.
18 Experts in Chronic Myeloid Leukemia: *The price of drugs for chronic myeloid leukemia (CML) is a reflection of the unsustainable prices of cancerdrugs: from the perspective of a large group of CML experts.* Blood 2013 (121/22), S. 4439–42.
19 B. Vogelstein et al.: *Cancer genome landscapes.* Science 2013 (339/6127), S. 1546–58.

20 http://www.nobelprize.org/events/nobel-week-dialogue/2012/panellists/
bert-vogelstein.html (4.5.2015)

21 B. Vogelstein et al.: *Cancer genome landscapes*. Science 2013 (339/6127),
S. 1546–58.

22 Ebd.

23 U. Schwabe, D. Paffrath (Hg.): *Arzneiverordnungsreport 2013*. Berlin/Heidel-
berg 2013, S. 57 ff.

24 Ebd., S. 65 ff.: Gemeinsamer Bundesausschuss: *Tragende Gründe 1 zum Beschluss des Gemeinsamen Bundesausschusses über eine Änderung der Arznei-
mittel-Richtlinie (AM-RL): Anlage XII – Beschlüsse über die Nutzenbewertung
von Arzneimitteln mit neuen Wirkstoffen nach § 35a SGB V – Crizotinib*. Berlin
2013.

25 T. Fojo, S. Mailankody, A. Lo: *Unintended consequences of expensive cancer
therapeutics – the pursuit of marginal indications and a me-too mentality that
stifles innovation and creativity: the John Conley Lecture*. JAMA Otolaryngology – Head & Neck Surgery 2014, Dec (140/12), S. 1225–36.

26 A. Reese, P. Pech.: *Tyrosinkinasehemmer zur oralen Tumortherapie*. Fort-
bildungstelegramm Pharmazie 2013 (7/4).

27 U. Schwabe, D. Paffrath (Hg.): *Arzneiverordnungsreport 2014*. Berlin/Heidel-
berg 2014, S. 833.

28 U. Schwabe, D. Paffrath (Hg.): *Arzneiverordnungsreport 2014*. Berlin/Heidel-
berg 2014, S. 842.

29 B. Vogelstein et al.: *Cancer genome landscapes*. Science 2013 (339/6127),
S. 1546–58.

30 C. G. Begley, L. M. Ellis: *Drug development: Raise standards for preclinical
cancer research*. Nature 2012 (483/7391), S. 531–33.

31 http://www.cancer.gov/clinicaltrials/noteworthy-trials/match (3.3.2015)

32 http://www.nytimes.com/2015/02/26/health/fast-track-attacks-on-
cancer-accelerate-hopes.html?hpw&rref=health&action=click&pgtype=
Homepage&module=well-region&region=bottom-well&WT.nav=bottom-
well&_r=1 (3.3.2015)

33 C. Shuptrine, R. Surana, L. M. Weiner: *Monoclonal Antibodies for the Treatment of Cancer*. Seminars in Cancer Biology 2012 (22/1), S. 3–13.

34 H. M. Shepard., P. Jin, D. J. Slamon, Z. Pirot, D. C. Maneval: *Trastuzumab
(Herceptin)*. Handbook of Experimental Pharmacology 2008 (181),
S. 183–219.

35 http://www.nytimes.com/2005/07/12/business/12cancer.html?page
wanted=all (18.3.2015)

36 http://www.cancer.ucla.edu/Index.aspx?page=644&recordid=678
(4.5.2015)

37 B. Huang, M. Warner, J. A. Gustafsson: *Estrogen receptors in breast carcinogenesis and endocrine therapy*. Molecular and Cellular Endocrinology 11/2014,
pii: S0303-7207(14)00371-2.

38 C. Brisken: *Progesterone signalling in breast cancer: a neglected hormone
coming into the limelight*. Nature Reviews Cancer 2013 (13/6), S. 385–96.

39   Vgl. Robert Koch Institut: *Krebs in Deutschland 2009/2010*. Berlin 2013. S. 68.
40   B.D. Lehmann, J. A. Pietenpol: *Identification and use of biomarkers in treatment strategies for triple-negative breast cancer subtypes*. The Journal of Pathology 2014 (232/2), S. 142–50.
41   B.R. Zetter: *The scientific contributions of M. Judah Folkman to cancer research*. Nature Reviews Cancer 2008 (8/8), S. 647–54; http://www.nytimes.com/2008/01/16/us/16folkman.html?_r=1& (27.2.2015)
42   I. Kümler, O. G. Christiansen, D. L. Nielsen: *A systematic review of bevacizumab efficacy in breast cancer*. Cancer Treatment Reviews 2014 (40/8), S. 960–73.
43   http://de.statista.com/statistik/daten/studie/312974/umfrage/pharma industrie-top-unternehmen-nach-gewinnspanne/ (18.2.2015)
44   W.D. Ludwig: *Anforderungen an die Arzneimittelentwicklung in der Onkologie*. Im Druck; L.M. Ellis et al.: *American Society of Clinical Oncology perspective: Raising the bar for clinical trials by defining clinically meaningful outcomes*. Journal of Clinical Oncology 2014 (32/12), S. 1277–80.
45   Ebd.
46   C. Brettschneider, D. Lühmann, H. Raspe: *Informative value of Patient Reported Outcomes (PRO) in Health Technology Assessment (HTA)*. GMS Health Technology Assessment 2011 (7/Dok. 01).
47   A. Aggarwal et al.: *Cancer economics, policy and politics: What informs the debate? Perspectives from the EU, Canada and US*. Journal of Cancer Policy 2014 (2), S. 1–11.
48   http://www.england.nhs.uk/ourwork/pe/cdf/ (23.4.2015)
49   Ebd.; eigene Berechnungen.
50   http://www.washingtonpost.com/blogs/wonkblog/wp/2014/11/05/voters-in-arizona-just-overwhelmingly-backed-a-dallas-buyers-club-law-will-it-help-patients/ (18.2.2015)
51   http://www.zeit.de/2005/21/Pharmafirmen_neu (20.4.2015)
52   W.D. Ludwig, G. Schott: *Neue Arzneimittel in der Onkologie: Merkmale klinischer Zulassungsstudien und Argumente für die rasche Durchführung unabhängiger klinischer Studien nach der Zulassung*. Onkologie 2013 (36/2), S. 17–22.
53   http://www.ema.europa.eu/docs/en_GB/document_library/Presen tation/2015/03/WC500184522.pdf (5.5.2015)
54   E. Zerhouni: *EMA – The Next 5 Years. The Innovators Perspective*. Vortrag zum 20. Jubiläum der EMA.
55   Vgl. U. Schwabe, D. Paffrath (Hg.): *Arzneiverordnungsreport 2014*. Berlin/ Heidelberg 2014; U. Schwabe, D. Paffrath (Hg.):*Arzneiverordnungsreport 2006*. Berlin/Heidelberg 2006.
56   U. Schwabe, D. Paffrath (Hg.):*Arzneiverordnungsreport 2014*. Berlin/Heidelberg 2014.
57   http://archive.bcaction.org/index.php?page=newsletter-89h (18.2.2015)
58   W.D. Ludwig: *Beispiele für Arzneimittel(des)information an speziellen Präparategruppen – «Off-Label-Use» in der Onkologie*. Vortrag bei der Jubiläums-

veranstaltung aus Anlass des 40. Jahrgangs. Der Arzneimittelbrief vom 2. September 2006, Berlin.

59 E. Dolgin: *Big pharma moves from ‹blockbusters› to ‹niche busters›*. Nature Medicine 2010 (16/8), S. 837.

60 W. D. Ludwig: *Anforderungen an die Arzneimittelentwicklung in der Onkologie*. Im Druck.

61 M. Hallek: *Chronic lymphocytic leukemia: 2015 Update on diagnosis, risk stratification, and treatment*. American Journal of Hematology 2015, May (90/5), S. 446–60

62 S. C. Sodergren et al.: *Systematic review of the side effects associated with tyrosine kinase inhibitors used in the treatment of gastrointestinal stromal tumors on behalf of the EORTC Quality of Life Group*. Critical Reviews in Oncology/ Hematology 2014 (91/1), S. 35–46.

63 Vgl. D. Iacono: *Future options for ALK-positive non-small cell lung cancer*. Lung Cancer 2015 (87/3), S. 211–19.

64 Vgl. http://www.nytimes.com/2015/03/03/science/arming-the-immune-system-against-cancer.html?_r=0 (4.3.2015)

65 M. F. Krummel, J. P. Allison: *CD28 and CTLA-4 have opposing effects on the response of T cells to stimulation*. Journal of Experimental Medicine 1995 (182/2), S. 459–65.

66 D. R. Leach, M. F. Krummel, J. P. Allison: *Enhancement of antitumor immunity by CTLA-4 blockade*. Science 1996 (271/5256), S. 1734–36.

67 Vgl. E. J. Lipson, C. G. Drake: *Ipilimumab: An Anti-CTLA-4 Antibody for Metastatic Melanoma*. Clinical Cancer Research 2011 (17), S. 6958–62; F. S. Hodi et al.: *Improved survival with ipilimumab in patients with metastatic melanoma*. New England Journal of Medicine 2010 (363/8), S. 711–23.

68 R. E. Sherman et al.: *Expediting drug development – the FDA's new «breakthrough therapy» designation*. New England Journal of Medicine 2013 (369/20), S. 1877–80.

69 M. Maio et al.: *Five-Year Survival Rates for Treatment-Naive Patients With Advance Melanoma Who Received Ipilimumab Plus Dacarbazine in a Phase II I Trial*. Journal of Clinical Oncology 2015 (33/10), S. 1191–96.

70 Vgl. http://www.sfgate.com/health/article/Jim-Allison-confronts-cancer-critics-with-5405290.php (19.3.2015)

71 D. S. Shin, A. Ribas: *The evolution of checkpoint blockade as a cancer therapy: what's here, what's next?* Current Opinion in Immunology 2015 (33C), S. 23–35.

72 http://www.aerzteblatt.de/nachrichten/46123/Melanom-Lebensverlaengerung-mit-zwei-neuen-Medikamenten (19.3.2015)

73 Vgl. *Ein Texaner bändigt den Krebs*, in: Der Tagesspiegel vom 18.3.2015.

74 http://www.nytimes.com/2015/03/31/science/the-condition-cancer-research-is-in.html (20.4.2015)

75 Vgl. http://www.aerzteblatt.de/nachrichten/61143/PD1-Inhibitoren-Erste-Erfolge-beim-Hodgkin-Lymphom?s=keytruda (19.3.2015)

76 Vgl. J. L. Godwin et al.: *Immune checkpoint blockade as a novel immunothe-*

rapeutic strategy for renal cell carcinoma: a review of clinical trials. Discovery Medicine 2014 (18/101), S. 341–50.

77　E. B. Garon et al.: *Pembrolizumab for the Treatment of Non-Small-Cell Lung Cancer*. New England Journal of Medicine 2015.

78　D. S. Shin, A. Ribas: *The evolution of checkpoint blockade as a cancer therapy: what's here, what's next?* Current Opinion in Immunology 2015 (33C), S. 23–35.

79　S. M. Corsello et al.: *Endocrine side effects induced by immune checkpoint inhibitors*. The Journal of Clinical Endocrinology and Metabolism 2013 (98/4), S. 1361–75.

80　E. Sharon et al.: *Immune checkpoint inhibitors in clinical trials*. Chinese Journal of Cancer 2014 (33/9), S. 434–44.

81　J. N. Graff, E. D. Chamberlain: *Sipuleucel-T in the treatment of prostate cancer: an evidence-based review of its place in therapy*. Core Evidence 2014 (10), S. 1–10.

82　http://dealbook.nytimes.com/2014/11/10/dendreon-maker-of-prostate-cancer-drug-provenge-files-for-bankruptcy/?_r=0 (19.3.2015)

83　Vgl. J. L. Godwin et al.: *Immune checkpoint blockade as a novel immunotherapeutic strategy for renal cell carcinoma: a review of clinical trials*. Discoverv Medicine 2014 (18/101), S. 341–50.

84　J. N. Kochenderfer, S. A. Rosenberg: *Treating B-cell cancer with T cells expressing anti-CD19 chimeric antigen receptors*. Nature Reviews Clinical Oncology 2013 (10/5), S. 267–76.

85　Vgl. http://www.answersincme.com/content/evolving-role-immuno therapy-and-rational-combination-strategies-melanoma (20.3.2015)

86　S. Bhatia et al.: *Systemic therapy of metastatic melanoma: on the road to cure*. Oncology (Williston Park) 2015 (29/2), S. 126–35.

87　N. Hawkes: *Many cancer deaths could be eliminated by greater awareness and access to latest treatments, report says*. British Medical Journal 2015;350:h223.

88　B. Vogelstein et al.: *Cancer genome landscapes*. Science 2013 (339/6127), S. 1546–58)

3. Die Krebs-Industrie wächst

1　S. Mailankody, V. Prasad: *Five Years of Cancer Drug Approvals: Innovation, Efficacy, and Costs*. JAMA Oncology, online veröffentlicht am 2. April 2015.

2　H. Kantarijan, S. V. Rajkumar: *Why Are Cancer Drugs So Expensive in the United States, and What Are the Solutions?* Mayo Clinic Proceedings 2015 (90/4), S. 500–04.

3　http://www.nytimes.com/2014/11/19/upshot/calculating-the-real-costs-of-developing-a-new-drug.html?abt=0002&abg=1 (22.4.2015)

4　D. W. Light, R. Warburton: *Demythologizing the high costs of pharmaceutical research*. BioSocieties 2011 (6), S. 34–50.

5　H. Kantarijan, S. V. Rajkumar: *Why Are Cancer Drugs So Expensive in the United States, and What Are the Solutions?* Mayo Clinic Proceedings 2015 (90/4), S. 500–04.

6 http://www.nytimes.com/2015/03/31/science/the-condition-cancer-research-is-in.html (22.4.2015)
7 V. Shankaran, S. Ramsey: *Addressing the Financial Burden of Cancer Treatment.* JAMA Oncology, online veröffentlicht am 9. April 2015.
8 http://www.nytimes.com/2015/04/28/us/obama-proposes-that-medicare-be-given-the-right-to-negotiate-the-cost-of-drugs.html?_r=0 (6.5.2015)
9 H. V. Hogerzeil: *Big Pharma and social responsibility – the Access to Medicine Index.* New England Journal of Medicine 2013 (369/10), S. 896–99.
10 Vgl. Statistisches Bundesamt: *Bevölkerung Deutschlands bis 2060.12. koordinierte Bevölkerungsvorausberechnung.* Wiesbaden 2009.
11 Vgl. Robert Koch Institut: *Krebs in Deutschland 2009/2010.* Berlin 2013, S. 22.
12 R. Luengo-Fernandez et al.: *Economic burden of cancer across the European Union: a population-based cost analysis.* Lancet Oncology 2013 (14), S. 1165–74.
13 C. Allemani et al.: *Global surveillance of cancer survival 1995–2009: analysis of individual data for 25 676 887 patients from 279 population-based registries in 67 countries (CONCORD-2).* Lancet 2015 (385/9972), S. 977–1010.
14 R. Luengo-Fernandez et al.: *Economic burden of cancer across the European Union: a population-based cost analysis.* Lancet Oncology 2013 (14), S. 1165–74.
15 S. Soneji, J. Yang: *New analysis reexamines the value of cancer care in the United States compared to Western Europe.* Health Affairs 2015 (34/3), S. 390–97.
16 Vgl. T. Spinks et al.: *Ensuring Quality Cancer Care: A Follow-Up Review of the Institute of Medicine's Ten Recommendations for Improving the Quality of Cancer Care in America.* Cancer 2012 (118/10), S. 2571–82; und C. Wild, N. Patera: *Measuring quality in cancer care: overview of initiatives in selected countries.* European Journal of Cancer Care 2013 (22/6), S. 773–81.
17 http://www.cancer.org/treatment/childrenandcancer/whenyourchildhas cancer/childrendiagnosedwithcancerunderstandingthehealthcaresystem/children-diagnosed-with-cancer--understanding-the-health-care-system-comprehensive-care (4.3.2015)
18 A. M. Nick et al.: *A framework for a personalized surgical approach to ovarian cancer.* Nature Reviews Clinical Oncology 2015.
19 A. Mariotto et al.: *Projections of the cost of cancer care in the United States: 2010–2020.* Journal of the National Cancer Institute 2011 (103/2), S. 117–28.
20 U. Schwabe, D. Paffrath (Hg.):*Arzneiverordnungsreport 2014.* Berlin/Heidelberg 2014, S. 821.
21 Sachverständigenrat zur Begutachtung der Gesamtwirtschaftlichen Entwicklung (Ed.): *Herausforderungen des demografischen Wandels. Expertise im Auftrag der Bundesregierung, Expertisen, Sachverständigenrat zur Begutachtung der Gesamtwirtschaftlichen Entwicklung.* Wiesbaden 2011, S. 15 ff.
22 A. B. Mariotto et al.: *Projections of the Cost of Cancer Care in the United States: 2010–2020.* Journal of the National Cancer Institute 2011 (103/2).
23 Vgl. American Cancer Society. *Cancer Facts & Figures 2014.* Atlanta 2014.

24 IMS Institute for Healthcare Informatics: *Global Outlook for Medicines through 2018*. Parsippany 2014.
25 Institut für Qualität und Wirtschaftlichkeit im Gesundheitswesen: *Crizotinib – Nutzenbewertung gemäß § 35a SGB V*. Köln 2013.
26 http://www.dgho.de/informationen/nachrichten/Crizotinib%20 DGHO%20Stellungnahme.pdf (24.3.2015)
27 Siehe dazu T. Tecic, M. Walgenbach, E. A. M. Neugebauer: *Messung und Bewertung von Lebensqualität*. In: K. Lauterbach, M. Lüngen, M. Schrappe: *Gesundheitsökonomie, Management und Evidence-based Medicine. Handbuch für Praxis, Politik und Studium*.3 Stuttgart 2010.
28 S. Djalalov, J. Beca, J. S. Hoch et al.: *Cost effectiveness of EML4-ALK fusion testing and first-line crizotinib treatment for patients with advanced ALK-positive non-small-cell lung cancer*. Journal of Clinical Oncology 2014 (32/10), S. 1012–19.
29 L. M. Fleck: *Just Caring: Can We Afford the Ethical and Economic Costs of Circumventing Cancer Drug Resistance?* Journal of Personalized Medicine 2013(3), S. 124–43.
30 E. A. Perez et al.: *Four-year follow-up of trastuzumab plus adjuvant chemotherapy for operable human epidermal growth factor receptor 2-positive breast cancer: joint analysis of data from NCCTG N9831 and NSABP B-31*. Journal of Clinical Oncology 2011, Sep 1 (29/25), S. 3366–73.
31 E. B. Garon: *Pembrolizumab for the Treatment of Non-Small-Cell Lung Cancer*. New England Journal of Medicine 2015, May 21 (372/21), S. 2018–28.
32 Vgl. http://www.nytimes.com/2015/01/15/opinion/why-drugs-cost-so-much.html?_r=0 (24.3.2015)
33 Experts in Chronic Myeloid Leukemia: *The price of drugs for chronic myeloid leukemia (CML) is a reflection of the unsustainable prices of cancer drugs: from the perspective of a large group of CML experts*. Blood 2013 (121/22), S. 4439–42.
34 B. Vogelstein B.: *Cancer genome landscapes*. Science 2013 (339/6127), S. 1546–58.
35 http://www.england.nhs.uk/ourwork/pe/cdf/ (24.3.2015)
36 Vgl. Deutscher Ethikrat: *Nutzen und Kosten im Gesundheitswesen – Zur normativen Funktion ihrer Bewertung. Stellungnahme*. Berlin 2011.
37 T. J. Smith, B. E. Hillner: *Bending the cost curve in cancer care*. New England Journal of Medicine 2011 (364/21), S. 2060–65.
38 S. Dhillon: *Palbociclib: First Global Approval*. Drugs 2015 (75/5), S. 543–41.
39 R. S. Finn: *The cyclin-dependent kinase 4/6 inhibitor palbociclib in combination with letrozole versus letrozole alone as first-line treatment of oestrogen receptor-positive, HER2-negative, advanced breast cancer (PALOMA-1/TRIO-18): a randomised phase 2 study*. Lancet Oncology 2015 (16/1), S. 25–35.
40 http://www.nytimes.com/aponline/2015/02/03/us/politics/ap-us-breast-cancer-drug-fda.html (25.3.2015)
41 http://www.spiegel.de/gesundheit/diagnose/arzneimittel-5-fluoruracil-wichtigstes-krebsmedikament-5-fu-geht-aus-a-868025.html (19.6.2015)

42 T.J. Smith, B.E. Hillner: *Bending the cost curve in cancer care.* New England Journal of Medicine 2011 (364/21), S. 2060–65; D. Sulmasy, B. Moy: *Debating the oncologist's role in defining the value of cancer care: our duty is to our patients.* Journal of Clinical Oncology 2014 (32/36), S. 4039–41.

43 L. H. Aiken et al.: *Nurse staffing and education and hospital mortality in nine European countries: a retrospective observational study.* Lancet 2014 (383/9931), S. 1824–30.

44 W. Kymlicka: *Contemporary Political Philosophy. An Introduction.* Oxford 2012.

45 N. Daniels: *Just Health Care.* Cambridge 1985.

46 Vgl. J. Rawls: *Eine Theorie der Gerechtigkeit.* Frankfurt/M. 1979.

47 Vgl. P. C. Gøtzsche: *Tödliche Medizin und organisierte Kriminalität: Wie die Pharmaindustrie unser Gesundheitswesen korrumpiert.* München 2014.

48 Vgl. G. Maio: *Geschäftsmodell Gesundheit.* Frankfurt 2014.

49 http://www.br.de/radio/bayern2/wissen/iq-wissenschaft-und-forschung/medikamente-studien100.html (25.3.2015)

50 Vgl. http://www.akdae.de/ (25.3.2015)

51 S. Majorczyk et al.: *Das Handbuch gegen Krebs.* München 2014.

52 A. Bruns, J. Mohr: *Spiegel Wissen: Diagnose Krebs.* Hamburg 2014.

4. Was kann die Politik tun im Kampf gegen den Krebs und die Krebs-Industrie?

1 D. Hanahan: *Rethinking the war on cancer.* Lancet 2014 (383/9916), S. 558–63.

2 V. Sharma et al.: *Challenges of cancer control in developing countries: current status and future perspective.* Future Oncology 2011 (7/10), S. 1213–22.

3 S. Huang: *The war on cancer: lessons from the war on terror.* Frontiers in Oncology 2014 (4), S. 293.

4 G. Glaeske et al.: *Sicherstellung einer effizienten Arzneimittelversorgung in der Onkologie. Gutachten im Auftrag des Bundesministeriums für Gesundheit.* Bremen 2010.

5 http://www.genomicsengland.co.uk/ (26.3.2015)

6 http://dietmar-hopp-stiftung.de/medizin/ (18.6.2015)

7 Vgl. http://www.vdek.com/presse/daten/b_versicherte.html (26.3.2015)

8 K. Gogineni et al.: *Patient Demands and Requests for Cancer Tests and Treatments.* JAMA Oncology 2015 (1/1), S. 33–9.

9 K. Chamie et al.: *Population-Based Assessment of Determining Treatments for Prostate Cancer.* JAMA Oncology 2015 (1/1), S. 60–7.

10 J. Hersch et al.: *Use of a decision aid including information on overdetection to support informed choice about breast cancerscreening: a randomised controlled trial.* Lancet 2015, Apr 25 (385/9978), S. 1642–52.

11 W. D. Ludwig: *Die Behandlung von Krebspatienten am Lebensende – wann kann weniger mehr sein?* Frankfurter Forum, 11. April 2015.

12 Ebd.

13 D. Y. Heng et al.: *Outcomes of patients with metastatic renal cell carcinoma*

that do not meet eligibility criteria for clinical trials. Annals of Oncology 2014 (1), S. 149–54.

14 J. S. Temel et al.: *Early palliative care for patients with metastatic non-small-cell lung cancer.* The New England Journal of Medicine 2010 (363/8), S. 733–42.

15 S. R. Connor et al.: *Comparing hospice and nonhospice patient survival among patients who die within a three-year window.* Journal of Pain and Symptom Management 2007 (3), S. 238–46.

16 Vgl. Deutscher Bundestag: Drucksache 18/2529 vom 12.9.2014.

17 Vgl. G. Neubauer, A. Neubauer: *Krebs im Fokus – Häufigkeit und Kosten in Deutschland.* Limburg 2012.

18 W. D. Ludwig, J. Schildmann: *Kostenexplosion in der medikamentösen Therapie onkologischer Erkrankungen. Ursachen, Lösungsansätze und medizinethische Herausforderungen.* Der Onkologe 2015. Im Druck.

19 W. D. Ludwig: *Anforderungen an die Arzneimittelentwicklung in der Onkologie.* Im Druck.

20 Vgl. Deutscher Bundestag: Drucksache 18/188 vom 17.12.2013

21 W. D. Ludwig, G. Schott: *Neue Arzneimittel in der Onkologie: Merkmale klinischer Zulassungsstudien und Argumente für die rasche Durchführung unabhängiger klinischer Studien nach der Zulassung.* Onkologie 2013 (36/2), S. 17–22.

22 http://www.telegraph.co.uk/news/health/11452335/Cancer-drugs-help-no-one-if-the-NHS-cant-afford-them.html (1.4.2015)

23 Vgl. Deutscher Ethikrat: *Nutzen und Kosten im Gesundheitswesen – Zur normativen Funktion ihrer Bewertung. Stellungnahme.* Berlin 2011.

24 L. M. Ellis et al.: *American Society of Clinical Oncology perspective: Raising the bar for clinical trials by defining clinically meaningful outcomes.* Journal of Clinical Oncology 2014 (32/12), S. 1277–80.

25 http://www.nytimes.com/2015/05/02/upshot/speedy-drug-approvals-have-become-the-rule-not-the-exception.html (7.5.2015)

26 P. Gøtzsche: *Tödliche Medizin und organisierte Kriminalität: Wie die Pharmaindustrie unser Gesundheitswesen korrumpiert.* München 2015, S. 215–34.

27 Mary Ann Stevenson, persönliche Kommunikation.

28 *«Pay for Performance»-Programm für Bevacizumab bei Patienten mit fortgeschrittener Krebserkrankung: Innovatives oder unseriöses Angebot?* Der Arzneimittelbrief 2011, S. 45, S. 81.

29 C. G. Begley, L. M. Ellis: *Drug development: Raise standards for preclinical cancer research.* Nature 2012, Mar 28 (483/7391), S. 531-3.

5. Vorbeugung und Früherkennung – was hilft, was schadet

1 Robert Koch Institut: *Krebs in Deutschland 2009/2010.* Berlin 2013, S. 68; PDQ Cancer Information Summaries [Internet]. *Breast Cancer Prevention (PDQ®).*http://www.ncbi.nlm.nih.gov/pubmedhealth/PMH0032634/ (14.1.2015)

277

2   Ebd.

3   Vgl. U. S. Department of Health and Human Services: *The Health Consequences of Smoking – 50 Years of Progress. A Report of the Surgeon General.* Rockville 2014.

4   L. Durko, E. Malecka-Panas: *Lifestyle Modifications and Colorectal Cancer.* Current Colorectal Cancer Report 2014 (10/1), S. 45–54.

5   M. Yashiro: *Ulcerative colitis-associated colorectal cancer.* World Journal Gastroenterology 2014 (20/44), S. 16 389–97.

6   D. Aune, D. S. M. Chan et al.: *Dietary fibre, whole grains, and risk of colorectal cancer: systematic review and dose-response meta-analysis of prospective studies.* British Medical Journal 2011, S. 343: d6617.

7   A. T. Chan, N. Arber et al.: *Aspirin in the Chemoprevention of Colorectal Neoplasia: An Overview.* Cancer Prevention Research 2012 (5/2), S. 164–78.

8   S. S. Hecht: *Progress and Challenges in Selected Areas of Tobacco Carcinogenesis.* Chemical Research in Toxicology 2008 (21/1), S. 160–71.

9   Vgl. L. B. Travis, A. K. Ng et al.: *Second Malignant Neoplasms and Cardiovascular Disease Following Radiotherapy.* Journal of the National Cancer Institute 2012 (104/5), S. 357–70.

10 http://www.krebsinformationsdienst.de/tumorarten/weitere-tumor arten/hautkrebs.php#inhalt2 (14. 1. 2015), siehe auch: A. Lomas, J. Leonardi-Bee, F. Bath-Hextal: *A systematic review of worldwide incidence of nonmelanoma skin cancer.* British Journal of Dermatology 2012 (166/5), S. 1069–80.

11 Vgl. Robert Koch Institut: *Krebs in Deutschland 2009/2010.* Berlin 2013, S. 60.

12 M. Maio et al.: *Five-Year Survival Rates for Treatment-Naive Patients With Advanced Melanoma Who Received Ipilimumab Plus Dacarbazine in a Phase III Trial.* Journal of Clinical Oncology 2015, pii: JCO.2014.56.6018.

13 Robert Koch Institut: *Krebs in Deutschland 2009/2010.* Berlin 2013, S. 56.

14 D. Jenkins: *A review of cross-protection against oncogenic HPV by and HPV-16/18 AS04-adjuvanted cervical cancer vaccine: importance of virological and clinical endpoints and implications for mass vaccination in cervical cancer-prevention.* Gynecologic Oncology 2008 (110/3.1), S. 18–25.

15 E.Cho et al.: *Prospective evaluation of analgesic use and risk of renal cell cancer.* Archives of International Medicine 2011 (171/16), S. 1487–93.

16 Vgl. N. Ikegaki, S. L. Hicks et al.: *S(+)-ibuprofen destabilizes MYC/MYCN and AKT, increases p53 expression, and induces unfolded protein response and favorable phenotype in neuroblastoma cell lines.* International Journal of Oncology 2014 (44/1), S. 35–43, oder H. Endo, M. Yano et al.: *Ibuprofen enhances the anticancer activity of cisplatin in lung cancer cells by inhibiting the heat shock protein 70.* Cell Death and Disease 2014 (5), e1027.

17 Vgl. Deutsches Krebsforschungszentrum: *Die Tabakindustriedokumente I: Chemische Veränderungen an Zigaretten und Tabakabhängigkeit.* Heidelberg 2005.

18 Vgl.: http://www.cancer.org/cancer/cancercauses/othercarcinogens/

generalinformationaboutcarcinogens/known-and-probable-human-carcinogens (22.4.2015)

19 http://www.cancerresearchuk.org/about-cancer/causes-of-cancer/diet-and-cancer/food-controversies#food_controversies3 (Link vom 22.4.2015)

20 H. Boeing, T. Dietrich: *Intake of fruits and vegetables and risk of cancer of the upper aero-digestive tract: the prospective EPIC-study.* Cancer Causes and Control 2006 (17), S. 957–69.

21 http://www.cancer.gov/cancertopics/factsheet/prevention/antioxidants (28.1.2015)

22 P. Yang, X. He, A. Malhotra: *Epigenetic targets of polyphenols in cancer.* Journal of Environmental Pathology, Toxicology and Oncology 2014 (33/2), S. 159–65.

23 D. Lemanne, B. Cassileth, J. Gubili: *The role of physical activity in cancer prevention, treatment, recovery, and survivorship.* Oncology (Williston Park) 2013 (27/6), S. 580–85.

24 J. Wang, H. Song et al.: *Effect of exercise training intensity on murine T-regulatory cells and vaccination response.* Scandinavian Journal of Medicine & Science in Sports 2012 (22/5), S. 643–52.

25 Vgl. P. A. Reichart: *Identification of risk groups for oral precancer and cancer and preventive measures.* Clinical Oral Investigations 2001 (5/4), S. 207–13.

26 http://www.zeit.de/kultur/2013-11/nachruf-juergen-leinemann (29.1.2015)

27 U. S. Department of Health and Human Services: *The Health Consequences of Smoking – 50 Years of Progress. A Report of the Surgeon General.* Rockville 2014.

28 Vgl. ebd., S. 1.

29 Vgl. T. Boehmer, W. Flanders, M. A. McGeehin, C. Boyle, D. H. Barrett: *Postservice Mortality in Vietnam Veterans: 30-Year Follow-up.* Archives of International Medicine 2004 (164/17), S. 1908–16.

30 Vgl. T. Lampert: *Soziale Determinanten des Tabakkonsums bei Erwachsenen in Deutschland.* Bundesgesundheitsblatt Gesundheitsforschung Gesundheitsschutz 2010 (53/2), S. 108–16.

31 Vgl. N. Dragano: *Arbeit, Stress und krankheitsbedingte Frührenten: Zusammenhänge aus theoretischer und empirischer Sicht.* Wiesbaden 2007.

32 Vgl.: J. A. Dumalaon-Canaria et al.: *What causes breast cancer? A systematic review of causal attributions among breast cancer survivors and how these compare to expert-endorsed risk factors.* Cancer Causes and Control 2014 (25/7), S. 771–85.

33 E. A. Akl et al.: *The effects of waterpipe tobacco smoking on health outcomes: a systematic review.* International Journal of Epidemiology 2010 (39/3), S. 834–57.

34 R. Peto et al.: *Smoking, smoking cessation, and lung cancer in the UK since 1950: combination of national statistics with two case-control studies.* British Medicine Journal 2000, S. 321, 323.

35 Vgl. Robert Koch Institut: *Krebs in Deutschland 2009/2010.* Berlin 2013.

36 N. Becker et al.: *Randomized study on early detection of lung cancer with MSCT in Germany: study design and results of the first screening round.* Journal of Cancer Research and Clinical Oncology 2012.

37 E. Banks et al.: *Tobacco smoking and all-cause mortality in a large Australian cohort study: findings from a mature epidemic with current low smoking prevalence.* BioMed Central Medicine 2015 (13/1), S. 38.

38 Vgl. Robert Koch Institut: *Krebs in Deutschland 2009/2010.* Berlin 2013.

39 Y. Zhang: *Epidemiology of esophageal cancer.* World Journal of Gastroenterology 2013 (19/34), S. 5598–606

40 A. Prabhu, K. O. Obi, J. H. Rubenstein: *The synergistic effects of alcohol and tobacco consumption on the risk of esophageal squamous cell carcinoma: a meta-analysis.* American Journal of Gastroenterology 2014 (109/6), S. 822–27.

41 Vgl. Robert Koch Institut: *Krebs in Deutschland 2009/2010.* Berlin 2013.

42 http://www.aerztezeitung.de/medizin/krankheiten/krebs/prostatakrebs/ article/852896/prostatakrebs-raucher-schlechtere-karten.html (29.1.2015)

43 S. S. Hecht: *Lung Carcinogenesis by Tobacco Smoke.* International Journal of Cancer 2012 (131/12), S. 2724–32.

44 Deutsches Krebsforschungszentrum: *Durch Rauchen und Passivrauchen verursachte Krebserkrankungen.* Heidelberg 2008.

45 Vgl. F. Anzuini et al.: *Physical activity and cancer prevention: a review of current evidence and biological mechanisms.* Journal of Preventive Medicine and Hygene 2011 (52/4), S. 174–80.

46 E. E. Calle, R. Kaaks: *Overweight, obesity and cancer: epidemiological evidence and proposed mechanisms.* Nature Reviews Cancer 2004 (4), S. 579–91, und S. D. Hursting: *Obesity, energy balance, and cancer: a mechanistic perspective.* Cancer Treatment and Research 2014 (159), S. 21–33.

47 D. J. Herrigel, R. A. Moss: *Diabetes mellitus as a novel risk factor for gastrointestinal malignancies.* Postgraduate Medicine 2014 (126/6), S. 106–18.

48 T. T. Samaras: *How height is related to our health and longevity: a review.* Nutrition and Health 2012 (21/4), S. 247–61.

49 D. Gaist et al.: *Hormonal contraceptive use and risk of glioma among younger women: a nationwide case-control study.* British Journal of Clinical Pharmacology 2014.

50 R. L. Muller et al.: *Serum testosterone and dihydrotestosterone and prostate cancer risk in the placebo arm of the Reduction by Dutasteride of Prostate Cancer Events trial.* European Urology 2012 (62/5), S. 757–64.

51 G. L. Anderson, H. L. Judd, A. M. Kaunitz et al.: *Effects of Estrogen Plus Progestin on Gynecologic Cancers and Associated Diagnostic Procedures: The Women's Health Initiative Randomized Trial.* JAMA 2003 (290/13), S. 1739–48.

52 K. Koch: *Aufklärung mit freundlicher Unterstützung.* Deutsches Ärzteblatt 2002 (99/31-32), A20 88.

53 T. Tanvetyanon, G. Bepler: *Beta-carotene in multivitamins and the possible risk of lung cancer among smokers versus former smokers: a meta-analysis and evaluation of national brands.* Cancer 2008 (113/1), S. 150–7.

54 V. I. Sayin et al.: *Antioxidants accelerate lung cancer progression in mice.* Science Translational Medicine 2014 (6/221), 221ra15.

55 G. B. M. Mensink et al.: *Obst- und Gemüsekonsum in Deutschland. Ergebnisse der Studie zur Gesundheit Erwachsener in Deutschland (DEGS1).* Bundesgesundheitsblatt 2013 (56), S. 779–85.

56 V. I. Sayin et al.: *Antioxidants accelerate lung cancer progression in mice.* Science Translational Medicine 2014 (6/221), 221ra15.

57 C. Tomasetti, B. Vogelstein: *Cancer etiology. Variation in cancer risk among tissues can be explained by the number of stem cell divisions.* Science 2015 (347/6217), S. 78–81.

58 Vgl. Robert Koch Institut: *Krebs in Deutschland 2009/2010.* Berlin 2013, S. 56.

59 Vgl. http://www.bfs.de/de/ion/anthropg/radon (3.2.2015)

60 R. C. Puett et al.: *Particulate matter air pollution exposure, distance to road, and incident lung cancer in the nurses' health study cohort.* Environmental Health Perspectives 2014 (122/9), S. 926–32.

61 Q. P. Stein, J. D. Flanagan: *Genetic and familial factors influencing breast, colon, prostate and lung cancers.* South Dakota Journal of Medicine 2010, Nr. 16–22.

62 Vgl. Robert Koch Institut: *Krebs in Deutschland 2009/2010.* Berlin 2013, S. 56.

63 M. P. Rivera: *Lung cancer in women: differences in epidemiology, biology, histology, and treatment outcomes.* Seminars in Respiratory and Critical Care Medicine 2013 (34/6), S. 792–801.

64 Vgl. R. Hiscock et al.: *Socioeconomic status and smoking: a review.* Annals of the New York Academy of Science 2012 (1248), S. 107–23.

65 G. Winterer: *Why do patients with schizophrenia smoke?* Current Opinion in Psychiatry 2010 (23/2), S. 112–19.

66 A. W. Weinberger: *Two Decades of Smoking Cessation Treatment Research on Smokers with Depression: 1990–2010.* Nicotine & Tobacco Research 2013 (15/6), S. 1014–31.

67 M. R. Picciotto, P. J. Kenny: *Molecular Mechanisms Underlying Behaviors Related to Nicotine Addiction.* Cold Spring Harbor Perspectives in Medicine 2013 (3/1), a012112.

68 B. Le Foll et al.: *Elevation of Dopamine Induced by Cigarette Smoking: Novel Insights from a [11C]-(þ)-PHNO PET Study in Humans.* Neuropsychopharmacology 2014 (39), S. 415–24.

69 Vgl. E. Isometsä: *Suicidal Behaviour in Mood Disorders – Who, When, and Why?* Canadian Journal of Psychiatry 2014 (59/3), S. 120–30.

70 Vgl. K. Aleksandrova et al.: *Combined impact of healthy lifestyle factors on colorectal cancer: a large European cohort study.* BioMed Central Medicine 2014 (12/1), S. 168.

71 Vgl. G. Buckland et al.: *Healthy lifestyle index and risk of gastric adenocarcinoma in the EPIC cohort study.* International Journal of Cancer 2014.

72 D. S. M. Chan et al.: *Red and Processed Meat and Colorectal Cancer Incidence: Meta-Analysis of Prospective Studies.* PLoS One 2011 (6/6), e20456.

73   J. Wang et al.: *Carcinogen Metabolism Genes, Red Meat and Poultry Intake,*
and Colorectal Cancer Risk. International Journal of Cancer 2012 (130/8);
T. Van Hecke et al.: *Fat Content and Nitrite-Curing Influence the Formation of*
Oxidation Products and NOC-Specific DNA Adducts during In Vitro Digestion
of Meat. PLoS One 2014 (9/6), e101122.

74   W. P. James: *Socioeconomic determinants of health. The contribution of*
nutrition to inequalities in health. British Medicine Journal 1997 (314/7093),
S. 1545–49.

75   Vgl. Robert Koch Institut: *Krebs in Deutschland 2009/2010.* Berlin 2013,
S. 36.

76   M. Arnold et al.: *Global burden of cancer attributable to high body-mass index*
in 2012: a population-based study. Lancet Oncology 2014.

77   G. De Pergola, F. Silvestris: *Obesity as a major risk factor for cancer.* Journal of
Obesity. 2013 (2013), 291546.

78   M. Song, W. S. Garrett, A. T. Chan: *Nutrients, Foods, and Colorectal Cancer*
Prevention. Gastroenterology 2015, pii: S0016–5085(15)00 011–6.

79   R. Baena, P. Salinas: *Diet and colorectal cancer.* Maturitas. 2015, pii:
S0378–5122(14)00407–1.

80   Ebd.

81   G. Lippi et al.: *Moderate red wine consumption and cardiovascular disease*
risk: beyond the «French paradox». Seminars in Thrombosis Hemostasis 2010
(36/1), S. 59–70.

82   L. Letenneur: *Risk of dementia and alcohol and wine consumption: a review of*
recent results. Biological Research 2004 (37/2), S. 189–93, und A. Van de Wiel:
Diabetes mellitus and alcohol. Diabetes/Metabolism Research and Reviews
2004 (20/4), S. 263–67.

83   P. S. Liang et al.: *Cigarette smoking and colorectal cancer incidence and mor-*
tality: systematic review and meta-analysis. International Journal of Cancer
2009 (124/10), S. 2406–15.

84   T. Boyle et al.: *Physical activity and risks of proximal and distal colon cancers: a*
systematic review and meta-analysis. Journal of the National Cancer Institute
2012 (104/20), S. 1548–61.

85   J. Brown et al.: *Cancer, Physical Activity, and Exercise.* Comprehensive
Physiology 2012 (2/4), S. 2775–809.

86   B. Vogelstein et al.: *Genetic alterations during colorectal-tumor development.*
The New England Journal of Medicine 1988 (319/9), S. 525–32.

87   X. Zhang, E. Giovannucci: *Calcium, vitamin D and colorectal cancer*
chemoprevention. Best Practice and Research Clinical Gastroenterology 2011
(25/4–5), S. 485–94.

88   D. Turck: *Cow's milk and goat's milk.* World Review of Nutrions and Dietics
2013 (108), S. 56–62.

89   Ebd.

90   L. Klampfer: *Vitamin D and colon cancer.* World Journal of Gastrointestinal
Oncology 2014 (6/11), S. 430–37.

91   M. Jenab et al.: *Association between pre-diagnostic circulating vitamin D*

concentration and risk of colorectal cancer in European populations: a nested case-control study. British Medicine Journal 2010 (340), b5500.

92 http://www.vitalstudy.org/ (22.4.2015)

93 G. Buckland et al.: *Healthy lifestyle index and risk of gastric adenocarcinoma in the EPIC cohort study.* International Journal of Cancer 2014.

94 M. Ewertz: *Risk of breast cancer in relation to social factors in Denmark.* Acta Oncologica 1988 (27/6b), S. 787–92, und S. A. Robert: *Socioeconomic risk factors for breast cancer: distinguishing individual- and community-level effects.* Epidemiology 2004 (15/4), S. 442–50.

95 T. E. Lund Nilsen et al.: *Socio-economic and lifestyle factors associated with the risk of prostate cancer.* British Journal of Cancer 2000 (82/7), S. 1358–63.

96 Vgl. Robert Koch Institut: *Krebs in Deutschland 2009/2010.* Berlin 2013, S. 68.

97 Ebd.

98 Ebd.

99 A. Paul, S. Paul: *The breast cancer susceptibility genes (BRCA) in breast and ovarian cancers.* Frontiers in Bioscience, Landmark Edition (19), S. 605–18.

100 H. B. Mohamad, J. P. Apffelstaedt: *Counseling for male BRCA mutation carriers: a review.* Breast Journal 2008 (17/5), S. 441–50.

101 T. Pal, S. T. Vadaparampil: *Genetic Risk Assessments in Individuals at High Risk for Inherited Breast Cancer in the Breast Oncology Care Setting.* Cancer Control 2012 (19/4), S. 255–66.

102 G. A. Colditz et al.: *Family history and risk of breast cancer: Nurses' Health Study.* Breast Cancer Research and Treatment 2012 (133/3), S. 1097–104.

103 Vgl. Robert Koch Institut: *Krebs in Deutschland 2009/2010.* Berlin 2013, S. 68.

104 R. Schmadeka et al.: *Triple-negative breast carcinoma: current and emerging concepts.* American Journal of Clinical Pathology 2014 (141/4), S. 462–77.

105 M. Huiyan et al.: *Reproductive factors and breast cancer risk according to joint estrogen and progesterone receptor status: a meta-analysis of epidemiological studies.* Breast Cancer Research 2006 (8), R43.

106 M. P. Cleary: *Impact of Obesity on Development and Progression of Mammary Tumors in Preclinical Models of Breast Cancer.* Journal of Mammary Gland Biology and Neoplasia. 2013 (18/0), S. 333 m43.

107 N. K. Saxena, D. Sharma: *Multifacted leptin network: the molecular connection between obesity and breast cancer.* Journal of Mammary Gland Biology and Neoplasia 2013 (18/3–4), S. 309–20.

108 X. Zeng, D. Yee: *Insulin-Like Growth Factors and Breast Cancer Therapy.* Landes Bioscience 2000 (http://www.ncbi.nlm.nih.gov/books/NBK6394/).

109 Vgl. bspw. G. A. Colditz: *Epidemiology of breast cancer. Findings from the nurses' health study.* Cancer 1993 (71/4), S. 1480–89, und K. B. Michels, K. L. Terry, A. H. Eliassen, S. E. Hankinson, W. C. Willett: *Adult weight change and incidence of premenopausal breast cancer.* International Journal of Cancer 2012 (130/4), S. 902–09, und R. Ritte et al.: *Adiposity, hormone*

replacement therapy use and breast cancer risk by age and hormone receptor status: a large prospective cohort study. Breast Cancer Research 2012 (14/3), R76.

110 A. Tjønneland et al.: *Alcohol intake and breast cancer risk: the European Prospective Investigation into Cancer and Nutrition (EPIC).* Cancer Causes and Control 2007 (18/4), S. 361–73.

111 R. Ritte et al.: *Adiposity, hormone replacement therapy use and breast cancer risk by age and hormone receptor status: a large prospective cohort study.* Breast Cancer Research 2012 (14/3), R76.

112 J. Klap, M. Schmid, K. R. Loughlin: *The Relationship between Total Testosterone Levels and Prostate Cancer: A Review of the Continuing Controversy.* Journal of Urology 2015 (193/2), S. 403–14.

113 K. Steindorf et al.: *Physical activity and risk of breast cancer overall and by hormone receptor status: the European Prospective Investigation into Cancer and Nutrition.* International Journal of Cancer 2013 (132/7), S. 1667–78.

114 Vgl. P. Schnohr et al.: *Dose of jogging and long-term mortality: the copenhagen city heart study.* Journal of the American College of Cardiology 2015 (65/5), S. 411–19.

115 J. C. Brown et al.: *Cancer, Physical Activity, and Exercise.* Comprehensive Physiology 2012 (2/4), S. 2775–809.

116 Vgl. Robert Koch Institut: *Krebs in Deutschland 2009/2010.* Berlin 2013, S. 88.

117 F. H. Schröder et al.: *Screening and prostate cancer mortality: results of the European Randomised Study of screening for Prostate Cancer (ERSPC) at 13 years of follow-up.* Lancet 2014 (384/9959), S. 2027–35.

118 G. P. Haas et al.: *The Worldwide Epidemiology of Prostate Cancer: Perspectives from Autopsy Studies.* Canadian Journal of Urology 2008 (15/1), S. 3866–71.

119 E. Castro, R. Eeles: *The role of BRCA1 and BRCA2 in prostate cancer.* Asian Journal of Andrology 2012 (14/3), S. 409–14.

120 S. Maderspacher et al.: *The influence of family history on prostate cancer risk: implications for clinical management.* BJU International 2011 (107/5), S. 716–21.

121 Robert Koch Institut: *Gesundheitsberichterstattung des Bundes Heft 36. Prostataerkrankungen.* Berlin 2007.

122 E. A. Klein: *Vitamin E and the risk of prostate cancer: the Selenium and Vitamin E Cancer Prevention Trial (SELECT).* JAMA 2011 (306/14), S. 1549–56.

123 Vgl. J. E. Damber, G. Aus: *Prostate cancer.* Lancet 2008 (371), S. 1710–21.

124 D. Aune et al: *Dairy products, calcium, and prostate cancer risk: a systematic review and meta-analysis of cohort studies.* American Journal of Clinical Nutrition 2015 (101/1), S. 87–117.

125 J. M. Ordóñez Mena, H. Brenner: *Vitamin D and cancer: an overview on epidemiological studies.* Advances in Experimental Medicine and Biology 2014 (810), S. 17–32.

126 G. G. Schwartz: *Vitamin D, sunlight, and the epidemiology of prostate cancer.* Anti-Cancer Agents in Medical Chemistry 2013 (13/1), S. 45–57.

127 V. Nair-Shalliker et al.: *The relationship between solar UV exposure, serum vitamin D levels and serum prostate-specific antigen levels, in men from New South Wales, Australia: the CHAMP study.* World Journal of Urology 2014 (32/5), S. 1251–57.

128 Y. Li, T. Zhang: *Targeting cancer stem cells by curcumin and clinical applications.* Cancer Letters 2014 (346/2), S. 197–205.

129 M. Lenzi et al.: *Sulforaphane as a promising molecule for fighting cancer.* Cancer Treatment and Research 2014 (159). S. 207–23.

130 L. J. Fu et al.: *The Effects of Lycopene on the Methylation of the GSTP1 Promoter and Global Methylation in ProstaticCancerCell Lines PC3 and LNCaP.* International Journal of Endocrinology 2014, 620165.

131 A. R. Spence et al.: *Sexual partners, sexually transmitted infections, and prostate cancer risk.* Cancer Epidemiology 2014 (38/6), S. 700–707.

132 M. F. Leitzmann et al.: *Ejaculation frequency and subsequent risk of prostate cancer.* JAMA 2004 (291/13), S. 1578–86.

133 J. Cuzick et al.: *Prevention and early detection of prostate cancer.* Lancet Oncology 2014 (15/11), e484–92.

134 F. H. Schröder et al.: *Screening and prostate cancer mortality: results of the European Randomised Study of Screening for Prostate Cancer (ERSPC) at 13 years of follow-up.* Lancet 2014 (384/9959), S. 2027–35.

135 G. P. Haas et al.: *The Worldwide Epidemiology of Prostate Cancer: Perspectives from Autopsy Studies.* Canadian Journal of Urology 2008 (15/1), S. 3866–71.

136 J. Cuzick et al.: *Prevention and early detection of prostate cancer.* Lancet Oncology 2014 (15), e484–92.

137 P. Nanavaty et al.: *Lung cancer screening: advantages, controversies, and applications.* Cancer Control 2014 (21/1), S. 9–14, und N. R. Wardwell, P. P. Massion: *Novel strategies for the early detection and prevention of lung cancer.* Seminars in Oncology 2005 (32/3), S. 259–68.

138 C. Tomasetti, B.Vogelstein: *Cancer etiology. Variation in cancer risk among tissues can be explained by the number of stem cell divisions.* Science 2015 (347/6217), S. 78–81.

139 Y. Liu: *DAPK promoter hypermethylation in tissues and body fluids of oral precancer patients.* Medical Oncology 2012 (29/2), S. 729–33.

140 T. McKerrell et al.: *Leukemia-associated somatic mutations drive distinct patterns of age-related clonal hemopoiesis.* Cell Reports 2015 (10/8), S 1239–45.

141 O. Olsen, P. C. Gøtzsche: *Screening for breast cancer with mammography.* Cochrane Database of Systematic Reviews 2001 (4), CD001877.

142 Vgl. http://www.aerzteblatt.de/nachrichten/57697/Im-Mammographie-Screening-entdeckte-Tumore-haben-meist-eine-guenstige-Prognose (1.4.2015)

143 Vgl. http://www.aerzteblatt.de/nachrichten/59474/Mammographie-Screening-Kritik-sollte-tatsaechlichen-Ergebnissen-nicht-vorgreifen (1.4.2015)

144 K. J. Jørgensen, P. C. Gøtzsche: *Overdiagnosis in publicly organised mammo-*

graphy screening programmes: systematic review of incidence trends. British
Medicine Journal 2009 (9/339), b2587.
145 M. Grill, V. Hackenbroch: *Unsinn in bester Qualität.* Der Spiegel 2014 (30),
S. 100.
146 B. Lauby-Secretan et al.: *Breast-Cancer Screening – Viewpoint of the IARC
Working Group.* New England Journal of Medicine 2015 (372), S. 2353–58.
147 J. H. Hayes, M. J. Barry: *Screening for prostate cancer with the prostate-specific antigen test: a review of current evidence.* JAMA 2014 (311/11), S. 1143–49.
148 Vgl. http://www.vzbv.de/meldung/umfrage-belegt-erneut-nachteile-fuer-patienten (1.4.2015)
149 H. Brenner et al.: *Prevention, early detection, and overdiagnosis of colorectal
cancer within 10 years of screening colonoscopy in Germany.* Clinical Gastroenterology and Hepatology 2015 (13/4), S. 717–23.
150 www.dkfz.de (1.4.2015)
151 http://www.medscapemedizin.de/artikel/4902361 (23.4.2015)
152 L. T. Tanoue et al.: *Lung cancer screening.* American Journal of Respiratory
and Critical Care Medicine 2015 (191/1), S. 19–33.
153 P. B. Bach et al.: *Benefits and harms of CT screening for lung cancer: a systematic review.* JAMA 2012 (307/22), S. 2418–29.
154 T. Hampton: *Medicare Covers Lung Cancer Screening for Certain Beneficiaries.* JAMA 2015 (313/12), S. 1199.
155 J. M. Albert: *Radiation risk from CT: implications for cancer screening.* American Journal of Roentgenology 2013 (201/1), W81–7.
156 J. Huebner et al.: *Online survey of cancer patients on complementary and
alternative medicine.* Oncology Research and Treatment 2014 (37/6),
S. 304–08.
157 J. Hübner: *Komplementäre und Alternative Medizin in der Onkologie.* Versicherungsmedizin 2013 (65), S. 79.
158 M. A. Horneber et al.: *Mistletoe therapy in oncology.* Cochrane Database of
Systematic Reviews 2008 (2).
159 L. Hartley et al.: *Green and black tea for the primary prevention of cardiovascular disease.* Cochrane Database of Systematic Reviews 2013 (6),
CD009934, und J. D. Lambert.: *Does tea prevent cancer? Evidence from
laboratory and human intervention studies.* American Journal of Clinical
Nutritions 2013(98/6), 1667S–1675S.
160 Bspw.: Z. H. Wang: *Green tea and incidence of colorectal cancer: evidence
from prospective cohort studies.* Nutrition and Cancer 2012 (64/8),
S. 1143–52.
161 S. A. Johnson, B. H. Arjmandi: *Evidence for anticancer properties of blueberries: a minireview.* Anti-Cancer Agents in Medical Chemistry 2013 (13/8),
S. 11428.
162 M. K. Wilson et al.: *Review of high-dose intravenous vitamin C as an anticancer agent.* Asia-Pacific Journal of Clinical Oncology 2014 (10/1), S. 22–37.
163 T. J. Key et al.: *Cancer in British vegetarians: updated analyses of 4998
incident cancers in a cohort of 32491 meat eaters, 8612 fish eaters, 18298*

vegetarians, and 2246 vegans. American Journal of Clinical Nutrion 2014 (100/1), 378S–85S.

164 G. M. Turner-McGrievy: *Randomization to plant-based dietary approaches leads to larger short-term improvements in Dietary Inflammatory Index scores and macronutrient intake compared with diets that contain meat.* Nutrition Research 2015 (35/2), S. 97–106.

165 E. Ros et al.: *Mediterranean diet and cardiovascular health: Teachings of the PREDIMED study.* Advances in Nutrition 2014 (5/3), S. 330–36.

166 M. A. Martínez-González et al.: *Obesity indexes and total mortality among elderly subjects at high cardiovascular risk: the PREDIMED study.* PLoS One 2014 (9/7), e103 246.

167 J. W. Lampe: *Dairy products and cancer.* Journal of the American College of Nutrition 2011 (5/1), S. 464–70.

168 http://www.cam-cancer.org/ (25.3.2015)

169 http://www.krebsinformationsdienst.de/behandlung/unkonv-methoden-index.php (25.3.2015)

Ausblick: Wann wird Krebs heilbar sein?

1 D. Hanahan: *Rethinking the war on cancer.* Lancet 2014 (383/9916), S. 558–63.

2 B. Vogelstein et al.: *Cancer genome landscapes.* Science 2013 (339/6127), S. 1546–58.

3 Ebd. und G. A. Colditz et al.: *Applying what we know to accelerate cancer prevention.* Science Translational Medicine 2012 (4/127), 127rv4.

4 S. Huang: *The war on cancer: lessons from the war on terror.* Frontiers in Oncology 2014 (4), S. 293.

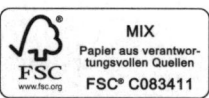

MIX
Papier aus verantwor-
tungsvollen Quellen
FSC® C083411
www.fsc.org

Das für dieses Buch verwendete FSC®-zertifizierte Papier
Schleipen Werkdruck liefert Cordier, Deutschland.